全国中等卫生职业教育“十二五”规划教材

健康评估学

王新兰　汪　勤　李素君　主编

中国科学技术出版社
·北　京·

图书在版编目（CIP）数据

健康评估学/王新兰，汪勤，李素君主编．—北京：中国科学技术出版社，2013.
全国中等卫生职业教育“十二五”规划教材
ISBN 978－7－5046－6359－7

Ⅰ．①健…　Ⅱ．①王…②汪…③李…　Ⅲ．①健康—评估—中等专业学校—教材　Ⅳ．①R471

中国版本图书馆CIP数据核字（2013）第113277号

内容提要

本教材紧紧围绕全国卫生职业教育教学指导委员会最新颁布的教学计划及教学大纲编写。主要讲述了健康评估的基本知识和基本技能。全书共分为十章。绪论、健康史评估、心理评估、社会评估、身体评估、实验室检查、心电图检查、影像学检查、资料分析与护理诊断、护理病历书写。还有实习指导、技能考核标准、教学大纲和习题参考答案。本教材编写方式新颖，特别针对中职学生的特点以全新的视角突出实用性和可读性。

全书版式活跃、图文并茂、文字精练、言简意赅、重点突出。可供中等卫生学校护理专业、助产专业及其他相关专业使用。

出版人　苏　青
策划编辑　孙卫华
责任编辑　孙卫华
封面设计　孙雪骊
责任校对　孟华英
责任印制　张建农

出　　版　中国科学技术出版社
发　　行　科学普及出版社发行部
地　　址　北京市海淀区中关村南大街16号
邮　　编　100081
投稿电话　010－62103136
编 辑 部　010－62103137
网　　址　http：//www.cspbooks.com.cn

开　　本　787mm×1092mm　1/16
字　　数　339千字
印　　张　16.5
版　　次　2013年8月第1版
印　　次　2013年8月第1次印刷
印　　刷　北京蓝空印刷厂

书　　号　ISBN 978－7－5046－6359－7/R·1667
定　　价　32.00元

出 版 说 明

本套教材在体现科学性、思想性、启发性的基础上更突出体现教材的实用性、适用性，使其更加贴近当前社会需要、贴近职业岗位需求、贴近当前职业院校学生现状，贴近执业资格考试要求。这套教材另一特点就是：适应当前学生素质水平，通俗知识难度，构建一个更加简明的知识结构。不苛求知识体系的完整，但求知识够用。创建一种利于学生学习的新模式——“七个模块”：

【突出“双核”】即：核心知识和核心技能。核心知识是在重视学科知识点（基础知识）的同时，注重学科科学发展的线索、学科科学的基本概念、学科实验的研究方法以及学科之间的联系等；核心技能则是在重视实践（实验）技能和计算技能（基本技能）的基础上，注重实践（实验）设计、完成实践（实验）、综合运用知识分析问题和解决问题。

【实现“贴近”】即：贴近当前社会需要、贴近职业岗位需求、贴近当前职业院校学生现状，贴近执业资格考试要求。课程模块符合学生数字能力、文字理解能力、形象思维能力和知觉速率的基本水平，体现职业教育的学科特点，实现学科对专业、职业、生活、社会发展和科技进步的贡献。

【策划“链接”】即：教材中增加“科学前沿”、“走进科学”、“学科交叉”、“七彩天空”、“异度空间”、“思维对抗”、“另一扇窗”、“隐形翅膀”、“想象空间”等知识链接栏目，激发学生的学习兴趣、改变学生的学习方式，培养学生的创新思维、科学思想，以适应学生了解科学发展的需要，培养学生的就业能力和创业能力。

【添加“小结”】即：教材中依据各学科的特点，将小结用最精练的语言、图示勾勒出知识框架，与引言中的“双核”形成呼应。学生可以边阅读、边思考。长期坚持，一定能够培养学生善于归纳总结的习惯和能力。

【精选“训练”】即：教材在基础模块中，突出以问题驱动学习的特点。案例分析特别注重富有思考价值的问题，使其具有承上启下、知识迁移的作用；有些问题则具有或概括、或演绎、或拓展思维的作用。如运用得法定会有助于学生学习能力的培养。

【提示“指引”】即：包括阅读提示、书目介绍、电子阅览。这种设计会使教学内容丰满，使学生的学习空间拓展开来，也为教师的教学作出相应提示。

【注明“文献”】即：教材在编写过程中，把相应的参考文献罗列在后，以便大家学习和使用。

希望这套教材的出版能够强化学生学习的效果、开阔学生的视野、提高学生的素质和能力。

全国中等卫生职业教育“十二五”规划教材

编写委员会

《健康评估学》编写委员会

主　编　王新兰　汪　勤　李素君

副主编　夏瑾燕

编　者　（按姓氏笔画排序）

王新兰　刘子延　刘继终　李元龙　李　炎　李素君

李　琪　汪　勤　迟玉香　张　展　夏瑾燕　高福荣

海力且木　赫光中

前　言

健康评估学不仅是临床护理的基础，而且是护理程序的首要环节，还是护理评估者的必修课。随着护理教育的迅速发展、医学模式的转变，特别是中等卫生职业学校生源素质状况的变化给中等卫生职业教育健康评估教材的编写带来了新的挑战。在职业教育“以专业岗位需求为导向，培养实用型技能型人才”的总方针指导下，教材应不断改革，与时俱进。

本教材紧紧围绕全国卫生职业教育教学指导委员会最新颁布的教学计划及教学大纲，依据现代护理模式和中职护理专业培养目标，在总结历年来健康评估教材编写经验及使用反馈情况的基础上，对教材进行了新的发展和创新。教材在体现思想性、科学性、先进性、启发性的基础上，突出体现适用性、实用性和针对性。以“必须，够用”为原则，与岗位需求一致，与职业资格考试要求一致。针对学生将来主要是临床护士，既要学习新知识、新技术，但更重要的是应当掌握健康评估的基本知识和基本技能。

本教材编写方式新颖，特别针对中职学生的特点以全新的视角增强了教材的系统性，突出实用性和可读性，尽量多采取图表形式。以图文并茂取代冗长的文字叙述，言简意赅，文字精练，表达重点突出，使学生易读、易理解、易记忆、易懂。由于健康评估实践性很强，强调学以致用，为了培养学生独立思考、举一反三的能力，每章节起始附有本章学习要点及关键词，书边还有重点提示并留有笔记带，每章节后有小结并备有练习题。书最后附有实践指导和实践考核标准。这些不但为教师组织理论实践教学及考核提供了方便，而且也为学生自学及复习提供了方便。

本书在参考国内外相关教材的基础上，结合我国各地中等卫生职业教育护理教学的实际，经反复讨论、多次修改后定稿。主要供全国中等卫生学校护理专业、助产专业及其他相关专业使用。

殷切希望使用本教材的广大师生和读者提出宝贵的意见，以便再版时改进，使教材质量不断提高。

目　录

第一章　绪　　论

【学习要点】

1. 能说出健康评估的方法。

2. 掌握健康评估的内容。

【关键词】 健康评估　方法　内容

为什么评估者望其色就能知其病呢？例如看看你的脸色，就知道你是否有贫血。同样评估者摸摸你的脉搏，就知道你是否心悸。要想懂得其中的奥妙就让我们走进健康评估的大门，系统地学习护理评估知识，帮助你寻找答案。

健康评估（Health Assessment）是研究诊断个体或家庭对护理现存或潜在健康问题反应的基本理论、基本技能和临床思维方法的学科。它不仅叙述疾病的临床表现，而且论述了心理、社会因素对疾病的作用和影响，同时阐述了身体评估的基本方法和技能，如何运用科学的临床思维去识别健康问题，对评估对象作出正确的护理诊断（护理问题），为制订相应的护理措施提供依据。健康评估有机地将医学基础知识与临床护理知识结合起来，是基础医学与临床护理的桥梁，是临床各护理学科的基础，是护理学专业的主干课程，其任务是通过教学使学生掌握健康评估的原理和方法，学会收集、整理、分析资料，概括诊断依据，提出护理诊断，为进一步学习临床护理专业课程奠定基础。

健康评估作为护理程序的首要环节，无论对评估对象或评估者都是十分重要的。完整、全面、正确的评估是保证高质量护理的先决条件。学习健康评估是初涉临床护理的开端，从一名评估者到一名在临床上能提出初步护理诊断的评估者，要经过许多临床实践才能达到。

一、健康评估的方法

健康评估就是遵循一定规律、使用一定方法收集资料并做出评估的过程。常用的资料收集方法包括交谈、身体评估、心理社会评估、实验室检查及其他检查等。

（一）交　谈

交谈是与护理对象进行的一种具有明确的护理专业性目标、有序的对话过程，是收集被评估者的主观不适或异常感觉等健康资料，进行健康史评估及心理社会评估最重要的方法。交谈主要为了获取症状。

被评估者的主观不适或异常感觉称为症状。症状是主观资料，是疾病本质的外部表现，是护理诊断的重要线索和依据。

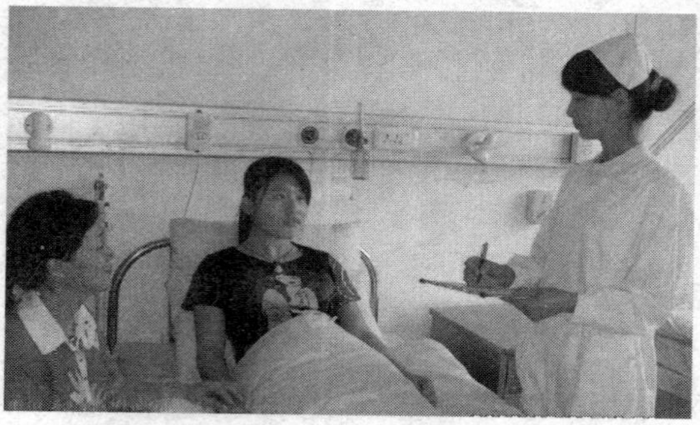

图 1－1　与评估对象及知情者交谈

（二）身体评估

身体评估是评估者运用自己的感官或借助简单的辅助检查工具对评估对象进行细致的身体观察和系统检查的过程。身体评估的基本方法有视诊、触诊、叩诊、听诊、嗅诊。

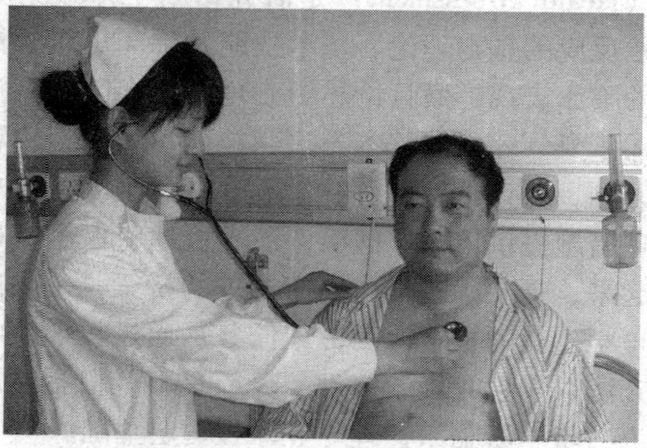

图 1－2　身体评估

在对被评估者身体评估中发现的机体异常表现称为体征。体征是客观资料，是形成护理诊断的重要依据。

（三）其他常用评估方法

包括实验室检查、心电图检查、X 线检查、超声检查等。

二、健康评估的内容

（一）健康史的采集

健康史的采集是评估者通过与评估对象或知情者的交谈获取与健康相关资料的评估方法，其内容除基本资料、主诉、现病史、既往史、家族史、系统回顾外，还包括心理社会史。

（二）心理、社会的评估

心理、社会的评估是从心理与社会因素对机体的作用与影响的角度来评估机体状态。包括自我概念、认知水平、情感和情绪、个性、压力与应对、角色与角色适应、文化以及家庭和环境等方面的评估。

（三）身体评估

身体评估是对评估对象的全身体格检查。身体评估以解剖生理学和病理学知识为基础，且有很强的技术性。正确、娴熟的操作可获得明确的评估结果，反之，则难以达到评估的目的。

（四）实验室检查

实验室检查包括常用实验室检查的目的、标本采集要求及结果的临床意义。

（五）其他检查

1. 心电图检查

心电图检查包括心电图的操作技能、正常心电图和常见异常心电图的图形及其临床意义。

2. X 线检查

X 线检查包括 X 线检查的基本理论、正常图像、常见的异常图像及其临床意义。

3. 超声检查

超声检查包括超声检查的基本理论、正常图像、常见的异常图像及其临床意义。

（六）护理诊断与护理病历书写

护理诊断是评估者通过对护理对象的生理—心理—社会需要进行全面的健康评估后，就护理对象现存的或潜在的健康问题或生命过程问题的反应作出临床判断，是对护理对象的健康状况或疾病反应的概括性描述。

护理病历是对健康评估收集的资料进行分析、归纳和整理，并以书面文字的形式记录下来的护理资料。护理病历是护理人员为护理对象提供护理的重要依据，评估者必须掌握护理病历书写的基本要求，格式和内容。

三、健康评估的学习方法与要求

健康评估的教学方法与基础课程有很大的不同，除课堂教学、观看录像、实训室操练外，还要在医院中进行见习。其基本要求如下：

（1）应用沟通交流的技巧进行健康史的采集。

（2）独立进行全面、系统的身体评估。

（3）识别正常和异常体征并解释其临床意义。

（4）解释常用辅助检查结果的临床意义。

（5）对服务对象心理、社会、家庭状况做出整体评估。

（6）能书写完整的护理病历，根据交谈、身体评估及实验室检查等结果，作出初步护理诊断。

【小结】

健康评估{交谈；心理社会评估；身体评估；实验室检查及其他检查}

健康评估是研究诊断个体或家庭对护理现存或潜在健康问题反应的基本理论、基本技能和临床思维方法的学科。通过健康评估方法收集到的健康资料，必须经整理分析才能为临床护理提供诊断依据。

【练习题】

一、名词解释

1. 症状　　2. 体征

二、单选题

1. 下列收集的资料中，属于客观资料的是（　　）。
A. 上腹胀痛　　B. 头痛剧烈
C. 恶心　　D. 血压增高
E. 焦虑

2. 评估对象入院后，整日唉声叹气，偷偷哭泣，心事重重。评估者要与评估对象进行交谈，评估者最好先问（　　）。
A. 看来您有心事，能与我谈谈吗　B. 您为什么常常流泪
C. 您知道手术过程吗　　D. 您害怕手术，是不是
E. 有什么事要我帮您的吗

3. 下列属于评估对象主观资料的是（　　）。
A. 头痛、头晕　　B. 黄疸
C. 肺部湿啰音　　D. 颈项强直
E. 心界扩大

4. 经急诊医师处理后，李先生留住急诊观察室，你在评估评估对象时，下述哪项是客观资料（　　）。
A. 心慌不适　　B. 睡眠不佳
C. 腹痛难忍　　D. 感到恶心
E. 面色苍白

5. 下列收集的资料，哪项属于客观资料（　　）。
A. 咽部充血　　B. 头痛
C. 眩晕　　D. 睡眠差，多梦
E. 恶心

6. 下列哪项属于体征（　　）。
A. 头痛、头晕　　B. 体温 39.2℃
C. 腹痛、腹泻　　D. 关节疼痛
E. 心悸、气促

三、简述题

健康评估的基本内容有哪些？

第二章　健康史评估

【学习要点】

1. 知道与健康史采集相关的交谈方法与技巧。

2. 掌握健康史采集的内容（一般资料、主诉、现病史、既往史、成长发展史、家族史、心理社会史、系统回顾）。

3. 知道 Marjory Gordon 的功能健康形态系统。

【关键词】健康史　采集方法及注意事项　健康史内容

健康史评估是关于评估对象目前、过去健康状况及生活方式的评估。健康史采集是健康评估过程的第一步，是评估者通过与评估对象或家属及知情者进行交谈所获得的关于评估对象健康状况的一种主观资料。健康史评估收集的信息有助于评估者发现评估对象的护理问题，提出护理诊断。

第一节　健康史的采集方法及注意事项

交谈是采集健康史最重要的方法。成功的交谈是确保健康史完整和准确的关键。良好的护患关系、宽松和谐的环境、评估对象的疾病状况及交谈的技巧等，是影响有效交谈的主要因素。为了达到有效交谈，在交谈中应注意以下事项。

（1）交谈应以评估对象为主要交谈对象　对不能亲自叙述的评估对象（如重病、意识不清、小儿等），则需向其家属或最了解病情的评估对象亲友询问。为了保证病史的可靠性，待评估对象病情好转或意识清醒后，必须再直接询问评估对象加以补充。

（2）交谈时注意礼节，尊重评估对象　评估者应先自我介绍，根据评估对象的年龄、职业，礼貌的称呼评估对象。并说明交谈目的是采集有关评估对象健康的信息以便提供全面的护理，解释为使评估对象的护理计划个体化，除收集有关评估对象身体、心理的健康资料外，还需要获得有关个人和社会背景资料。问诊时尊重评估对象的隐私权，回避评估对象不愿提及的问题，并对评估对象作出健康史内容保密的承诺。

（3）交谈从主诉开始　交谈一般先从主诉开始，先问评估对象感受最明显、最容易回答的问题，然后由浅入深、由简单到复杂、由主要疾病到并发症，有目的、有顺序地进行询问。如问评估对象“您感到哪里不舒服？您病了多长时间了？”，如果评估对象主诉为“腹痛”，应以腹痛为谈话重点，首先询问评估对象腹痛的部位和发生时间，继而深入询问腹痛的性质，是否还有其他部位疼痛，什么情况下腹痛加重或减轻，再询问腹痛的伴随症状等。耐心听评估对象叙述。

（4）运用适当的提问方式　提问可分为开放式提问和封闭式提问。开放式提问一般问题比较笼统、范围较广，有利于评估对象自由、主动地诉说，评估者能获得更完整客观的资料，如“你那里不舒服?”封闭式提问把评估对象的回答限制在了问题范围之内，评估对象选择性少，且带有一定的暗示性，如“你有腹痛吗?”这两种提问方式在交谈中视评估对象的不同情况灵活运用。

（5）避免套问或提示性诱问　当评估对象回答问题不确切时，评估者应耐心提问，不应暗示或诱导，以免资料失真。如“您的粪便发黑吗?”“您是不是下午发热?”而应用“您的粪便是什么颜色?”、“您一般在什么时候发热?”。对评估对象回答中定义性描述部分应进一步询问，如评估对象主诉紧张时，可进一步问：“紧张时您有哪些感觉?”部分评估对象不能很好表达时，可提供有多项备选答案的问题，如“您的疼痛是钝痛、锐痛、烧灼痛或别的什么?”

（6）语言要通俗易懂，避免使用医学术语　交谈中应使用简单通俗的语言，避免使用专业性较强的医学术语，如鼻衄、隐血、谵妄、里急后重、紫癜、间歇跛行等，以免评估对象因不理解而受窘或答错。评估对象使用医学术语时，要把具体意思问清，以便评估其使用是否正确。对评估对象的方言俗语，应仔细体会其含义。评估对象述及的病名，记录时冠以引号。

（7）评估者态度要诚恳友善，避免不良刺激　对评估对象的回答不确切和不满意时要耐心启发，使评估对象思考回忆；要遵循对评估对象无心理损害原则，防止对评估对象有不良刺激的语言和表情，如医生说“难治”、“麻烦”或皱眉头、脚不停地拍击地板等，这样会增加评估对象的思想负担，甚至加重病情。对外观异常者不得显露惊奇，对评估对象的错误观点不要直接批评。

（8）对病情危重者，作扼要的询问和重点评估后，应立即实施抢救，详细的病史采集待病情稳定后补充。

（9）对其他医院转来的病情介绍和病历摘要只作参考，绝不应取代亲自问诊。

（10）健康史采集是动态的过程　评估对象不一定能一次将病情叙述得完整、准确，而且在病程中病情会发生变化。因此，健康史的采集应该是动态的，在落实护理计划的过程中，对已采集的病史应随时予以验证和补充。

第二节　健康史的内容

完整护理病史的内容顺序为一般资料、主诉、现病史、既往史、家族史、系统回顾和心理社会史。与医疗病史不同的是，护理病史的重点应集中在疾病症状或病理改变对评估对象日常活动的影响，以及心理社会反应方面。

一、一般资料

一般资料包括姓名、性别、年龄、籍贯、民族、婚姻、职业、工作单位、家庭住址、入院日期、记录日期、病史陈述者及可靠程度等。若病史陈述者是评估对象亲属或其他人，则应注明其与评估对象的关系。记录年龄时应填写实际年龄。

二、主　诉

主诉是评估对象感受最主要的痛苦或最明显的症状与体征及其持续时间，也是本次就诊最主要的原因。主诉记录要求简明扼要，一般包括1个或2～3个主要症状与体征，不超过20个字，如“发热、咽痛3天”。如果主诉包括前后不同时间出现的几个症状，应按其出现的先后顺序记录，如“低热、咳嗽2年，咯血1天”。

三、现病史

现病史是围绕主诉详细描述评估对象本次患病以来疾病的发生、发展、诊疗和护理的全过程，是健康史的主体部分。主要内容有：

（1）起病情况　包括起病时的环境、时间及发病急缓，与本次发病相关的病因和诱因。

（2）主要症状特点及发展　包括主要症状出现的部位、性质、持续时间和程度、缓解或加剧症状的因素等。

（3）伴随症状　指在主要症状的基础上又同时或随后出现一系列其他症状。应详细记录其发生的时间、特点和演变情况，与主要症状之间的关系等。

（4）诊治、护理经过　指评估对象本次就诊前曾在何时、何地做过何种检查，医疗诊断，用药情况等诊疗、护理措施及其效果。

（5）一般情况　包括患病后的精神状态、食欲与食量、睡眠与大小便的情况和体重改变等。

（6）健康问题对评估对象的影响　包括评估对象对自己目前健康状况的评价及疾病对生理、心理、社会各方面的影响。

四、既往史

既往史是指评估对象既往的健康状况和疾病的患病情况，特别是与现疾病有内在关联的疾病患病情况。其目的是了解评估对象过去主要的健康问题，治疗经过及对自身健康的态度，其主要内容有：

（1）自我评价　即评估对象对自己既往健康状况的评价。

（2）患病史　指评估对象曾患疾病及诊疗经过，包括急性、慢性传染病史。特别要注意与现患疾病有关的所患疾病的情况。

（3）预防接种史　包括预防接种种类、时间及次数。

（4）外伤、手术史　询问其发生的原因、时间、部位、严重程度、诊治经过及转归情况。

（5）过敏史　包括食物、药物、环境因素中已知的过敏物质，以及过敏的时间和表现。

（6）用药史　询问当前用药情况，包括药物名称、剂型、用法、用量、效果及不良反应等。对于过去用药史，主要询问药物过敏史、药物疗效及副作用。

五、成长发展史

（1）生长发育史　根据评估对象所处的生长发育阶段，判断其生长发育是否正常。对儿童来说，主要询问家长，了解出生时的情况及生长发育的情况。

（2）个人史　包括出生地、居住地和居留时间（特别是疫源地和地方病流行区）、学历、经济生活、业余爱好；职业工种、劳动环境、与工业毒物的接触情况及时间；个人起居与卫生习惯、饮食的规律与质量，烟酒嗜好及时间和每日摄入量、有无其他嗜好如麻醉药品、毒品；有无不洁性交史，是否患过淋病性尿道炎、下疳、尖锐湿疣等。

（3）月经史　包括月经初潮年龄、月经周期和经期天数、经血的量和颜色、有无痛经，末次月经日期或闭经日期或绝经年龄。记录格式如下：

$$\text{初潮年龄}\frac{\text{行经期（天）}}{\text{月经周期（天）}}\text{末次月经日期或闭经日期或绝经年龄}$$

（4）生育史　包括妊娠与生育次数和年龄，人工或自然流产的次数，有无死产、手术产、产褥感染及计划生育状况等。对男性评估对象也应询问有无患过影响生育的疾病。

（5）婚姻史　主要询问是否结婚，结婚年龄及配偶健康状况、性生活情况等。

六、家族史

家族史包括询问双亲与兄弟、姐妹及子女的健康与疾病情况，特别应询问是否有与评估对象同样的疾病，有无与遗传有关的疾病，某些遗传性疾病还涉及父母双方亲属，也需问清楚。对已死亡的直系亲属要问明死因与年龄。

七、心理社会资料

（1）心理状态　询问评估对象是否有恐惧、紧张、焦虑、沮丧、悲哀、愤怒等情绪反应，是否有负罪感、无用感、无能为力、孤独、无助感、羞涩等心理感受。

（2）家庭背景　了解评估对象疾患的发生、发展与其家庭之间的联系；近期有无发生重大的生活事件；个人和家庭的应对、适应与调节的能力。

（3）社会情境　了解评估对象的社会地位、社会角色、价值观、社交状况、经济状况，有无因检查、治疗等经济负担而给评估对象带来心理压力等。

八、系统回顾

是通过回顾评估对象有无各系统或与各功能性健康型态相关的症状及其特点，全面系统地评估以往已发生的健康问题及其与本次健康问题的关系。系统回顾可根据需要采用不同的系统模式，如身体、心理、社会模式或 Gordon 的功能性健康型态模式等。

1. 身体、心理、社会系统回顾

（1）身体方面　身体方面的系统回顾内容如下。

1）一般健康状况：有无疲乏无力、发热、出汗、睡眠障碍及体重改变等。

2）头颅及其器官：有无视力障碍、耳聋、耳鸣、眩晕、鼻出血、牙痛、牙龈出血、咽喉痛、声音嘶哑。

3）呼吸系统：有无咳嗽、咳痰、咯血、胸痛、呼吸困难。

4）心血管系统：有无心悸、活动后气短、心前区疼痛、端坐呼吸、血压增高、晕厥、下肢水肿。

5）消化系统：有无食欲减退、吞咽困难、腹痛、腹泻、恶心、呕吐、呕血、便血、便秘、黄疸。

6）泌尿生殖系统：有无尿频、尿急、尿痛、血尿、排尿困难、夜尿增多、颜面水肿、尿道或阴道异常分泌物。

7）内分泌系统与代谢：有无多饮、多尿、多食、怕热、多汗、怕冷、乏力、显著肥胖或消瘦、色素沉着、闭经。

8）造血系统：有无皮肤苍白、头昏眼花、乏力、皮肤出血点、淤斑、淋巴结肿大、肝脾肿大。

9）肌肉与骨关节系统：有无疼痛、关节红肿、关节畸形、运动障碍、肌肉萎缩，肢体无力。

10）神经系统与精神状态：有无头痛、头昏、眩晕、记忆力减退、意识障碍、抽搐、瘫痪，有无幻觉、妄想、定向力障碍、情绪异常等。

（2）心理方面

1）感知能力：视、听、触、嗅等感觉功能有无异常，有无错觉、幻觉等。

2）认知能力：有无定向力、记忆力、注意力、语言能力等障碍。

3）情绪状态：有无焦虑、抑郁、失望、沮丧、恐惧、愤怒等情绪。

4）自我概念：对自己充满信心、有价值感，还是觉得自己无能为力、毫无希望或成为别人的累赘等。

5）对疾病和健康的理解与反应。

6）压力反应及应对方式等。

（3）社会方面

1）价值观与信仰。

2）受教育情况：包括曾接受过的各种专业教育、培训或函授等以及所取得的成绩或成果。

3）生活与居住环境：包括卫生状况、居民的素质等，注意有无饮食、饮水、空气污染及各种噪声等威胁健康的因素。

4）职业及工作环境：所从事过的工种、有无影响正常的生活规律等，工作环境中的卫生状况、有无噪声、工业毒物接触等。

5）家庭：包括家庭人口构成、家庭关系是否融洽、评估对象在家庭中的地位、病后对家庭的影响、家人对评估对象的态度等。

6）社交状况。

7）经济负担：家庭的经济状况如何，特别是有无因检查、治疗等经济负担而给评估对象带来心理压力。

2. 功能性健康型态系统回顾

功能性健康型态（functional health patterns，FHPs）分类由 Gordon 于 1982 年提出，主要涉及人类健康和生命过程的 11 个方面。

（1）健康感知－健康管理型态　自觉一般健康状态如何；为保持或促进健康所做的最重要的事情及其对健康的影响；有无烟、酒、毒品嗜好，有无药物成瘾或药物依赖；是否经常作乳房检查；平时能否服从健康指导；是否知道所患疾病的原因；出现症状时采取的措施及其结果。

（2）营养－代谢型态　食欲及日常饮食和水分摄入量、性质、种类，有无饮食限制；有无咀嚼或吞咽困难及其程度、原因和进展情况；牙齿有无问题；近期体重变化及其原因；有无皮肤、黏膜的损害；体温过高等。

（3）排泄型态　每天排便与排尿的次数、量、颜色、味、有无异常改变及其类型、诱发或影响因素，是否应用药物。

（4）活动－运动型态　生活自理能力；活动能力及耐力；疾病对活动的限制；行走是否用辅助工具如轮椅、拐杖或义肢；有无医疗或疾病限制；锻炼情况。

（5）睡眠－休息型态　日常睡眠情况；睡眠后精力是否充沛；有无睡眠异常及其原因或影响因素，是否借助药物或其他方式辅助入睡。

（6）认知－感知型态　有无视、听、味、触、嗅觉改变，视、听是否借助辅助工具；记忆力、思维能力、语言能力有无改变。如有无疼痛及其部位、性质、程度、持续时间等；学习方式及学习中有何困难等。

（7）自我感知－自我概念型态　如何看待自己，自我感觉如何；有无导致焦虑、忧郁、恐惧等情绪的因素。

（8）角色－关系型态　职业、社会交往情况；角色适应及有无角色适应不良；独居或与家人同住；家庭结构与功能，有无处理家庭问题方面的困难，家庭对评估对象患病或住院持何看法；是否参加社会团体；与朋友关系是否密切，是否经常感到孤独；工作是否顺利；经济收入能否满足个人生活所需。

（9）性－生殖型态　婚姻、生育情况；性生活满意度、有无改变或障碍；女性月经量、经期、有无月经失常等。

（10）应对－应激耐受型态　是否经常感到紧张，用什么方法解决（药物、酗酒或其他）；近期生活中有无重大改变或危机，当生活中出现重大问题时如何处理，能否成功，此时对其帮助最大是谁等。

（11）价值－信念型态　能否在生活中得到自己需要的力量和希望的源泉；有无宗教信仰等。

【小结】

健康史评估
- 健康史采集方法：交谈是采集健康史的最重要方法
- 健康史内容
  - 一般资料、主诉、现病史
  - 既往史、成长发育史
  - 家族健康史
  - 心理社会资料
  - 系统回顾

健康史采集是健康评估过程的第一步，是通过评估者与评估对象或家属及知情者交谈获得的关于健康状况的一种主观资料。在健康史评估中应注意询问方法和注意事项。健康史内容中主诉与现病史最重要，可为护理诊断提供重要依据。

【练习题】

一、名词解释

1. 主诉
2. 现病史

二、单选题

1. 女性，45 岁，卵巢囊肿，新入院。评估者收集资料时，询问“您是否绝经了？”这一提问属于________。

A. 间接问题　　B. 主观问题　　C. 开放式问题
D. 闭合性问题　　E. 非指导性问题

2. 下列做法不符合交谈原则的是________。

A. 礼貌的称呼　　B. 适时打断与交谈无关的谈话
C. 保持双目平视　　D. 适当的沉默
E. 对前后矛盾的内容提出质疑

3. 健康史的采集正确的是________。

A. 为使病史系统化可套问

B. 尽可能使评估对象的叙述符合评估者的想法

C. 病情应该全部一次叙述得完整、准确

D. 对上一级医院转来的病情资料可作为诊断依据

E. 避免使用医学术语询问

4. 以下健康史评估中哪项不正确________？

A. 以评估对象为主要交谈对象

B. 语言要通俗易懂

C. 注意倾听评估对象的叙述

D. 对评估对象的错误观点应及时批评纠正

E. 避免诱导

5. 与评估对象交谈时下列哪项正确________？

A. 你是否出现里急后重　　B. 你哪里感觉不舒服

C. 你是不是发热　　D. 你的大便发黑吗

E. 你头痛吧

6. 对主诉的正确理解是________。

A. 症状加持续时间　　B. 体征加持续时间

C. 病名加持续时间　　D. 症状和体征加持续时间

E. 不适的感觉

7. 健康行为按 Marjory Gordon 功能性健康型态进行系统回顾时属于________。

A. 营养－代谢型态　　B. 活动－运动型态

C. 健康感知－健康管理型态　　D. 睡眠－休息型态

E. 认知－感受型态

8. 主诉主要从下列哪种病史中提炼而来________？

A. 个人史　　B. 既往史　　C. 现病史

D. 系统回顾　　E. 家族史

9. 询问评估对象是否能担当起角色功能在于了解评估对象的________。

A. 心理状态　　B. 家庭背景　　C. 社会情境

D. 家庭关系　　E. 责任感

10. 对评估对象起病情况，主要症状特点、病情发生演变过程的描述，属于________。

A. 主诉　　B. 现病史　　C. 既往史

D. 家族类　　E. 各人史

三、简述题

1. 交谈中应注意哪些事项？

2. 现病史主要评估哪些内容？

3. Marjory Gordon 功能性健康型态进行系统回顾包括哪几种型态？

第三章　心理评估

当生理功能发生改变时，会出现一系列心理适应方面的问题，这些问题进而也会影响康复。心理评估就是对人的各种心理现象作出客观量化的评价，以了解个体的心理健康水平，为明确护理诊断、制订有针对性的护理计划提供依据，以便采取相应的心理护理措施。因此，在护理工作中，必须重视对个体的心理评估。

第一节　心理评估的目的、意义及方法

【学习要点】

1. 知道心理评估的目的意义。
2. 掌握心理评估的方法。

【关键词】 心理评估　方法

一、心理评估的目的与意义

（1）评估个体的心理活动，特别是疾病发展过程中的心理活动，包括自我认知、认知、情绪、情感等方面现在的或潜在的健康问题，便于制订心理干预措施。

（2）评估个体的个性心理特征，尤其是性格，使评估者对被评估对象的心理特征形成印象，作为心理护理和选择护患沟通方式的依据。

（3）评估个体的压力源、压力反应及其应对方式，以制订有针对性的护理计划。

二、心理评估的方法

心理评估常用的方法有观察法、会谈法、心理测量法和医学检测法等。

心理评估常用的方法有观察、会谈法、心理测量法和医学检测法等。

（一）观察法

观察法是通过观察个体的行为活动，了解其内在的心理活动，注意其是否存在心理障碍，是心理评估的重要方法，包括自然观察法和实验观察法两种。

1. 自然观察法

自然观察法是指在自然条件下，对表现心理现象的外部活动进行观察。评估者在日常工作过程中对个体行为与心理反应的观察就是一种自然观察。自然观察可观察到的行为范围较广，如观察个体的行为、语

言、仪表、表情、举止等。其优点是方法简便，资料来源比较客观。但该方法要求观察者有较多的时间与被评估者接触，同时观察者要有深刻的洞悉力，所以费时、费力。

2. 实验观察法

实验观察法是指在特殊的实验环境下观察个体对特定刺激的反应。标准情形中的观察需预先设计，按既定程序进行，每一个体都接受同样的刺激。其优点是观察到的结果具有较强的可比性和科学性。但由主试者控制实验条件，实验情境和程序可能会带有人为因素，且个体又意识到正在接受试验，这些都有可能干扰实验结果的客观性。就护理心理评估而言，自然观察法更适宜。

（二）会谈法

会谈法是一种有目的的面对面谈话方式进行，是心理评估最基本、最常用的方法。其作用为建立交谈双方相互合作和信任的关系，获得个体对其心理状况和问题的自我描述。可分为正式会谈和非正式会谈两种类型，前者指事先通知对方，按照预定的问题提纲有目的、有计划、有步骤地交谈；后者为日常生活或工作中两人间的自然交谈。

（三）心理测量学方法

心理测量学方法是对人的心理行为进行客观的、标准的测定方法，包括心理测量法、量表评定法，是心理评估常用的标准化手段之一，所得到的结果比较客观、科学。

1. 心理测量法

心理测量法是在标准情形下，用统一的测量手段（如器材）测试个体对测量项目所作出的反应。

2. 量表评定法

量表评定法指用一套预先已标准化的测试项目（量表）来测量某种心理品质。按测试项目的编排方式可将量表分为数字等级量表、描述评定量表、二择一量表、Likert 评定量表、检核表、语义量表和视觉类似物量表 7 种。

（四）医学检测法

医学检测法包括身体评估和各种实验室检查，如测血压、心率、血浆肾上腺皮质激素浓度等，其作用主要是为心理评估提供辅助的客观资料。

三、心理评估的注意事项

（1）心理评估必须及时、全面、准确，切勿因过分强调身体评估而被忽略。

（2）以目前的心理状态为重点，与身体评估同时进行。

（3）应同时收集主、客观资料并进行比较以推论被评估对象的心理功能。

（4）注意所选评估手段的针对性和有效性，充分考虑到被评估对象的个体差异，避免评估者的态度、观念、偏见等对评估结果的影响。

【小结】

心理评估
- 目的意义：了解心理健康水平、明确护理诊断、制订护理计划和心理干预措施
- 方法
  - 观察法
  - 会谈法
  - 心理测量法
  - 医学检测法
- 注意事项

【练习题】

1. 心理评估最常用的评估方法是________。

   A. 会谈法　　B. 观察法　　C. 心理测验法

   D. 医学检测法　　E. 调查法

2. 心理评估的标准方法是________。

   A. 观察法　　B. 会谈法　　C. 心理学测量法

   D. 医学检验法　　E. 调查法

第二节　心理评估的内容

【学习要点】

1. 知道自我认知、情绪与情感的含义。
2. 掌握自我认知失常的内容和常见不良情绪。
3. 能够正确进行自我认知和情绪情感的评估。

【关键词】自我认知　情绪　情感

心理评估包括对内在和外在的心理活动的评估。内在的心理活动是人脑对客观现实的反映过程，包括认知、情感、意志等。外在的心理活动是指人在与社会及其周围环境相互作用过程中的心理活动如压力与应对等。本节重点介绍评估对象的自我认知和情绪、情感的评估。

一、评估对象的自我认知

（一）自我认知的概念

自我认知是个体对自我的认识和评价。

自我认知也称自我概念，是人们通过对自己的内外在特征以及他人对其反应的感知与体验而形成的对自我的认识与评价，是个体在与其心理社会环境相互作用过程中形成的动态的、评价性的“自我肖像”。

自我认知并非与生俱来，而是个体与他人相互作用的“社会化产

物”。在婴儿期，个体就有了对身体的感受，随着年龄的增长，与周围人交往增多，逐渐将自己观察和感知到的自我与他人对自己的态度和反应内化到自己的判断中形成自我认知。自我认知也并非一旦形成就不再改变，常会受到人格特征、生活经历、生长发育过程中正常的生理变化、健康状况、社会文化背景、人际关系等的影响。

（二）自我认知评估的内容与方法

自我认知评估包括体像、社会自我、精神自我和自尊。

1. 身体自我

身体自我即体像，是人们对自己身体外形以及身体功能的认识与评价，如高矮、胖瘦、柔弱、雄悍等。体像又分两种，客观体像和主观体像。客观体像是人们直接从照片或镜子里所看到的自我形象，主观体像则指人们通过分析和判断别人对自己的反应而感知到的自我形象。

（1）观察法　观察是收集有关体像的客观资料，是对个体的一般外形、非语言性行为、与他人的互动关系的观察。具体观察内容包括：

1）被评估对象的外表是否整洁，穿着打扮是否得体？

2）被评估对象的身体哪些部位有改变？

3）交谈时，被评估对象是否与会谈者有目光交流，面部表情如何？

4）被评估对象是否有不愿见人、不愿照镜子、不愿与他人交往、不愿看身体形象有改变的部位、不愿与别人讨论伤残或不愿听到这方面的谈论？

5）如果是儿童，是否对有关自己的活动或话题表现出急切想参与的表情或行为？是活泼还是畏缩的？

（2）会谈法　会谈是另一种评估自我认知的方法，可询问下列问题：

1）对你来说，身体哪一部分最重要？为什么？

2）你最喜欢自己身体的哪些部位？最不喜欢哪些部位？

3）外表方面，你希望自己什么地方有所改变？他人又希望你什么地方有所改变？

4）你目前面临的身体外表方面的威胁有哪些？

5）对健康状况和生活方式已有改变的人：这些改变对你的影响有哪些？你认为这些改变是否影响了他人对你的看法？

2. 社会自我

社会自我是个体对自己的社会人口特征，如年龄、性别、职业、政治学术团体会员资格以及社会名誉、地位的认识与估价。可通过下列问题了解：

1）能告诉我你的姓名、年龄、职业、职务、受教育水平、经济来源吗？

2）你是政治或学术团体的成员吗？担任什么职务？

3）告诉我你的家庭情况和工作单位的情况，好不好？

4）你最自豪的个人成就有哪些？

3. 精神自我

精神自我指个体对自己智慧、能力、性格、道德水平等的认识与判断，如觉得自己没有别人能干，感到自己比别人高尚，感觉自己挺随和等。可通过下列问题了解：

1）作为一个人，总体来说，你对自己满意吗？

2）如何描述你的心理素质、性格特征和道德品质？

3）与社会上绝大多数人相比，你处理工作和日常生活问题的能力如何？

4）你对自己的个性特征、品德和社会能力满意吗？不满意是在哪些方面？

5）你的朋友、同事、领导如何评价你？

4. 自尊

自尊是指人们尊重自己、维护自己的尊严和人格，不容他人任意歧视、侮辱的一种心理意识和情感体验。自尊源于对以上自我认知的正确认识，对自我价值、能力和成就的恰当估价。从以上观察和与被评估对象的交谈中，已能对被评估对象的自尊水平作一大致判断。对个体自尊的更深入评估可用 Rosenberg 自尊量表，见表 3－1 所示。

表 3－1　Rosenberg 自尊量表

项　目	非常同意	同意(A)	不同意(D)	很不同意(SD)
1. 有时，我觉得自己一点都不好				
2. 我觉得没什么值得骄傲的				
3. 有时，我真觉得自己没用				
4. 无论如何我都觉得自己是个失败者				
5. 我能多一点自尊就好了				
6. 我觉得我有不少优点				
7. 我和绝大多数人一样能干				
8. 总的来说，我对自己满意				
9. 我觉得我是个有价值的人				
10. 我总以积极的态度看待自己				

注：1～5 项为非常同意或同意（A），6～10 项为不同意（D）或很不同意（SD）表示自尊低下。

自我认知评估的注意事项

（1）与被评估对象建立真诚的、彼此信赖的关系，并尽量鼓励其充分表达和暴露自我。

（2）评估环境应安静、舒适、避开他人，这样被评估对象才可能无拘束地表达与暴露自己。

（3）注意会谈技巧，应面对被评估对象，认真倾听，并与其保持目光交流。态度应亲切、温和、不加评判。切忌表现出不以为然，或者说："你不应有那样的感觉"，这样会阻止被评估对象充分表达自己的感受。

（4）要准确评估其自我概念，应结合主、客观资料综合考虑，不能单纯依赖被评估对象的主诉或一些个别行为进行推论，因为被评估对象真实的自我和表现的自我常有一定差距。

自我认知失常是对自己的体像、社会角色、生理功能、自尊的消极认知评价。

（三）评估对象自我认知失常的表现

自我认知失常是指个体对自己存在的感知、看法的消极评价或不适应状态，包括对自己的体像、社会角色、生理功能和自尊的消极认知评价。

1. 体像改变

任何体像的改变都会影响个体的自我认知，如毁容、截肢、乳房切除、结肠或膀胱造瘘、过度肥胖或消瘦、脱发或多毛症、怀孕等。常表现为回避现实，不愿与他人交往；不愿讨论容貌问题或身体有缺陷的部位，拒绝照镜子、照相等。

2. 社会角色改变

社会角色改变指无能力承担或履行个体应有的特定角色功能的责任、权利和义务。当个体患病时，就进入评估对象角色，原有的角色部分或全部被替代，个体就难以适应当前的社会角色，出现角色失调。如一位优秀的外科医生突然出现上肢伤残而住院，就从医生角色变成评估对象角色，医生的责任就不能承担，而是要履行评估对象角色的义务，可感到难以适应，产生角色失调。角色改变后可表现为缺乏安全感，依赖性增强，出现紧张、恐惧、焦虑、抑郁等。

需要是情绪情感产生的基础，体验是其基本特征。

3. 生理功能认知改变

病理性改变可影响生理功能认知的改变，表现为将注意力由外界集中到自身的感受和体验，过分关注身体自觉症状，如对心跳、呼吸、胃肠蠕动异常敏感；感觉障碍，思维失常或幻觉等；对各种刺激十分敏感。

4. 自尊低下

身体功能障碍、外表变化、精神因素及精神疾病常会导致自尊的下降，认为自己没有用，是一个失败者；认为前途、事业没有希望，缺乏自信心，自暴自弃；感到自卑，敏感多疑等。

二、评估对象的情绪和情感

（一）情绪与情感的概念

情绪和情感是个体对客观事物的主观体验，是人的需求是否获得满足的反映，是身心健康的重要标志。情绪和情感通过体验来反映客观事物与人需求之间的关系。需要是情绪情感产生的基础，体验和对刺激情境的认知决定情绪情感的性质。通常需求获得满足，就会产生积极的情绪和情感；反之则会产生消极的情绪和情感。但是，因个体已有的知识经验不同，对同一刺激情境的判断和评价不同，而引起的情绪情感也不同。

情绪和情感既有区别又有联系。情绪是暂时性的、与生理需求满足与否有关的心理活动；情感则是稳定的、与社会性需求满足与否相联系的、人类特有的心理活动。从个体发展来看，情绪发展在先，情感体验产生在后。情感是在情绪稳定的基础上建立发展起来的，情感通过情绪的形式表达出来。同时，情感的深度决定着情绪表现的强度，情感的性质决定在一定情境下情绪的表现形式，因此在情绪发生过程中，多含有情感的因素。

（二）评估对象的情绪活动特征

评估对象情绪活动的基本特征：主导心境差、活动强度大、持续时间长、不稳定。

1. 主导心境差

主导心境差多表现为郁郁寡欢、紧张不安、萎靡不振、忧心忡忡、寝食难安等。

2. 情绪活动强度大

多数评估对象对消极情绪刺激的反应强度大于正常人，如对微弱的刺激便惊恐不安；少数评估对象则情绪反应减弱，甚至对许多刺激无动于衷。

3. 情绪活动持续时间长

消极情绪体验持续时间较长，而积极情绪体验易一闪而过。

4. 情绪活动不稳定

常表现为易激惹、冲动、急躁，情感脆弱易受伤害，可为微不足道的小事而激动不已、气愤争吵、悲伤哭泣等。

（三）评估对象常见异常情绪情感

虽然人类情绪纷繁复杂，但就评估对象而言，焦虑和抑郁是对个体健康状况和心理功能影响较大，是最常见、最需要护理干预的情绪状态。

1. 焦虑

焦虑是一种预感到似乎将要发生不利情况而又难以应付的不愉快情

绪体验。这种体验往往与现实处境不相称。由于引起焦虑的原因和严重性不同以及个体承受能力的差异，人们可表现出不同程度的焦虑，但无端、过度的焦虑则属于病态。

（1）焦虑发生的原因　只要使人预感到无力避免或应对而感受到严重的、无法摆脱的威胁，就可产生焦虑。评估对象常常由于对疾病的病因诊断、转归、预后不明确或过分担忧，对手术的创伤性、安全性、可靠性等有疑虑，对机体有威胁的特殊检查不理解或不接受等原因而产生焦虑。

（2）焦虑的表现　焦虑表现为生理和心理两方面的变化。生理方面主要有心悸、食欲下降、睡眠障碍等；心理方面则表现为注意力不集中、易激惹等。人们常以语言和非语言两种形式表达内心的焦虑。前者为直接诉说忧虑事件和原因及一些自觉症状，如心慌、出汗、头痛、胃痛、注意力无法集中等；后者有心跳、呼吸加快、姿势与面部表情紧张、神经质动作、望着固定位置如墙壁、天花板以及肢端颤抖、快语、无法平静等。

最常见、最需要护理干预的情绪状态是焦虑和抑郁。

2. 抑郁

抑郁是在个体失去某种他重视或追求的东西时产生的情绪体验。

（1）抑郁发生的原因　常见于病情严重难以治愈或预后不良、治疗效果不如预期的理想、病情不稳定反反复复难以控制、家庭经济困难难以承担医疗费用，以及某些疾病本身的临床表现。

（2）抑郁的表现　处于抑郁状态者可有情感、认知、动机以及生理等多方面的改变。情感方面主要表现为情绪低落、心境悲观、自我感觉低沉、生活枯燥无味、哭泣、无助感；认知方面表现为注意力不集中、思维缓慢、不能作出决定；动机方面表现为过分依赖、生活懒散、逃避现实甚至想自杀；生理方面表现为易疲劳、食欲减退、睡眠障碍、运动迟缓以及机体其他功能减退。

（四）情绪和情感评估的方法

对情绪情感的评估可综合运用多种方法，包括会谈、观察、量表评定等。

1. 评估方法

（1）会谈　是评估情绪情感最常用的方法，用于收集有关情绪情感的主观资料。可从下列问题开始：

您最近感觉情绪有何变化？

你为什么感到焦虑？能不能告诉我是哪些事让你感到焦虑？

您这样的情绪存在多久了？

在取得第一手资料后，评估者最好还要和与个体有重要意义的人如父母、配偶等进行交流，核实有关信息。

（2）观察与测量　用于收集情绪情感的客观资料。呼吸频率、心率、血压、皮肤颜色和温度、食欲及睡眠状态等可随情绪改变而变化。

如紧张时皮肤苍白，焦虑和恐惧时多汗，情绪抑郁时食欲减退、睡眠障碍等。评估者应在熟悉常见情绪表现的基础上，就以上各项目对被评估对象进行观察与测量，并对会谈所收集的主观资料进行验证。

（3）量表评定法　这是评估情绪情感较为客观的方法。常用的有Avillo的情绪情感形容词量表（表3－2）。

表3－2　Avillo情绪情感形容词量表

	1	2	3	4	5	6	7	
变化的								稳定的
举棋不定的								自信的
沮丧的								高兴的
孤立的								合群的
混乱的								有条理的
漠不关心的								关切的
冷淡的								热情的
被动的								主动的
淡漠的								有兴趣的
孤僻的								友好的
不适的								舒适的
神经质的								冷静的

说明：该表共有12对意思相反的形容词，让被评估对象从每一组形容词中选出符合其目前情绪与情感的词，并给予相应得分。总分在84分以上，提示情绪情感积极，否则，提示情绪情感消极。

2. 常见异常情绪的评估

（1）焦虑　应首先明确被评估者有无焦虑，再判断其程度，最后还需明确其产生的原因。评估有无焦虑及其程度有三种方法：①观察与交谈：观察并询问被评估者有无焦虑的症状及其程度；②采用Zung的焦虑状态自评量表（见表3－3）；③焦虑可视化标尺技术：请被评估对象在可视化标尺（图3－1）相应位点上标明其焦虑程度，所标位点越高，焦虑程度越重。

表3－3　Zung焦虑状态自评量表

焦虑的身心症状	会谈纲要	偶尔	有时	经常	持续
1. 焦虑	你觉得最近比平常容易紧张、着急吗？	1	2	3	4
2. 害怕	你无缘无故感到害怕吗？	1	2	3	4
3. 惊慌	你是否有惊恐感？	1	2	3	4
4. 精神上不完整感	你是否有将要发疯的感觉？	1	2	3	4
5. 忧虑	你是否感到不如意或觉得其他糟糕的事将发生在你身上？	1	2	3	4
6. 颤抖	你是否感到自己发抖？	1	2	3	4

续 表

焦虑的身心症状	会谈纲要	偶尔	有时	经常	持续
7. 疼痛	你是否常感头痛或腰背痛？	1	2	3	4
8. 易于疲劳	你是否常感到疲乏无力？	1	2	3	4
9. 无法休息	你是否发现自己无法静坐？	1	2	3	4
10. 心悸	你是否感到心跳得很厉害？	1	2	3	4
11. 头晕	你是否常感到头晕？	1	2	3	4
12. 昏厥	你是否有过晕厥或觉得要晕倒似的？	1	2	3	4
13. 呼吸困难	你是否感到气不够用？	1	2	3	4
14. 麻木	你是否四肢或唇周麻木感？	1	2	3	4
15. 恶心、呕吐	你是否感到心里难受、想吐？	1	2	3	4
16. 尿频	你是否常常要小便？	1	2	3	4
17. 出汗	你手心是否容易出汗？	1	2	3	4
18. 脸红	你是否感到脸红发烫？	1	2	3	4
19. 失眠	你是否感到无法入睡？	1	2	3	4
20. 梦惊	你是否常做噩梦？	1	2	3	4

说明：每一项目按1、2、3、4四级评分。评定完后将20项评分相加，得总分，然后乘以1.25，取其整数部分，即得到标准总分。正常总分值为50分以下。50～59分，轻度焦虑；60～69分，中度焦虑；70分以上，重度焦虑。

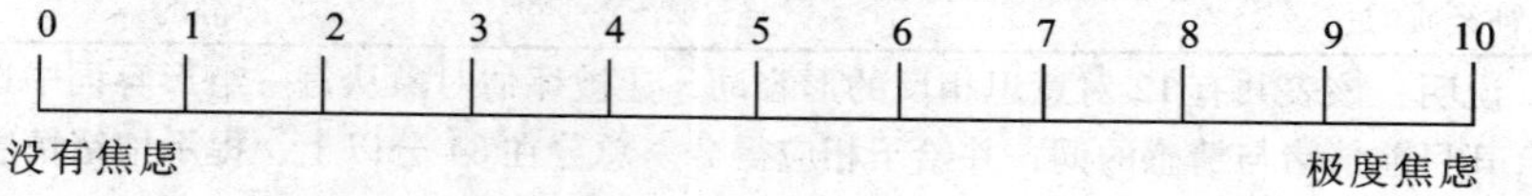

图3－1 焦虑可视化标尺

（2）抑郁 应先确定有无抑郁情绪存在，再寻找原因。评估方法有三种：①可通过与被评估对象交谈收集与抑郁有关的主观资料，并结合对被评估对象语言与行为的观察综合判断有无抑郁情绪存在，其内容主要包括情绪低落、哭泣、睡眠障碍、食欲减退、体重下降、心慌、易疲劳、无助感等；②采用Zung的抑郁状态自评量表（表3－4）；③抑郁可视化标尺技术：请被评估对象在可视化标尺（图3－2）相应位点上标明其抑郁程度，所标位点越高，抑郁程度越重。

表3－4 抑郁状态自评量表

会谈纲要	偶尔	有时	经常	持续
1. 你感到闷闷不乐、情绪低落吗？	1	2	3	4
2. 你要哭或想哭吗？	1	2	3	4
3. 你早晨起来心情好吗？	1	2	3	4
4. 你入睡困难吗？经常早醒吗？	1	2	3	4
5. 你最近饭量减少了吗？	1	2	3	4
6. 你感到体重减轻了吗？	1	2	3	4
7. 你是否对异性感兴趣？	1	2	3	4

续　表

会谈纲要	偶尔	有时	经常	持续
8. 你的排便习惯有何改变？	1	2	3	4
9. 你是否感到心跳得很厉害？	1	2	3	4
10. 你容易感到疲劳吗？	1	2	3	4
11. 你是不是总感到无法平静？	1	2	3	4
12. 你是否感到你做事的动作越来越慢了？	1	2	3	4
13. 你是否感到思路混乱无法思考？	1	2	3	4
14. 你是否感到内心空荡荡的？	1	2	3	4
15. 你对未来是否感到无助？	1	2	3	4
16. 你是否感到难以作出决定？	1	2	3	4
17. 你容易发脾气吗？	1	2	3	4
18. 你对以往感兴趣的事还感兴趣吗？	1	2	3	4
19. 你是否感到自己是无用之辈？	1	2	3	4
20. 你是否有轻生的念头？	1	2	3	4

说明：使用方法同焦虑状态自评量表。正常标准总分值50分以下。50～59分，轻度抑郁；60～69分，中度抑郁；70分以上，重度抑郁。

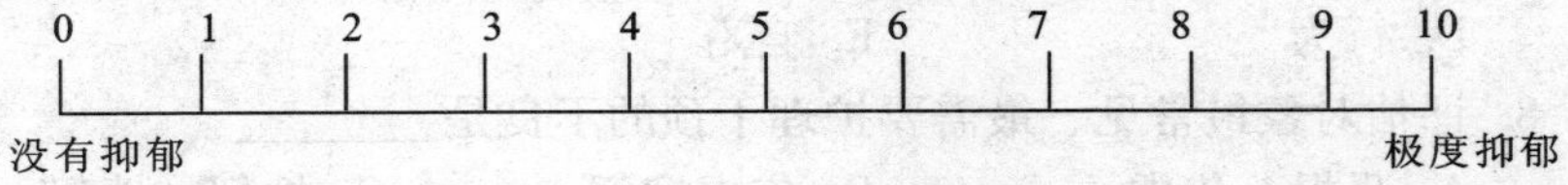

图3－2　抑郁可视化标尺

【小结】

心理评估内容｛自我认知：体像、社会自我、精神自我、自尊
　　　　　　　情绪与情感：焦虑、抑郁

【练习题】

一、名词解释

1. 自我认知
2. 情绪与情感

二、选择题

1. 个体对自己的性别、职业、社会地位、名誉等的认识与估计是指个体的________。

　A. 自尊　　B. 体像　　C. 自我形象

　D. 自我认同　　E. 社会认同

2. 自我认知评估的内容不包括________。

　A. 体像　　B. 社会自我　　C. 情绪情感

　D. 自尊　　E. 精神自我

3. 最具有说服力的自我评价标准是________。

　A. 幸福感　　B. 他人的评价

　C. 与他人比较　　D. 活动成果的分析

E. 高等学历

4. 自我认知失常是指个体对________存在的感知、看法的消极评价或不适应状态。

A. 社会　B. 他人　C. 自己
D. 自然界　E. 周围

5. 认为前途、事业没有希望，缺乏自信心，自暴自弃是________的表现。

A. 社会认知改变　B. 社会角色改变
C. 生理功能认知改变　D. 自尊底下
E. 自我体像改变

6. 个体表现为追求事业上、政治上的发展和发挥自己的潜能是________。

A. 社会自我阶段　B. 生理自我阶段
C. 崇拜自我阶段　D. 精神自我阶段
E. 成功自我阶段

7. 情绪情感产生的基础是________。

A. 认知　B. 需要　C. 态度
D. 行为　E. 自尊

8. 评估对象最常见、最需要护理干预的不良是________。

A. 恐惧、焦虑　B. 焦虑抑郁　C. 抑郁、愤怒
D. 愤怒、恐惧　E. 焦虑、愤怒

9. 情感要比情绪________。

A. 强烈些　B. 有明显的行为变化
C. 有明显的生理变化　D. 稳定而深刻一些
E. 柔和些

10. 焦虑评估对象的心理反应常表现为________。

A. 血压升高　B. 搓手顿足　C. 面色苍白
D. 脉搏加快　E. 面色潮红

11. 人对客观外界事物的态度的体验，并反映人与客观事物之间关系的是________。

A. 情绪情感　B. 需要　C. 人格
D. 动机　E. 态度

12. 情绪的基本表现形式是________。

A. 高兴与悲伤　B. 激动与平静
C. 喜、怒、哀、乐　D. 快乐、悲伤、愤怒和恐惧
E. 高兴、悲伤、激动、平静

13. 自我概念中最不稳定的部分为________。

A. 体像　B. 社会自我　C. 精神自我
D. 自尊　E. 理想自我

14. 下列描述中不符合情绪的说法为________。

A. 人类所独有的　　B. 不稳定性

C. 有明显外部表现　　D. 有明显的冲动性

E. 与生理需求满足与否相联系

15. 情感是与下列哪种需要相联系的体验________。

A. 自然需要　　B. 生理需要　　C. 社会需要

D. 精神需要　　E. 生存需要

16. 关于情感的论述，不正确的是________。

A. 与社会需要相联系　　B. 与生理需要相联系

C. 具有稳定性、深刻性　　D. 为人类多特有的心理活动

E. 比较内隐

三、简答题

1. 评估对象自我认知失常主要有哪些表现？

2. 评估对象的情绪活动有哪些特征？

第四章　社会评估

【学习要点】

1. 知道社会评估的目的、意义与方法；

2. 说出角色的含义、评估对象角色的特点；

3. 掌握评估对象角色失调的类型及表现、人际关系的特点及影响因素、社会支持的内容；

4. 能够运用恰当的方法进行角色评估、人际关系评估和社会支持评估。

【关键词】评估对象角色　人际关系　社会支持

社会是指由一定的经济基础和上层建筑构成的整体，指由于共同的物质条件和生活方式而联系起来的人群。人是在社会关系中有自我意识的物质实体。社会因素与人的身心健康有着密切的关系，因此，社会评估是健康评估的重要内容，须以重视。

第一节　社会评估的目的、意义及方法

一、社会评估的目的与意义

社会评估的方法有会谈法、观察法、调查法、量表评定法。

（1）评估个体的角色功能，了解评估对象有无角色功能失常、角色失调，以便采取有效的心理护理干预措施。

（2）评估个体的人际关系，分析影响评估对象人际关系的因素，帮助评估对象调解疏通不良人际关系，建立良好的人际沟通模式。

（3）评估个体的社会支持状态，了解评估对象所处的社会生活环境状况，寻求和发展促进健康的社会支持，协助评估对象适应社会生活环境的变化。

二、社会评估的方法

心理评估中的会谈法、观察法、量表评定法等均可用于社会评估，人际关系、社会支持的评估还可用调查法。

第二节　社会评估的内容

本节重点介绍角色评估、人际关系评估和社会支持状态。

一、角色评估

（一）角色的含义

角色是指社会所规定的一系列与社会地位相对应的行为模式，以及社会对处于某种特定位置的个体的行为期待。包含两层含义：首先，任何一种角色都与一系列行为模式相关，一定的角色必有相应的权利义务。如评估对象既有配合医疗护理的义务，同时又有获取健康教育、治疗护理的权利。其次，角色是人们对处于一定社会位置的人的行为期待，如一提到教师，人们就会想到教书育人、言传身教、诲人不倦等行为特征。

角色可分为三类。①第一角色：也称基本角色，是决定个体的主体行为，由每个人的年龄、性别所赋予的角色，如儿童、妇女、老人等；②第二角色：又称一般角色，为人们完成每个生长发育阶段特定任务所必须承担的、由所处社会情形和职业所确定的角色，如母亲角色、评估者角色；③第三角色：也称独立角色，是可自由选择的，为完成某些暂时性发展任务而临时承担的角色，如护理学会会员，但有时是不能自由选择的，如评估对象角色。上述三种角色的分类是相对的，可在不同情况下相互转化。如评估对象角色，因为疾病是暂时的，可视为第三角色，然而当疾病变成慢性病时，评估对象角色就变成个体的第二角色了。

（二）评估对象角色

评估对象角色又称评估对象身份，指个体出现生理或心理方面的异常，有求医行为，需要医护帮助，并有特殊的权利、义务和行为模式。

评估对象角色的特点：免除或部分免除社会责任、不必对疾病负责、恢复健康的义务、寻求帮助和支持的权利。

1. 评估对象角色的特点

（1）免除或部分免除社会责任　脱离或部分脱离日常生活中的其他角色，免除平日所承担的社会责任与义务。脱离的程度取决于病情、评估对象的责任心及其支持系统所给予的帮助。

（2）不必对疾病负责　评估对象对自己的病情没有直接责任，疾病状态不是自己选择的，因此处于一种需要照顾的状态。

（3）恢复健康的义务　评估对象有积极配合医疗护理、恢复自身健康的义务。这一义务在防止某些人为获得某种患病特权，如休假、生活受照顾而甘于评估对象角色有积极意义。

（4）寻求帮助和支持的权利　评估对象有享受治疗护理、知情同意、寻求健康保健信息、要求保密的权利。

2. 评估对象角色失调的类型

评估对象角色的合理承担对恢复健康有积极意义。然而由于评估对象角色是不可选择的，所以当人们从其他角色过渡到评估对象角色时，常会发生角色失调。常见如下。

（1）评估对象角色冲突　指评估对象在适应评估对象角色过程中与其常态下的各种角色发生心理冲突和行为矛盾。如一位领导住院期间因担心工作不能完成而希望将工作带到病房进行，从而影响其休息、睡眠等评估对象角色的发挥，就是一种角色冲突。

（2）评估对象角色缺如　即没有进入评估对象角色，不承认自己有病或对评估对象角色感到厌倦，也就是对评估对象角色的不接纳和否认。多见于初次生病、初次住院，尤其是初诊为癌症的评估对象。

（3）评估对象角色强化　指当需要评估对象角色向日常角色转化时，仍然沉溺于评估对象角色，对自我能力怀疑、失望，对原承担的角色恐惧。表现为多疑、依赖、退缩，对恢复正常生活没有信心等。

评估对象角色失调包括：角色冲突、角色缺如、角色强化、角色消退。

（4）评估对象角色消退　某些原因使一个已适应了评估对象角色的人必须立即转入常态角色，在承担相应的义务与责任时使已具有的评估对象角色行为退化甚至消失。例如一位患病的母亲，因孩子突然生病住院而将其“母亲”角色上升为第一位，承担起照顾孩子的职责，此时她原有的评估对象角色消退。

3. 评估对象角色失调的表现

评估对象角色失调会给个体带来心理和生理两方面的不良反应。

（1）心理反应　可产生紧张、伤感、焦虑、易激惹、自责、抑郁，甚至绝望等不良情绪。

（2）生理反应　可有头晕、头痛、睡眠障碍、乏力、心率、心律异常、血肾上腺素、胆固醇、甘油三酯升高等。

4. 评估对象角色功能评估的方法

主要可通过观察、交谈两种方法收集资料。

（1）观察法　主要观察有无角色失调的身心行为反应，如疲乏、经常头痛、心悸、焦虑、抑郁、忽略自己和疾病、缺乏对治疗护理的依从性等。通过以上评估，可明确被评估者对角色的感知、对承担的角色是否满意、有无角色失调。

（2）交谈法　通过以下问题进行：

1）你从事什么职业及担任什么职位？

2）目前在家庭、单位或社会所承担的角色与任务有哪些？

3）你觉得这些角色是否现实、合理？

4）你感到太闲还是休息、娱乐的时间不够？

5）你对自己的角色期望有哪些？他人对你的角色期望又有哪些？

6）患病住院后，你认为你的角色发生了哪些改变？对你有哪些影响？是否感到期望的角色受挫？

7）作为评估对象，你是否安于养病，积极配合治疗、护理并努力使自己尽快康复？

二、人际关系

（一）人际关系的概念

人际关系就是在社会交往过程中形成的、建立在个人感情基础上的人与人之间相互吸引与排斥的关系，反映人与人之间的在心理上的亲疏远近距离。人际关系由认知、情感和行为三个因素构成。认知是人际关系形成的前提，情感是人际关系的主要调节因素，行为是人际关系沟通的手段。三者互相关联、相互影响、密不可分。

（二）人际关系的特点

人际关系的特点：复杂性、情感性、直接性。

1. 复杂性

人际关系形成受个体主观因素如需要、性格、动机、兴趣等和客观因素如年龄、性别、仪表等的影响，使人际关系变得十分复杂。

2. 情感性

人际关系是建立在彼此情感活动需要的基础上的。人际交往间的情感倾向有两种情况：一种是相互吸引和彼此接近的情感倾向；另一种是相互排斥和彼此疏离的情感倾向。

3. 直接性

人际关系是在个体之间面对面的交往中产生的，个体可切实感受到它的存在。没有直接的沟通和接触，感受不到对方带来的各种情绪体验，就不会有人际关系的形成。

（三）影响人际关系的因素

影响人际关系的因素：社会认知、人际吸引。

1. 社会认知

社会认知是个体对自己或他人的心理状态、行为动机和意向做出的理性分析与判断的过程，包括感知、判断、推测和评价等一系列的心理过程。社会认知的结果是人际关系建立的基础。因每一个人的知识结构、社会经历、性格特征、兴趣爱好等不同，形成不同的认知结构，对相同的社会刺激其认知表现不同，所导致的人际关系也不尽相同。

2. 人际吸引

人际吸引是人与人之间产生的彼此注意、欣赏、倾慕等心理上的好感，从而促进人与人之间的接近并建立感情的过程。人际吸引是人际交往的前提和基础。产生人际吸引的原因有以下六个方面：

（1）相近吸引　是由于时间及空间上的接近而产生的吸引。

（2）相似吸引　是以彼此之间的某些相似或一致性特征如态度、信念、价值观念、兴趣、爱好等为基础的吸引。

（3）互补吸引　当交往双方的需要以及期望成为互补关系时，就会产生强烈的吸引力。

（4）相悦吸引　是指人际关系中使人感受到的心理上愉快满足的感觉产生的吸引。

（5）仪表吸引　是由人的身材、容貌、衣着、打扮、风度等仪容仪表产生的人际吸引。

（6）敬仰性吸引　是因单方面对某人的某种特征的敬慕而产生的人际吸引。

（四）人际关系的评估方法

人际关系的评估可用会谈法、观察法、调查法、量表评定法相结合综合分析判断。

1. 会谈法

会谈法主要通过面对面的交谈，了解个体朋友的多少，与朋友、同学是否经常联系或聚会，与同事、上下级、邻居相处是否融洽，家庭关系是否和睦，是否经常参加各种社交活动，遇到急难情况是否得到多方面的关心和帮助等。

2. 观察法

观察法主要是观察个体与人相处时的仪容、服饰，语言、表情、手势、举止等，特别是与陌生人或异性相处时的表现；个体经常接触的人群；在医院住院时是否经常有人前来探视，是否经常接打手机等。

3. 调查法

调查法调查的对象主要是家庭成员、朋友、同学、邻居、同事、领导等。方式可采用询问和问卷的形式进行。

4. 量表评定法

常用的人际关系评定量表有人际关系自我评定量表（表4－1）和人际关系综合诊断量表（表4－2）。

表4－1　人际关系自我评定量表

1. 在人际关系中，我的信条是	B. 喜欢一个人独处
A. 大多数人是友善的，可以与之交友	C. 想交朋友，但感到很困难
B. 人群中有一半是狡诈的，一半是善良的，我将选择善良者交友	4. 由于疲倦而失约，我感到
C. 大多数人是狡诈的，不可与之交友	A. 无所谓，对方会谅解我
2. 最近我新交了一批朋友，这是因为	B. 有些不安，但总是自我安慰
A. 我需要他们	C. 很想知道对方是否对自己有不满情绪
B. 他们喜欢我	5. 我结交朋友的时间通常能够持续
C. 他们很有意思，令人感兴趣	A. 数年之久
3. 外出旅游时，我总是	B. 不一定，合得来就长久相处
A. 很容易交上新朋友	C. 时间不长，经常更换

续　表

6. 一位朋友告诉我一件有趣的个人私事
A. 为其保密
B. 不想扩大宣扬
C. 他一旦离开，马上就对别人议论此事

7. 当我遇到困难时
A. 靠朋友解决
B. 与可靠的朋友商量解决
C. 不到万不得已，绝不求人

8. 当朋友遇到困难时，他们会
A. 喜欢找我帮忙
B. 只有密友才会找我商量
C. 一般都不会来麻烦我

9. 我交朋友的途径
A. 经熟人介绍
B. 社交场合
C. 必须经过长时间，而且很困难

10. 我认为选择朋友最重要的品质是
A. 有吸引我的才华
B. 可以信赖
C. 对方对我感兴趣

11. 我给人们的印象是
A. 经常引人发笑
B. 经常启发人们思考问题
C. 与我相处，别人感到很舒服

12. 在晚会上，有人提议我表演节目，我会
A. 婉言谢绝
B. 欣然接受
C. 直接拒绝

13. 对于朋友的优缺点，我喜欢
A. 诚心当面赞扬他的优点
B. 诚恳地提出批评意见
C. 既不奉承，也不批评

14. 我所结交的朋友
A. 只是那些与我利益密切相关的人
B. 通常能够与任何人相处
C. 愿意同自己相投的人相处

15. 如果朋友对我作恶作剧，我总是
A. 和大家一起笑
B. 很生气并有所表示
C. 有时很生气，有时高兴，随情绪而定

16. 别人依赖我时，我这样想
A. 我不在乎，喜欢自己独立于朋友之中
B. 这很好，喜欢别人依赖我
C. 要小心，持冷静、清醒的态度

说明：

（1）记分方法

项目号	A	B	C	项目号	A	B	C
1	3	2	1	9	2	3	1
2	1	2	3	10	3	2	1
3	3	2	1	11	2	1	3
4	1	3	2	12	2	3	1
5	3	2	1	13	3	1	2
6	2	3	1	14	1	3	2
7	1	2	3	15	3	1	2
8	3	2	1	16	2	3	1

（2）结果分析

38～48分：人际交往范围广泛，状态较好。

28～37分：人际关系有不平衡的部分，需要向理想的人际关系努力。

16～27分：人际交往圈子偏小，有必要扩大交往范围。

表4－2 人际关系综合诊断量表

项目	是	否
1. 关于自己的烦恼有口难言		
2. 和生人见面感觉不自然		
3. 过分地羡慕和妒忌别人		
4. 与异性交往太少		
5. 对连续不断地会谈感到困难		
6. 在社交场合，感到紧张		
7. 时常伤害别人		
8. 与异性来往感觉不自然		
9. 与一大群朋友在一起，常感到孤寂或失落		
10. 极易受窘		
11. 与别人不能和睦相处		
12. 不知道与异性相处如何适可而止		
13. 当不熟悉的人对自己倾诉他的生平遭遇以求同情时，自己常感到不自在		
14. 担心别人对自己有什么坏印象		
15. 总是尽力让别人赏识自己		
16. 暗自思慕异性		
17. 时常避免表达自己的感受		
18. 对自己的仪表（容貌）缺乏信心		
19. 讨厌某人或被某人所讨厌		
20. 瞧不起异性		
21. 不能专注地倾听		
22. 自己的烦恼无人可倾诉		
23. 受别人排斥与冷漠		
24. 被异性瞧不起		
25. 不能广泛地听取各种各样意见、看法		
26. 自己常因受伤害而暗自伤心		
27. 常被别人谈论、愚弄		
28. 与异性交往不知如何更好相处		

说明：

（1）记分方法

Ⅰ	题目	1	5	9	13	17	21	25	小计
	分数								
Ⅱ	题目	2	6	10	14	18	22	26	小计
	分数								
Ⅲ	题目	3	7	11	15	19	23	27	小计
	分数								
Ⅳ	题目	4	8	12	16	20	24	28	小计
	分数								
评分	标准	回答“是”给1分，回答“否”的给0分，总分＿＿＿＿							

（2）结果分析

总分0～8分：不存在或较少存在交友方面的困扰。善于与朋友相处，人缘很好。9～14分：与朋友相处存在一定程度困扰，关系不牢固，时好时坏。15～28分：与朋友相处上的行为困扰较严重，且心理上有较明显的障碍。

根据每一横栏的小计分数具体指出相处的困扰行为及其可资参考的纠正方法。①Ⅰ表明交谈方面的行为困扰程度。A. 6分以上，善于交谈，难于表达自己感受，不是很好的倾听者。B. 3～5分，不大愿意与不熟的人交谈，但经过一段时间会主动搭话，且自然而非造作。C. 0～2分，较高交谈能力，为学习生活创造良好心境。②Ⅱ表明朋友交际与交友方面的困扰程度。A. 6分以上，在社交活动与交友方面存在着较大的行为困扰。B. 3～5分，在被动地寻找被人喜爱的突破口，不善创造条件去主动寻知心朋友。C. 低于3分，人际关系较和谐，对人真诚和热情。③Ⅲ表明待人接物方面的困扰程度。A. 6分以上，缺乏待人接物的机智与技巧。常有意无意伤害别人，或过分羡慕以致妒忌别人。B. 3～5分，是多侧面、较圆滑的人，对不同人有不同的态度和评价，内心常处矛盾状态中。C. 0～2分，较尊重别人，真诚、宽容、责任心强。④Ⅳ表明与异性朋友交往的困扰程度。A. 5分以上，与异性交往有较严重的困扰，不知如何把握与异性交往的分寸。B. 3～4分，有时觉得与异性交往是件愉快的事，有时觉得是种负担，不懂如何交往最适宜。C. 0～2分，懂得如何正确处理异性间的关系，无论同性还是异性朋友，多数人都较喜欢他。

三、社会支持状态

（一）社会支持的概念

社会支持是指作为个体在其社会网络中获得的帮助和支持。主要内容包括四个维度：一是物质支持、工具性支持或有形支持，即个体从社会网络中获得的具体的、实际的帮助；二是情感支持，即个体从社会网络中获得的友谊、关心、爱护等精神上的支持，是社会支持中最重要的部分；三是信息支持，即个体从社会网络中获得的各种信息的支持；四是评价性支持或肯定性支持，即个体从社会网络中获得的对问题看法的认同、对个人价值的观念的认同或提供对问题解决方案的参谋。

社会支持包括物质支持、情感支持、信息支持和评价性支持。

社会支持与身心健康成正相关。获得较多、有效的社会支持有利于身心健康和疾病的康复。缺乏社会支持的人患病后病情会更严重，康复比较慢，也是造成心理障碍和情感障碍的危险因素。

（二）影响社会支持的因素

1. 与个体是否体验到社会支持有关

只有本人感知到或体验到社会支持才会对自己发挥积极的作用。

2. 与个体对社会支持的利用程度有关

积极主动争取并善加利用社会支持，获得的社会支持就多，发挥的作用就大；反之，获得的社会支持就少，发挥的作用就小。

3. 与社会关系有关

个体的社会关系网越健全、人际关系融洽，越易得到情感、物质、精神、信息等方面的社会支持。

（三）社会支持的评估方法

社会支持评估常采用社会支持评定量表（表4-3）。

表4-3　社会支持评定量表

1. 您有多少关系密切，可以得到支持和帮助的朋友？（只选一项）（　　）	
① 一个也没有	③3~5个
②1~2个	④ 6个或6个以上
2. 近一年来，您：（只选一项）（　　）	
①远离家人，且独居一室	③和同学、同事或朋友住在一起
②住处经常变动，多数时间和陌生人住在一起	④和家人住在一起
3. 您与邻居：（只选一项）（　　）	
①相互之间从不关心，只是点头之交	③有些邻居很关心您
②遇到困难可能稍微关心	④大多数邻居都很关心您
4. 您与同事：（只选一项）（　　）	
①相互之间从不关心，只是点头之交	③有些同事很关心您
②遇到困难可能稍微关心	④大多数同事都很关心您

续 表

5. 从家庭成员得到的支持和照顾：（在合适的框内画“√”）（只选一项）（ ）

	①无	②极少	③一般	④全力支持
A. 夫妻（恋人）				
B. 父母				
C. 儿女				
D. 兄弟姐妹				
E. 其他成员（如嫂子）				

6. 过去，您在遇到急难情况时，曾经得到的经济支持或解决实际问题的帮助的来源有：（ ）

①无任何来源

②有下列来源（可选多项）（ ）

A. 配偶 B. 其他家人 C. 朋友 D. 亲戚 E. 同事 F. 工作单位 G. 党团工会等官方或半官方组织 H. 宗教、社会团体等非官方组织 I. 其他

7. 过去，在您遇到困难或急难情况时，曾经得到的安慰和关心的来源有：（ ）

①无任何来源

②有下列来源（可选多项）（ ）

A. 配偶 B. 其他家人 C. 朋友 D. 亲戚 E. 同事 F. 工作单位 G. 党团工会等官方或半官方组织 H. 宗教、社会团体等非官方组织 I. 其他

8. 您遇到烦恼时的倾诉方式：（只选一项）（ ）

①从不向任何人诉说

②只向关系极为密切的 1 ~ 2 人诉说

③如果朋友主动询问时说出来

④主动诉说自己的烦恼，以获得支持和理解

9. 您遇到烦恼时的求助方式：（只选一项）（ ）

①只靠自己，不接受别人帮助

②很少请求别人帮助

③有时请求别人帮助

④有困难时经常向家人、亲人、组织求援

10. 对于团体（如党团组织、宗教组织、工会、学生会等）组织活动，您：（只选一项）（ ）

①从不参加

②偶尔参加

③经常参加

④主动参加并积极活动

说明：

（1）计分方法：第 1 ~ 4，8 ~ 10 条：每条只选一项，选择 1、2、3、4 项分别计 1、2、3、4 分，第 5 条分 A、B、C、D 四项计总分，每项从无到全力支持分别计 1 ~ 4 分，第 6、第 7 条如回答“无任何来源”则计 0 分，回答“下列来源”者，有几个来源就计几分。

（2）分析方法：总分：即 10 个条目计分之和，客观支持分：2、6、7 条评分之和，主观支持分：1、3、4、5 条评分之和，对支持的利用度：第 8、9、10 条。

【小结】

社会评估
- 方法：观察法、会谈法和量表评定法等
- 内容
  - 评估对象角色：角色冲突、角色缺如、角色强化、角色消退
  - 人际关系：社会认知、人际吸引
  - 社会支持：物质支持、情感支持、信息支持、评价性支持

【练习题】

一、名词解释

1. 评估对象角色
2. 人际关系
3. 社会支持

二、选择题

（一）A 型题

1. 评估者角色属于________。

A. 第一角色　　B. 第二角色
C. 第三角色　　D. 基本角色
E. 独立角色

2. 评估对象角色属于________。

A. 第一角色　　B. 第二角色
C. 第三角色　　D. 基本角色
E. 独立角色

3. 女，78 岁，处于胆囊术后康复期。该评估对象此阶段最易发生________。

A. 角色冲突　　B. 角色缺如
C. 角色强化　　D. 角色消退

4. 引起角色冲突的原因有________。

A. 自我能力与角色期望不匹配
B. 主角色与互补角色沟通不良
C. 对同一角色的角色期望标准不一致
D. 需同时承担多个相互冲突的角色

5. 人际关系调节的主要因素是________。

A. 需要　　B. 认知
C. 情感　　D. 行为

三、简答题

评估对象角色有何特点？

第五章　身体评估

当你发热到医院看病时，评估者会给你测量体温；咽喉痛时会用压舌板和手电筒看看你的喉咙；心慌、心前区不适时医生会用听诊器检查你的心脏；“肚子”不适时，医生会“摸摸你的肚子”……这种评估者运用自己的感官（眼、耳、鼻、手等）或借助简单的诊断工具（如听诊器、叩诊锤等）来检查身体状况的方法被称做身体评估。身体评估是最基本的健康评估方法，正确而熟练地掌握身体评估的方法，是每个评估者必须掌握的基本功。通过本章学习，同学们要学会如何对评估对象进行身体评估？对评估结果要作出正确的判断，对异常结果要知道其有何临床意义？

第一节　评估前准备及基本方法

【学习要点】

1. 知道评估前准备及检查中的注意事项。
2. 掌握视诊、触诊、叩诊、听诊的方法及注意事项。

【关键词】视诊　触诊　叩诊　听诊　嗅诊

要进行正确的身体评估，首先要学习和掌握身体评估的基本方法。因此，学习本节主要是要求同学们知道评估前应该怎样进行准备？要注意哪些问题？身体评估的基本方法有哪几种？并学会如何进行正确的触诊和叩诊？

身体评估最基本的方法是视诊、触诊、叩诊、听诊和嗅诊。每个评估者必须熟练掌握这五种方法。

一、评估前准备及检查中需注意的事项

（一）评估前准备

1. 用物准备

治疗盘内置有体温计、血压计、手电筒、压舌板、叩诊锤及听诊器等。

2. 环境准备

环境应安静、温暖、光线适当，必要时用屏风遮挡。

3. 评估对象准备

解释检查目的，避免引起评估对象惊慌不安，帮助其取舒适体位。

（二）检查中的注意事项

（1）评估者要仪表端庄、举止大方、态度和蔼、耐心、关心体贴被评估者，具有良好的医德修养。

（2）对每一位被评估对象，不论其诉说患病部位是否明确，操作时都要细致、轻柔、全面、系统、详细和规范。

（3）检查时要在适当的光线、室温和肃静的环境中进行。

（4）检查要按一定的顺序进行。避免重复和遗漏、避免反复翻动评估者，力求形成规范的检查顺序，通常首先进行生命体征和一般检查，然后按头、颈、胸、腹、脊柱、四肢和神经系统的顺序进行检查，必要时进行生殖器、肛门和直肠检查。

（5）根据病情变化，随时复查，可以发现新的症状、体征，补充和修改评估结果，调整和完善护理诊断和护理措施。

（6）做到手脑并用，边检查边思考其解剖位置关系和病理生理意义。

二、身体评估的基本方法

身体评估最基本的方法包括五种：视诊、触诊、叩诊、听诊和嗅诊。不同的部位和脏器组织采取不同的评估方法。

身体评估最基本的方法是视诊、触诊、叩诊、听诊和嗅诊。

（一）视　诊

视诊（Inspection）评估者用视觉来观察被评估对象状态的检查法，为身体评估的第一步。

视诊广泛适用于身体评估，包括全身视诊及局部视诊。全身视诊常用于观察年龄、发育、营养、意识状态等全身一般状态。局部视诊主要用于局限部位的细致观察，常用于如皮肤、黏膜、舌苔、头颈、胸廓、腹形、四肢、肌肉、骨骼关节外形等观察。特殊观察包括大小、形态、位置、颜色、结构、活动度等。

视诊时采用的光线应柔和、无色，最好以自然光线作为照明，以免因人工光线而影响皮肤、黏膜和巩膜颜色的观察。观察浅表部位时，可直接利用自然光线或室内照明灯光，但后者不适于辨别黄染和轻微的颜色改变。检查深暗部位（如咽部、耳道、鼻腔等）需借助于深部照明工具，如手电筒或额镜；对特殊部位视诊（如眼底、胃肠黏膜等）则需用某些仪器如眼底镜、内镜等帮助检查。

视诊时应充分暴露被检查部位，必要时显露对侧相应部位，与之对比，但应注意环境的隐蔽性。

视诊的适用范围很广，能提供重要的评估资料，但必须有丰富的医学知识和临床经验，经过深入敏锐的观察，才能发现有重要意义的临床征象。

触诊主要用于腹部检查。

（二）触　诊

触诊（Palpation）是用手的触觉来感知评估对象身体某部有无异常

的一种诊法，还可以对视诊所发现的异常部位作进一步评估。手的感觉以指腹和掌指关节部掌面皮肤最为敏感。触诊时多用这两个部位。

触诊适用于全身各部，以腹部应用最多。触诊不仅能进一步证实视诊所见，而且利于评估温度、湿度、震颤、波动、摩擦感及包块的活动度、压痛、位置、大小、轮廓、形态、表面性质等。

1. 触诊注意事项

（1）触诊前应向评估对象解释触诊目的及可能造成的不适或紧张，以免引起其的恐惧。

（2）触诊的手要温暖、干燥，手法轻柔，检查中要耐心指导评估对象做好配合动作。

（3）触诊时评估者与评估对象都应采取适宜的位置，才能获得满意的效果。如检查腹部时，评估者位于右侧，面向评估对象，评估对象取仰卧位，两腿稍屈分开，腹肌放松。检查肝、脾、肾也可侧卧。取坐位时，评估者位于评估对象的正面或侧方。

（4）做下腹部检查时，应嘱评估对象排尿和（或）排便。

（5）操作时应从健康处开始，渐及疑有病变处。深部触诊时要由浅入深。

2. 触诊方法

触诊方法分为浅部触诊法、深部触诊法两种。

触诊时，由于目的不同而施加的压力有轻重不同，可分为浅部触诊法和深部触诊法。

（1）浅部触诊法（Light Palpation）

1）触感法：将手指的指腹、手掌的掌面或尺侧缘轻贴于被检部位，以感知震动、搏动和温度等的检查法。常用以检查震颤、摩擦感、心尖搏动和皮肤温度等。

2）按压法：以手指按压被检部位，看其有否压痛和搏动强弱，如压痛点检查、脉搏触诊、抵抗感、包块和某些肿大脏器。

（2）深部触诊法（Deep Palpation） 检查时用单手或双手重叠、由浅入深，逐渐加压可达深部4～5cm，深部触诊主要用以察觉腹部病变和脏器情况，根据检查目的的不同，手法不一，常用的有：

1）深部滑行法：多用于检查腹腔深部肿物，或某些脏器的表面、轮廓、质地和移动度等。检查时嘱评估对象微张口呼吸，使腹壁松弛，评估者利用二、三、四指末端的小幅度屈伸动作，随评估对象每次呼气，逐渐压向深部，在被触脏器或肿物上作上、下、左、右滑动触摸。

2）双手触诊法：将左手置于被查脏器或包块后部，并将被检查部位推向右手方向，这样可起固定作用，又可使被检查脏器包块更接近体表以利右手触诊。多用于触诊肝、脾、肾和移动性较大的肿物等，如图5－1所示。

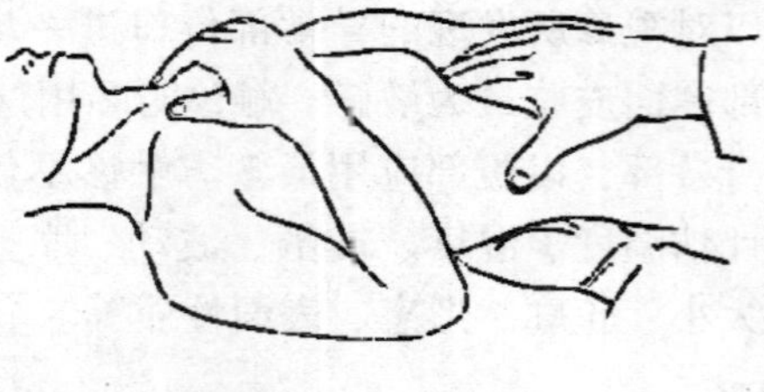

图5-1　双手触诊法

深部触诊方法包括深部滑行触诊法、双手触诊法、深压触诊法、冲击触诊法。

3）深压触诊法：以一两个手指逐渐深压，用以探测腹腔深在病变的部位，以确定腹腔压痛点，如阑尾点、胆囊压痛点等。在检查反跳痛时，即在深压的基础上迅速将手松开，询问评估对象是否感觉疼痛加重或察看面部是否出现痛苦表情。

4）冲击触诊法：又称浮沉触诊法。检查时，右手并拢的示、中、环三指取70°～90°角，放置于腹壁拟检查的相应部位，连续作几次急促的冲击动作，在冲击时会出现腹腔内脏器在指端浮沉的感觉，如图5-2所示。这种方法一般只用于大量腹水时肝、脾难以触及时。因急速冲击可使腹水在脏器表面暂时移去，脏器随之浮起，指端易于触及。冲击触诊会使评估对象感到不适，操作时勿用力过猛。

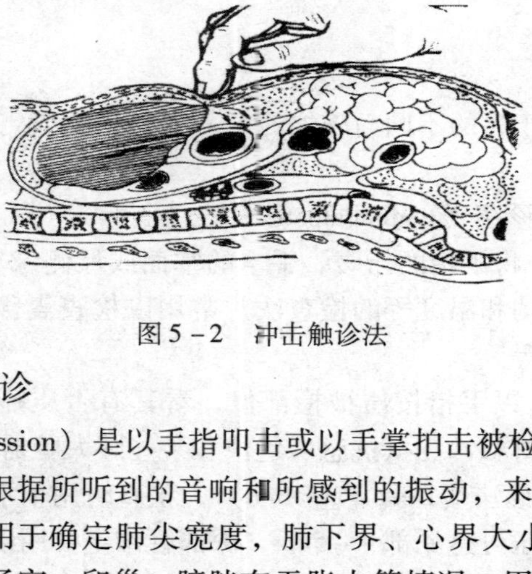

图5-2　冲击触诊法

（三）叩　诊

叩诊（Percussion）是以手指叩击或以手掌拍击被检查部位，使之振动而产生音响，根据所听到的音响和所感到的振动，来评估有无异常的检查法。叩诊多用于确定肺尖宽度，肺下界、心界大小，肝脾的边界，腹水有无及量，子宫、卵巢、膀胱有无胀大等情况。用拳捶击或用叩诊锤叩击被检查部位，观察有无疼痛反应也属叩诊。

1. 叩诊注意事项

（1）尽量保持周围环境的安静，以免外在噪声混淆叩诊音。

（2）嘱评估对象端正姿势，放松肌肉，充分暴露被检部位。根据叩诊目的不同，选择适当的叩诊法。

（3）叩诊时应注意动作轻巧，每部位叩击2～3次，与对侧部位相对比，并善于分析各种叩诊音的特性，注意板指的震动感。

叩诊音分为5种：清音、浊音实音、鼓音、过清音。

2. 叩诊方法

（1）间接叩诊法　是最广泛使用的叩诊方法，较常用于胸部及腹部检查。叩诊时，左手中指第2指节作为叩诊板紧贴于叩诊部位，其余四指及手掌略抬高，勿与体表接触。右手指自然弯曲，右手中指指端成“叩诊锤”，利用腕关节的活动带动叩指，使其指端垂直地叩击在左手中指的第二指节的前端，叩击动作轻柔、灵活、短促、富有弹性，在每一部位叩击2～3下，叩击力量均匀，注意板指的震动感，如图5－3所示。

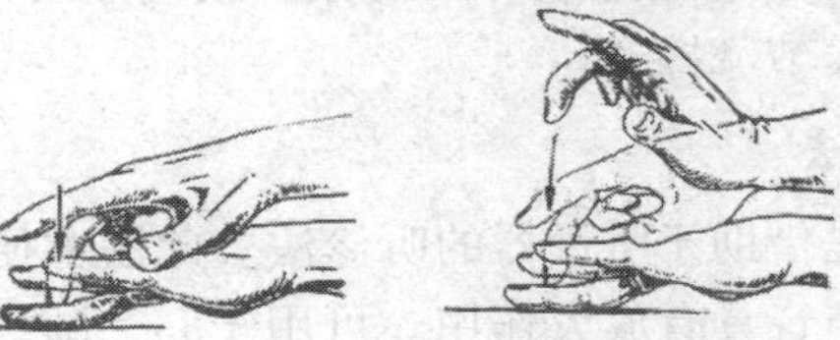

图5－3　间接叩诊法

（2）直接叩诊法　评估者右手中间三手指并拢，用其掌面直接拍击被检查的部位，借拍击的反响和指下的振动感来判断病变情况的方法称直接叩诊法。这种方法适用于胸部或腹部面积较广泛的病变，如大面积肺实变、胸膜黏连或增厚、大量胸水、腹水等。

3. 叩诊音

被叩击部位的组织、器官因密度、弹性、含气量及与体表间距不同，所产生的反响不同，根据音响的强度、音调及持续时间的不同，叩诊音可分为五种。

（1）清音　是一种音调较低、音响较大、震动持续时间较长的声音，是正常肺部的叩诊音。提示肺组织弹性、含气量、致密度正常。

（2）鼓音　是一种和谐的低音，与清音相比音响更强、震动持续时间也较长，类似击鼓声，为叩击含有大量气体的空腔脏器时出现。正常见于左下胸的胃泡区及腹部。病理情况下，见于气胸、气腹等。

（3）过清音　是一种音调较清音低，音响较清音强，介于清音与鼓音之间的声音。临床上常见于肺组织含气量增多、弹性减退时，如肺气肿。

（4）浊音（相对浊音或轻浊音）　是一种音调较高、音响较弱、震动持续时间较短的叩诊音。正常叩击被少量含气组织覆盖的实质脏器（如心脏、肝脏的相对浊音界）时产生；病理情况下，见于肺组织含气量减少，如肺炎。

（5）实音（绝对浊音或重浊音）　是一种音调较浊音更高、音响更弱、震动持续时间更短的声音。为叩击不含气的实质性脏器（如心脏和肝脏等）时所产生的声音。病理情况下，见于大量胸腔积液或肺实变等。

（四）听　诊

听诊（Auscultation）是直接以耳或利用听诊器来听取被检查的器官或组织发出的声音，借以评估正常与否的一种检查法。也是各种检查技巧中的难点与重点。需反复实践，才能达到掌握和熟练应用的程度。听诊主要用来听取呼吸音、肠鸣音、心音及血管杂音等。

临床上分直接听诊法和间接听诊法。

1. 直接听诊法

直接听诊法就是用耳直接贴在被检查者的体表听诊，此法所听得的声音微弱，而且对病变的定位也不准确。只有在偶尔用于无听诊器的特殊或紧急情况下检查急症危重评估对象，或用于听取被检查者的声调、语态、振水声和关节摩擦音。

间接听诊法是借助于听诊器的听诊法。此法方便，可在任何体位时使用，且对各种声音具有放大作用。

2. 间接听诊法

间接听诊法是借助于听诊器的听诊法。此法方便，可在任何体位时使用，且对各种声音具有放大作用。可用于心、肺、腹部听诊，还可听取血管音、皮下气肿音、肌束收缩音、关节活动音、骨折面摩擦音等。

听诊注意事项：

(1) 环境要安静，室温要适宜，避风，根据病情采取适当的体位。

(2) 听诊前应注意耳件方向是否正确，软、硬管腔是否通畅。

(3) 放置听诊器体件时要紧贴于被检查部位，避免与皮肤摩擦而产生附加音。

(4) 评估对象寒冷或紧张时，肌肉收缩可产生类似啰音的附加音，使其放松或暖和后就可避免。

(5) 听诊时注意力要集中，听心音时要排除呼吸音的干扰，听肺部时要排除心音的干扰。

听诊器由耳件、体件及软管 3 部分组成，如图5－4所示。体件常用有钟型和膜型两种。钟型适于听取低调声音，如二尖瓣狭窄的“隆隆”样舒张期杂音。膜型适于听高调音，如呼吸音、心音、肠鸣音。

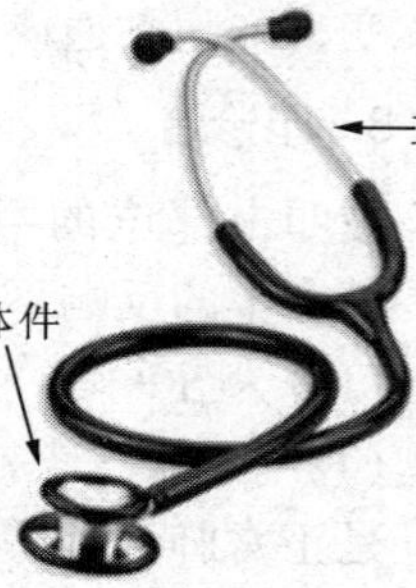

图5－4　听诊器

听诊器的发明

听诊器是1816年由法国医师林奈克发明的。当时，林奈克为一胸痛的肥胖评估对象看病，他将耳朵贴在评估对象的胸前，但是评估对象肥胖的胸部，隔音效果太强了，听不到从内部传出来的声音。林奈克非常懊恼，在小路上漫步也在思考这个问题。正好有两个小孩蹲在一条长木梁两端游戏，一个小孩敲他那一端木梁，另一端的孩子则把耳朵贴在木梁上，静听彼端传来的声音。林奈克思路顿开，立刻返回医院，用纸卷成圆锥筒，用宽大的锥底置于评估对象的胸部，倾听了一阵，惊喜地发现，可以听到评估对象胸部内的声音了。经过多次试验，试用了金属、纸、木等材料制成的不同长短、形状的棒或筒，林奈克最后改进制成了长约30cm、中空、两端各有一个喇叭形的木质听筒。由于听筒的发明，使得林奈克能诊断出许多不同的胸腔疾病，他被后人尊称为胸腔医学之父。

（五）嗅诊

嗅诊（Olfactory Examination/Smelling）是利用嗅觉来辨别评估对象呼出的或身上散发出的气味的检查法。异常气味多来自皮肤、黏膜、呼吸道、胃肠道、呕吐物、排泄物、脓液与血液等。嗅诊时，评估者将评估对象散发的气味扇向自己的鼻部，仔细判断气味的性质，以提供有价值的评估线索。

【小结】

身体评估：
- 视诊：是用视觉来观察全身或局部表现
- 触诊：触诊以腹部最为重要
- 叩诊：叩诊音有清音、鼓音、过清音、浊音、实音五种
- 听诊：是检查心、肺疾病的重要手段
- 嗅诊：可辨别发自评估对象的异常气味，以辨别疾病

检查时评估者应站在评估对象的右侧，态度和蔼，举止端庄；检查应在适当的光线、室温和安静的环境中按规定的顺序依次暴露各被检查的部位。动作要细致、轻柔、准确、全面，避免草率粗鲁，克服主观片面。

【练习题】

一、名词解释

1. 身体评估　2. 深压触诊法　3. 过清音

二、单选题

1. 身体评估的基本检查法有________。
   A. 视诊，问诊，触诊，听诊，嗅诊
   B. 视诊，问诊，触诊，望诊，听诊
   C. 视诊，叩诊，触诊，听诊，嗅诊
   D. 视诊，问诊，嗅诊，触诊
   E. 视诊，问诊，触诊，听诊
2. 下列哪项检查需要仪器帮助________。
   A. 皮肤　B. 黏膜　C. 舌苔　D. 眼底　E. 腹形
3. 下列哪项不是视诊的内容？________
   A. 发育营养　B. 面容表情
   C. 肿块的质地　D. 神志　E. 体位
4. 查胆囊压痛的方法用________。
   A. 浅部触诊法　B. 双手触诊法
   C. 深压触诊法　D. 冲击触诊法
   E. 深部滑行触诊法
5. 当腹腔有大量腹水肿大的肝、脾或肿块难以触及时可采用________。
   A. 浅部触诊法　B. 双手触诊法
   C. 深压触诊法　D. 冲击触诊法

E. 深部滑行触诊法

6. 肝、脾、肾的检查常采用________。

A. 浅部触诊法　　B. 双手触诊法
C. 深压触诊法　　D. 冲击触诊法
E. 深部滑行触诊法

7. 正常肺部的叩诊音是________。

A. 清音　B. 鼓音　C. 过清音　D. 浊音　E. 实音

8. 关于叩诊音，下列________是正确的？

A. 清音见于肺炎　　B. 鼓音 见于胸腔积液
C. 过清音见于肺气肿　　D. 浊音见于正常肺组织
E. 实音见于肺空洞

9. 关于听诊，下列________有误？

A. 听诊器耳件的方向应正确
B. 听诊器的体件要紧贴皮肤
C. 听诊器的体件要温暖
D. 听诊器的体件要固定好
E. 防止听诊器的体件摩擦应用力按压

10. 呼吸有氨味见于________。

A. 有机磷农药中毒　　B. CO 中毒
C. 尿毒症　　D. 肝昏迷
E. 幽门梗阻

三、简答题

身体评估前要做哪些准备？

第二节　一般状态评估

【学习要点】

1. 掌握体温、意识的评估方法及临床表现。
2. 掌握临床常见面容、营养、体位及步态的特点及意义。
3. 能说出评估中的注意事项及基本方法。

【关键词】 生命体征　意识状态　发育与体型　营养　面容　体位与步态

一般状态对于初步评估评估对象的病情至关重要，因此，学习本节内容时主要是要求同学们知道一般状态评估包括哪些内容？评估中应注意哪些问题？一般状态评估的基本方法有哪些？并学会如何进行正确的生命体征评估和意识状态及发育营养的判定？

一般状态评估是对评估对象全身状态的概括性观察。评估方法以视诊为主，配合触诊、听诊和嗅诊完成。

一、生命体征

生命体征包括体温、脉搏、呼吸和血压。

（一）体 温

在体温中枢调节下人体的产热和散热相对平衡，使正常人的体温保持在一个恒定温度。腋温：36～37℃；口温：36.3～37.2℃（比腋温高0.2～0.3℃）；肛温：36.5～37.7℃（比腋温高0.5～0.7℃）。生理情况下体温波动不超过1℃。在运动、劳动、餐后、下午、妇女月经前及妊娠期体温均稍高于正常。

体温、脉搏、呼吸及血压合称四大生命体征，是身体评估中最基本项目。

当体内存在致热原时，体温调节中枢、产热与散热过程三者之一出现障碍，体温超过正常，即为发热 。按发热程度临床上将发热分（口温标准）①低热：37.3 ～38℃；②中等度热：38.1 ～39℃；③高热：39.1～41℃；④超高热：41℃以上。

发热时体温曲线呈现的规律性称热型。临床上常见的热型有：

1. 稽留热

体温在39℃以上，24h 波动＜1℃。见于大叶肺炎、斑疹伤寒及伤寒。

2. 弛张热

体温39℃，波动大，24h 波动＞2℃。见于败血症、风湿热、重症肺结核及化脓性炎症等。

3. 间歇热

体温骤升达高峰持续数小时后，迅速降至正常，间歇期持续 1 天到数天如此高热期与无热期反复交替出现。见于疟疾、急性肾盂肾炎等。

4. 波状热

体温逐渐上升达39℃以上，数天后又逐渐下降，如此反复多次。见于布鲁菌病。

5. 回归热

体温急剧上升至39℃以上持续数天后又骤然下降至正常水平。高热期与无热期各持续若干天后，规律交替一次，见于回归热、霍奇金病、周期热等。

6. 不规则热

发热的体温曲线无规律。见于结核病、风湿热、支气管肺炎、渗出性胸膜炎等。

（二）脉 搏

详见血管检查。

（三）呼 吸

详见肺与胸膜检查。

（四）血　压

详见血管检查。

意识状态在判断病情中具有重要意义。它是急危重评估对象必须评估的内容。

二、意识状态

意识状态是大脑功能活动的综合表现，是对环境的知觉状态。意识状态多通过交谈了解其思维、反应、情感活动、计算力以及定向力等情况进行判断。必要时，可进行痛觉试验、瞳孔对光反射、腱反射等检查以确定意识障碍的程度。正常人的意识是清醒的、思维敏捷、语言准确、反应敏锐。在某些疾病状态下，当高级神经活动功能受损时，可发生意识障碍。临床上常见的意识障碍有：

（一）嗜　睡

嗜睡为最轻的意识障碍。表现为病理性倦睡，持续睡眠但可被唤醒，并能正确回答问题，做各种反应，刺激除去后又再入睡。

（二）意识模糊

意识模糊较嗜睡深，意识水平轻度下降，对时间、地点、人物的定向力障碍。伴有幻觉、错觉、思维混乱。

（三）昏　睡

昏睡是接近不省人事的深度睡眠，强刺激可被唤醒，但很快又入睡，醒时回答问题模糊或答非所问。

（四）昏　迷

昏迷是最严重的意识障碍，由于大脑皮质及皮质下网状结构高度抑制的结果。任何刺激不能使意识障碍程度减轻或转为清醒，表现为意识持续的中断或完全丧失。临床上分为三度。

1. 轻度昏迷

对于剧烈的疼痛（压眶刺激）有反应，反射存在，眼球可转动，生命体征平稳。

2. 中度昏迷

剧烈刺激（压眶刺激）可有防御反应，角膜反射减弱，瞳孔反射迟钝，眼球无转动，生命体征改变不大。

3. 重度昏迷

全身肌肉松弛，对各种刺激全无反应，深浅反射均消失，生命体征不平稳。

（五）谵　妄

谵妄为兴奋性增高为主的高级神经中枢急性活动失调状态。意识清晰度下降，定向力障碍。感觉错乱（幻觉、错觉）。躁动不安，言语杂乱。

三、面容与表情

健康人表情自然、神态安怡。疾病可引起面容与表情的变化，特别是某些疾病发展到一定程度时，评估对象可出现特征性的面容与表情。临床常见的典型面容与表情及临床意义见表5－1及图5－5、图5－7。

表5－1 常见特征性面容及其意义

	面容特点	临床意义
急性病容	痛苦，潮红，结膜充血，鼻翼扇动	急性热病如流感，大叶性肺炎等
慢性病容	萎靡，憔悴，疲乏无力，面色晦暗	慢性疾患，肿瘤，结核，肝肾疾患等
二尖瓣面容	面色晦暗，颊唇发绀	风湿性心脏病，二尖瓣狭窄
肝病面容	面部及全身色素沉着，可见蜘蛛痣及毛细血管扩张	慢性肝脏疾患
肾病面容	苍白无华，睑、面水肿乃至全身水肿	慢性肾脏疾患
贫血面容	苍白，无力，疲惫不堪	各种贫血
甲状腺功能亢进面容	焦虑状，眼亮而有神，眼裂大，眼球突出	甲状腺功能亢进症
甲状腺功能减退（黏液性水肿）面容	面色蜡黄或苍白，水肿，皮粗，唇厚目光呆滞，反应迟钝，舌肥大	甲状腺功能减退症
肢端肥大症面容	头大，面长，耳鼻大，唇舌厚，反咬颌	肢端肥大症
满月面容	向心性肥胖（满月脸，水牛背，球型腹，四肢相对较瘦），多血质，痤疮，多毛	皮质醇增多症，长期大量应用肾上腺皮质激素
苦笑面容	面肌痉挛呈苦笑状，牙关紧闭	破伤风
伤寒面容	淡漠无欲，反应迟钝	伤寒，脑脊髓膜炎，脑炎等

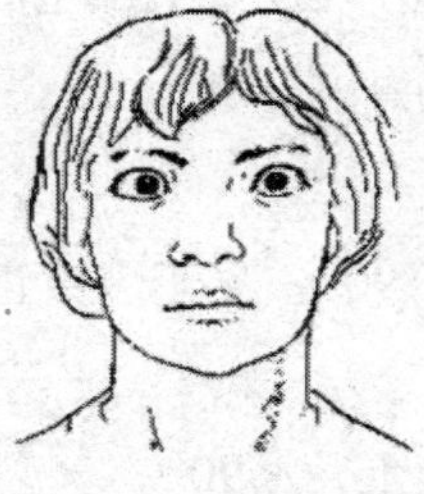

图5－5 甲状腺功能亢进症

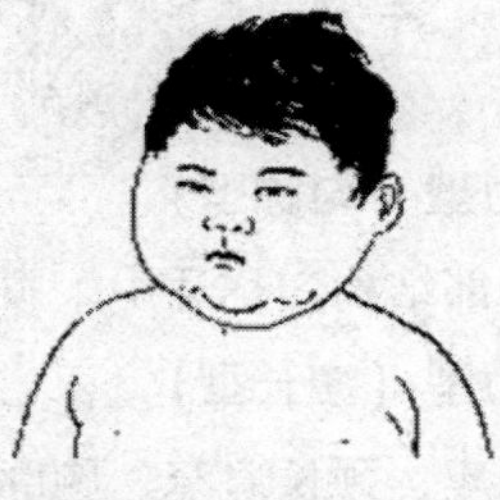

图5－6 满月面容

面容在疾病的评估中很重要，只有掌握了各种面容表现，方能对评估对象状态作出正确评估。

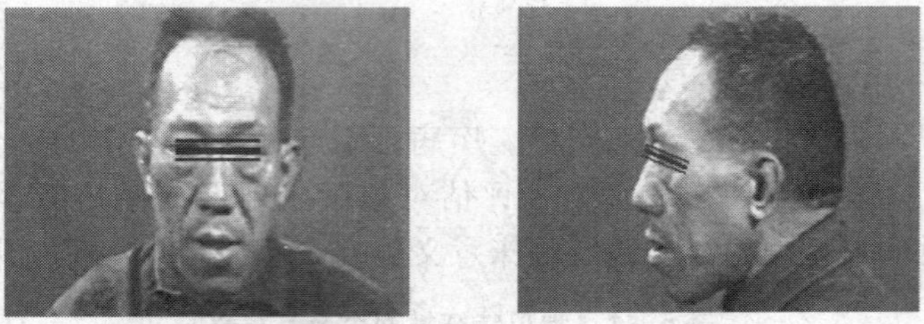

图 5－7　肢端肥大症面容

四、发育与体型

（一）发　育

发育常依据年龄、智力、体格成长状态（如身高、体重、第二性征）的关系综合判断，发育正常者相互间关系均衡一致。

判断成人发育状况常用胸围与身高、双上肢展开与身高、坐高与身高的关系表示。

成人发育正常的判断指标包括：①胸围约等于身高的一半；②双上肢展开的长度约等于身高；③坐高约等于下肢的长度。但正常发育与遗传、内分泌、营养代谢、体育锻炼等因素相关，要注意综合分析。

临床上的病态发育与内分泌疾病密切相关。

（二）体　型

体型是身体各部发育的外观表现，包括骨骼、肌肉的生长与脂肪分布状态等。成年人的体型分为以下三种，如图 5－8 所示。

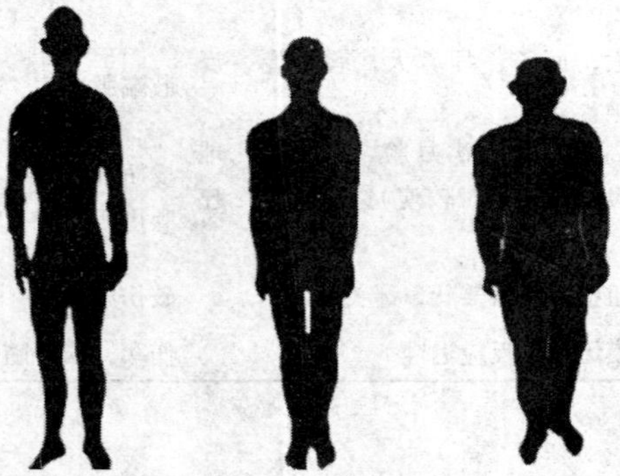

无力型（瘦长型）　正力型（匀称型）　超力型（矮胖型）

图 5－8　体型的对比

1. 正力型（匀称型）

身体各部结构匀称适中，腹上角等于 90°。见于多数正常人。

2. 无力型（瘦长型）

体高肌瘦、颈长肩窄、胸廓扁平、腹上角 <90°。

3. 超力型（矮胖型）

体格粗壮、颈短肩宽、胸廓宽厚、腹上角 >90°。

五、营养状态

营养状态与食物的摄入、消化、吸收和代谢等因素密切相关，是判断机体健康状况、疾病程度以及转归的重要指标之一。

（一）评估方法

营养状态常以综合判断皮肤黏膜、皮下脂肪、肌肉、毛发的发育情况为依据。临床上分为良好、中等、不良三个等级。见表5－2。

表5－2　营养状态

	良好	中等	不良
黏膜	红润	介于两者之间	干燥
皮肤	光泽，有弹性		弹性差
皮下脂肪	丰满，有弹性		菲薄
肌肉	充实，丰满		松弛无力
指甲	润泽		粗糙，干裂
毛发	有光泽		稀疏，枯黄
肋间隙，锁骨上窝	平坦，无凹陷		凹陷，骨骼突显

最方便快捷的方法是判断皮下脂肪的充实程度。临床上最常用的评估部位是前臂屈侧、上臂背侧下1/3处，因该处脂肪分布的个体差异最小。

最简单、直接、可靠、重要的指标是测量体重，但应结合内脏功能测定进行分析。首先根据被评估者的身高计算出其标准体重，再将实际体重与标准体重进行比较。实际体重在标准体重±10%范围内属于正常。

成人标准体重的粗略计算公式：

女性：标准体重（kg）=〔身高（cm）－100〕×0.9；

男性：标准体重（kg）=〔身高（cm）－100〕×0.95。

此外体重指数是反映蛋白质、热量、营养不良及肥胖的可靠指标。

体重指数（BMI）=体重（kg）/身高^2（m^2）

上述标准应注意种族、地区、性别、年龄等差异，而不能一概而论。

（二）营养状态异常

临床上常见的营养状态异常包括以下两方面。

1. 营养不良

因摄入不足、消耗增多所致。当体重低于标准体重达10%以上时，称为消瘦，极度消瘦者，称恶液质。

常见原因为：①长期摄食障碍：多见于食道、胃肠道等疾病引起的严重恶心、呕吐等。②长期消化障碍：见于胃肠道、胰腺、肝脏等疾病

消瘦是指体重减轻低于标准体重的10%以上；肥胖是指体重超过标准体重的20%以上。

引起的消化吸收障碍。③慢性消耗性疾病：慢性活动性肺结核、恶性肿瘤及代谢性疾病（如糖尿病）等。

2. 营养过度

体内中性脂肪积聚过多，主要表现为体重增加，当实际体重高于标准体重达20%以上时，称为肥胖。也可按世界卫生组织的标准，男性身体质量指数BMI大于27，女性大于25即为肥胖。肥胖的常见原因为摄入热量过多大于消耗量，常与内分泌、遗传、生活方式、运动和精神因素有关。肥胖按病因分为外源性和内源性肥胖两种。

（1）外源性肥胖（单纯性肥胖）　因摄食过多或运动过少所致，常有一定的遗传倾向，特点是全身脂肪分布均匀，儿童期生长较快，青少年时期可见外生殖器发育迟缓，其他多无异常。

（2）内源性肥胖（继发性肥胖）　多见于内分泌疾病。如Cushing综合征者呈向心性肥胖，特点是肥胖在面部、肩背部、腰腹部最明显，而四肢不明显。

六、体　位

体位指身体在休息时所处的状态。体位的改变对某些疾病的诊断具有一定的意义。临床常见的体位及临床意义如表5－3所示。

表5－3　常见体位及临床意义

	体位	表现	临床意义
	自动体位	随意，行动不受限制	正常，轻症及疾病早期
	被动体位	丧失自行调整体位的能力	极度衰弱，神志不清
	强迫体位	被迫采取特定的姿势以求缓解身体某部位的痛苦	
强迫体位	强迫坐位（端坐呼吸）	呼吸极度困难双腿下垂，双肩高耸（以此促使呼吸肌及膈肌运动加强，增强肺活量减少回心血量）	急性左心衰，支气管哮喘及其各种心肺功能不全
	强迫仰卧位	双腿蜷曲仰卧，谋求腹肌紧张度降低而减轻腹部剧痛	急性腹膜炎
	强迫俯卧位	背部、脊柱肌肉紧张度可借此而稍事放松，痛苦得以减轻	脊柱疾患
	辗转体位	坐卧不安，辗转不宁	肠痉挛，泌尿系统结石，胆道蛔虫症
	强迫蹲位（蹲踞）	因呼吸困难而终止行走或活动被迫下蹲（膝胸位）以求症状缓解	先天性发绀型心脏病
	强迫停立位	行走中因心前区或下肢疼痛（间歇性跛行）而被迫止步，休息片刻以减轻局部缺血缺氧状态，缓解疼痛症状	心绞痛，下肢动脉狭窄
	角弓反张位	颈背肌肉痉挛强直，头后仰，背过伸，躯干形成弓形（C字形）	破伤风，脑膜炎

七、步　态

步态指人走路时的姿态。健康人的步态因年龄、机体状态及所受训练等因素影响，表现不同。某些疾病可使步态发生具有一定特征的变化。临床常见的异常步态及临床意义见表5－4及图5－9和图5－11。

表5－4　常见步态及临床意义

步态	表现	临床意义
蹒跚步态	行走如鸭步态，左右晃动幅度较大	佝偻病，先天性髋关节脱位，进行性肌营养不良
跨阈步态	足部软瘫呈下垂状，行走时必须提高下肢才能起步	腓总神经麻痹，脊髓灰质炎
共济失调步态	脚间距放宽，高抬脚后猛然落地，虽低头看路，仍难以保持身体平衡	小脑疾患，脊髓痨
慌张步态	身体重心前倾，碎步前冲，有难以止步之势	帕金森病
醉酒步态	步态失常，失去重心	小脑疾患，巴比妥中毒，酒精中毒
剪刀步态	由于下肢伸肌及内收肌张力明显增高，致行走时双腿极度内收呈剪刀状交叉	脑性瘫痪

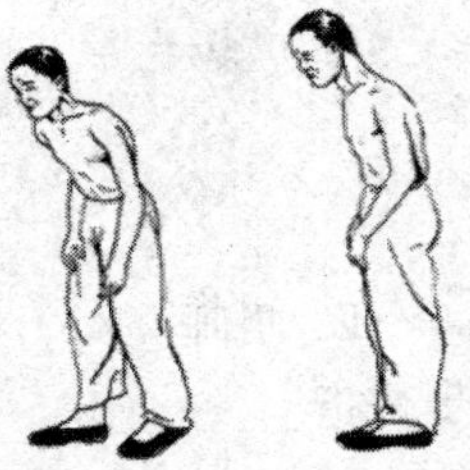

图5－9　慌张步态

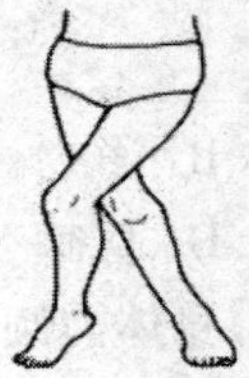

图5－10　剪刀步态

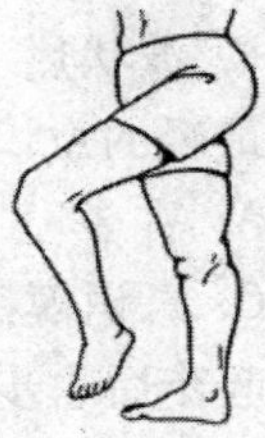

图5－11　跨阈步态

帕金森病一般状态的表现特征

帕金森病又称震颤麻痹，是一种常见的中老年人神经系统变性疾病，多发于60岁以上人群。帕金森病的临床表现极其复杂，但在一般状态方面因具有特征性，对其疾病的评估有一定价值。帕金森病一般状态可出现起床、翻身、步行、变换方向等运动迟缓：站－屈曲体姿，行－步态异常，转弯－平衡障碍。早期下肢拖曳，之后小步态、启动困难、行走时上肢摆动消失，转弯时躯干僵硬，用连续小步使躯干与头部一起转动，晚期自坐位、卧位起立困难，小步前冲（慌张步态）；表情肌活动少，双眼凝视，瞬目减少，呈面具脸（Masked Face），流涎。

【小结】

一般状态的评估：
- 生命体征：包括体温、呼吸、脉搏和血压
- 意识状态：常见的意识障碍有嗜睡、意识模糊、昏睡和昏迷
- 面容表情：常见有急性面容、慢性面容、贫血面容、二尖瓣面容、甲状腺功能亢进面容、满月面容等
- 发育和体型：成人体型分为瘦长型、匀称型和矮胖型
- 营养状态：分为良好、中等和不良
- 体位与步态：体位分为自动、被动和强迫三种体位

一般状态的正确评估，能够在短时间内对评估对象的疾病情况作出初步判定。临床工作中只有掌握了正常人的一般状态，才能对每个评估对象的一般状态作出符合实际的判断。

【练习题】

一、名词解释

1. 肥胖　2. 昏迷　3. 发热

二、单选题

1. 下列哪项不是生命体征________？
A. 呼吸　B. 血压　C. 脉搏　D. 体温　E. 意识状态

2. 下列哪种热型见于大叶性肺炎________？
A. 间歇热　B. 弛张热
C. 稽留热　D. 回归热
E. 波状热

3. 最轻的意识障碍是________。
A. 昏迷　B. 谵妄
C. 意识模糊　D. 昏睡　E. 嗜睡

4. 起步后小步急速前冲，身体前倾，难以止步是指________。
A. 蹒跚步态　B. 共济失调步态
C. 醉酒步态　D. 慌张步态　E. 跨阈步态

5. 左心功能不全评估对象的体位是________。
A. 自动体位　B. 被动体位
C. 强迫卧位　D. 强迫坐位　E. 强迫侧卧位

6. 男性 BMI 大于________称肥胖。
A. 25　B. 24　C. 27　D. 30　E. 35

7. Cushing 综合征评估对象的面容是________。
A. 满月面容　B. 慢性病容
C. 肢端肥大症面容　D. 甲状腺功能亢进面容
E. 贫血面容

8. 通过皮下脂肪来判断营养状态最常用的部位是________。
A. 前臂屈侧、上臂背侧下 1/3 处
B. 前臂背侧

C. 上臂背侧上 1/3
D. 上臂曲侧下 1/3
E. 上臂曲侧上 1/3

9. 关于意识状态，下列哪项有误？________
A. 昏迷是最重的意识障碍　B. 谵妄是最轻的意识障碍
C. 嗜睡是最轻的意识障碍　D. 意识模糊多伴有谵妄
E. 昏迷无法唤醒

10. 发育的判断和下列哪项无关？________
A. 年龄　B. 智力　C. 身高　D. 体重　E. 体型

三、简答题

1. 临床上常见的热型及意义？
2. 意识障碍有哪些？怎样识别各种意识障碍？

第三节　皮肤、浅表淋巴结评估

【学习要点】

1. 知道皮肤颜色、温度、湿度、弹性等异常表现方面的评估。
2. 掌握皮肤皮疹、压疮、蜘蛛痣、肝掌、水肿的特点。
3. 能说出全身浅表淋巴结的分布，掌握其评估方法。

【关键词】 皮疹　压疮　蜘蛛痣　水肿　淋巴结

皮肤、浅表淋巴结的变化往往是机体内于疾病在体表的征象，一些传染性疾病的早期皮肤上即可出现有诊断价值的变化。学习本节主要是要求同学们知道皮肤及浅表淋巴结评估的基本方法和内容有哪些？学会如何进行正确的皮肤评估。

一、皮肤评估

皮肤病有很多，但要注意皮肤的改变可能是某些病变的局部表现。皮肤评估以视诊为主，必要时结合触诊及实验室检查。检查中应注意自身的保护，防止感染。

（一）颜　色

皮肤颜色与种族、毛细血管的分布、血液充盈程度、色素的多少、皮下脂肪的厚薄有关。常见皮肤颜色及色素改变的临床意义见表 5－5。

皮肤颜色的变化最易观察的部位是口唇、耳廓、甲床。

表 5－5　常见皮肤颜色及色素改变的临床意义

	检查部位	发生原理	临床意义
发红	面部，口唇，某些局部或全身	①局部毛细血管扩张； ②血流加速； ③红细胞增多	发热，皮质醇增多症，真性红细胞增多症，中毒（阿托品、一氧化碳）

续 表

	检查部位	发生原理	临床意义
苍白	睑结膜，口唇，甲床	①血红蛋白及红细胞减少；②局部血管收缩，循环障碍动脉闭塞等	贫血，休克，寒冷，惊恐，动脉痉挛，闭塞等
发绀（皮肤黏膜呈青紫色）	唇，耳廓，面颊，肢端	血中还原血红蛋白>50g/l时发生。见于心肺功能不全，先天性心脏病、氰化物中毒等	
黄染	黄疸，巩膜（呈离心性分布软腭、舌系带，全身）	总胆红素>2mg/dl	肝胆胰腺疾患，溶血性疾患等
	高胡萝卜素血症，皮肤突出部位（鼻、额部），手掌足底部黄染，但无巩膜黄染，	血中胡萝卜素水平明显增高	见于甲状腺功能减退症
	化学性黄色素，巩膜呈向心性黄染		阿的平，呋喃类药物等
色素沉着	局限或泛发性黏膜（暴露及易受摩擦部位、乳晕、腋下、外阴或全身）	黑色素过度沉积于表皮下所致	原发性肾上腺皮质功能减退症、肝硬变、Nelson综合征等；某些药物：砷制剂、抗肿瘤药物等
	妊娠斑，颊部、前额对称性棕褐色斑	雌激素增多所致	妊娠期间
	老年斑，面部或其他部位的色素斑块		衰老
色素脱失	局限或全身皮肤		
	白化症，全身皮肤及毛发	遗传性酪氨酸酶合成缺陷	
	白癜，形状不规则，大小不等，口周，眼周，发际，躯干等	自身免疫缺陷	白癜风，易与其他自身免疫疾病合并存在

（二）湿　度

皮肤湿度与汗腺分泌有关。

（三）温　度

评估者用手背触摸评估对象皮肤温度。

（四）弹　性

皮肤的弹性与年龄、营养状况、皮下脂肪及组织间隙液体量有关。

（五）皮 疹

皮疹是临床上诊断某些疾病的重要依据，多为全身性疾病的征象之一，常见于传染病、皮肤病、药物及其他物质的过敏反应等。临床上常见的皮疹及临床意义如表5－6所示。

表5－6 常见皮疹及临床意义

	形态部位	临床意义
斑疹	平于皮面、局部色红、圆形或多形性	斑疹伤寒、风湿热、丹毒等
丘疹	高出皮面 、部针尖样突起、色红	药物疹、湿疹、麻疹、风湿性疾病等
斑丘疹	丘疹之基底部周围皮肤发红呈底盘状	药物疹、风疹、猩红等
荨麻疹	高出皮面、白色或红色的风团样、局限性皮肤水肿速起速落	各种过敏反应
玫瑰疹	具特征性 鲜红 圆形斑疹 见于胸腹部	伤寒 副伤寒
	直 径（mm）	意 义
瘀点	<2	血液病、血管性疾病、严重感染
紫癜	3～5	败血症、毒物药物中毒等
瘀斑	>5	
血肿	大片出血伴皮肤突起	

（六）压 疮

又称压力性溃疡，为局部组织长期受压，发生持续性缺血、缺氧、营养不良所致的皮肤损害。易发生于身体受压较大的骨突部位（如枕部、耳廓、肩胛部、脊柱、肘部、髋部、骶部、膝关节内外侧、内外踝、足跟等）。压疮的评估包括：

1. 危险因素评估

评估者如能准确评估导致压疮的危险因素，对评估对象预防和治疗压疮有重要意义。常见压疮的危险因素有：①感觉或运动障碍、潮湿、心功能不全、休克、营养不良、年老、消瘦、水肿。②精神压抑、消沉、缺乏自我护理意识、家中缺乏照护。③不理想的医疗设施、人力、护理技术等医源性因素。

2. 高危人群评估

高危人群评估的目的是确定被评估者是否处于发生压疮的危险之中，从而指导护理，可通过下面的量表进行评估。

Braden 量表：包括感觉、潮湿、活动状况、行动能力、营养状态、摩擦和剪切力共6个项目。其中感觉指个体对压迫所引起的不适应的感觉能力；潮湿是指皮肤暴露于潮湿的程度；活动情况指身体活动的程度；行动能力指改变和控制体位的能力。Braden 量表的总分范围为6～23分，分值越低，发生压疮的危险性越高。参见表5－7。

表 5-7 Braden 评分表

评分项目	评分及依据			
	1分	2分	3分	4分
感觉	完全丧失	严重丧失	轻度丧失	未受损害
潮湿	持久潮湿	十分潮湿	偶尔潮湿	很少潮湿
活动状况	卧床不起	局限于坐	扶助行走	活动自如
行动能力	完全不能	严重限制	轻度限制	不受限制
营养状态	严重不良	不良	中等	良好
摩擦和剪切力	有	有潜在危险	无	

必须重视压疮的危险因素和对高危人群的评估，以达到早期预防压疮、早期处理压疮的目的。

3. 压疮评估

对已发生的压疮，应根据组织损伤的程度对其评估分期，并对影响愈合的因素进行评估。

（1）压疮分期

1）瘀血红润期：皮肤红、肿、热、麻木或有触痛。

2）炎性浸润期：红肿扩大、表面紫红、有硬结、有水泡、有痛感。

3）浅表溃疡期：水泡逐渐扩大、溃破，继发感染。

4）坏死溃疡期：坏死组织侵入真皮下层和肌肉层，感染向深部扩展，可破坏深筋膜，继而破坏骨膜及骨质。

（2）愈合影响因素：持续存在的危险因素是影响压疮愈合的最主要因素。此外，还要结合压疮发生的部位、大小、数目、深度、有无坏死组织和分泌物，以及疮面颜色、基底边及周围组织情况等进行综合判断。一般发生在易受压部位，深及骨组织，疮面色暗，坏死，分泌物多的压疮不易愈合。

压疮的护理

①瘀血红润期：去除危险因素，避免压疮进展，综合运用预防措施。可用2.5%碘酒涂硬结处，2次/日红外线灯照射。②炎性浸润期：保护创面，预防感染。出现小水泡时用厚滑石粉包扎减少摩擦，让其自行吸收，出现大水泡时消毒皮肤，抽水泡内渗液，涂0.1%洗必泰或0.02%呋喃西林溶液，无菌纱布覆盖。③溃疡期：及时就医专业性治疗护理。

（七）皮下出血

皮下出血根据其直径大小及伴随情况分为几种。①瘀点：指皮肤、黏膜下出血，直径 <2 mm 者；②紫癜：指皮肤、黏膜下出血直径在 3～5mm 者；③淤斑：指皮肤、黏膜下出血直径 >5mm 以上者；④血肿：皮肤、黏膜下片状出血伴皮肤显著隆起者。

皮下出血主要见于出血性疾病、重症感染、某些中毒及外伤等。较小的皮下出血应注意与红色的皮疹或小红痣鉴别，皮疹受压时可褪色或消失，瘀点、紫癜和小红痣压之不褪色，但小红痣触之稍高于皮面且表面光滑。

（八）蜘蛛痣与肝掌

蜘蛛痣及肝掌多见于慢性肝病评估对象。

1. 蜘蛛痣

蜘蛛痣指皮肤小动脉末端分支扩张所形成的形似蜘蛛的血管痣。主要出现于上腔静脉分布的区域内（如面、颈、手背、上臂、前胸和肩部等处），直径可从数毫米至数厘米不等，以火柴头压迫痣的中心，可见辐射状小血管网立即消失，松开后复现如图 5－12 所示。一般认为其发生机制与肝脏对雌激素灭活作用减弱有关，体内雌激素增高所致，见于急、慢性肝炎或肝硬化，妊娠妇女也可见，正常人偶见。

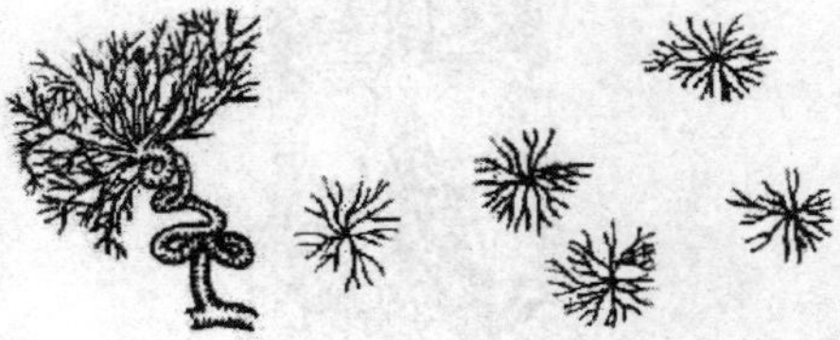

图 5－12　蜘蛛痣

2. 肝掌

慢性肝病评估对象常可见手掌的大、小鱼际处发红，压之褪色，称为肝掌，其发生机制及临床意义同蜘蛛痣。

（九）水　肿

水肿是指皮下组织细胞内及组织间隙液体滞留过多，分为轻、中及重度。

水肿为皮下组织的细胞内和组织间隙液体潴留过多所致。评估时，指压后应停留片刻，观察有无凹陷及平复情况。常用评估部位为浅表骨表面（如胫骨前、踝部、足背、腰骶部及额前等）及眼睑。以手指按压局部组织可出现凹陷者，称凹陷性水肿。而黏液性水肿及象皮肿，尽管肿胀明显，但受压后无组织凹陷，为非凹陷性水肿。根据水肿的程度可分为。

1. 轻度

仅见于眼睑、眶下软组织、胫骨前、踝部皮下组织，指压后可见轻度凹陷，平复较快。

2. 中度

全身软组织均可见明显水肿，指压后可见明显凹陷，平复缓慢。

3. 重度

全身组织明显水肿，身体低垂部位皮肤紧张发亮，甚至有液体渗出，胸、腹腔等浆膜腔可有积液，外阴部也可见明显水肿。

二、全身浅表淋巴结评估

正常浅表淋巴结直径多在0.2～0.5cm，质地柔软，表面光滑，不易触及，与周围组织无粘连，无压痛。

（一）浅表淋巴结的分布

人体浅表淋巴结分为如图5－13所示几个组群，收集一定区域的淋巴液。

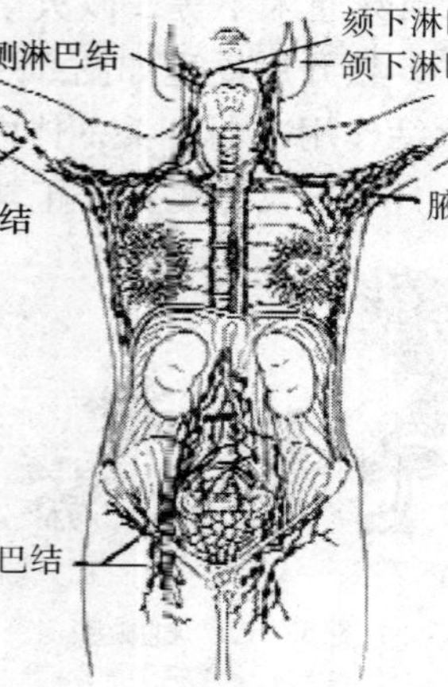

图5－13　浅表淋巴结分布

浅表淋巴结收集范围如表5－8。分析淋巴结收集淋巴液的区域对判断病变来源有一定意义。如局部炎症或肿瘤可引起相应区域的淋巴结肿大。

浅表淋巴结触诊应注意：大小、数目、压痛、质地、活动度、有无粘连、局部皮肤有无红肿。

表5－8　浅表淋巴结收集范围

淋巴结组	收集范围
耳后，乳突淋巴结	头皮
颈深淋巴结上群（胸锁乳突肌上部）	鼻咽部
颈深淋巴结下群（胸锁乳突肌下部）	咽喉，气管，甲状腺
左锁骨上淋巴结	食道，胃
右锁骨上淋巴结	气管，胸膜，肺
颌下淋巴结	口底，颊黏膜，齿龈
颏下淋巴结	颏下三角区组织，唇，舌
腋窝淋巴结	躯干上部，乳腺，胸壁
腹股沟淋巴结	下肢，会阴

（二）淋巴结的评估方法、顺序及内容

1. 评估方法

评估者主要用滑动触诊，常月部位评估方法如下。

（1）颈部淋巴结　评估对象最好取坐位，头稍低或偏向评估者一侧，以使评估部位皮肤或肌肉放松。评估者面对评估对象，用双手进行触诊，四指并拢，紧贴评估部位，左手触诊右侧，右手触诊左侧，由浅入深进行滑动触诊，如图 5－14 所示。

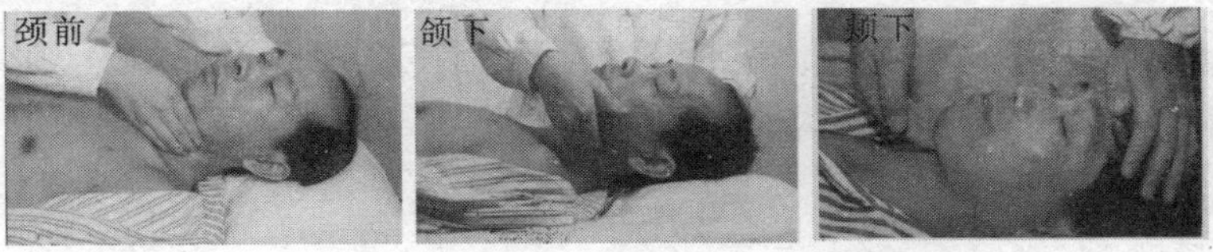

图 5－14　颈部浅表淋巴结的检查法示意图

（2）锁骨上窝淋巴结　评估对象可取坐位或仰卧位，评估者面对评估对象，双手进行触诊，左手触诊右侧，右手触诊左侧，示指与中指并拢，由浅入深逐渐触摸至锁骨后深部（图 5－15）。

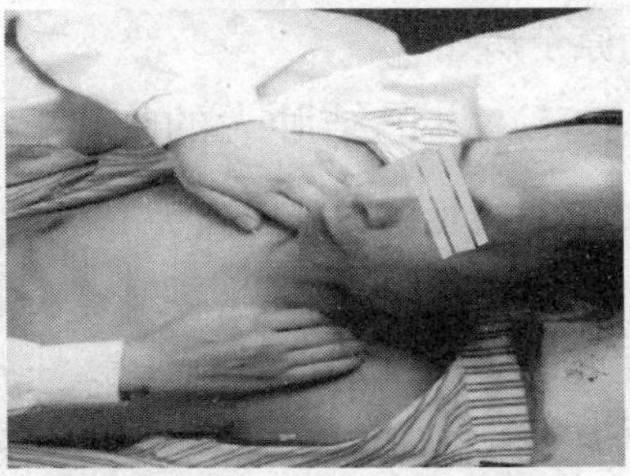

图 5－15　锁骨上窝淋巴结检查法示意图

（3）腋窝淋巴结：评估者面对评估对象，以手扶评估对象前臂稍外展，左手评估右侧，右手评估左侧，由浅入深达腋窝顶部，再沿肘窝侧壁向下触诊（图 5－16）。

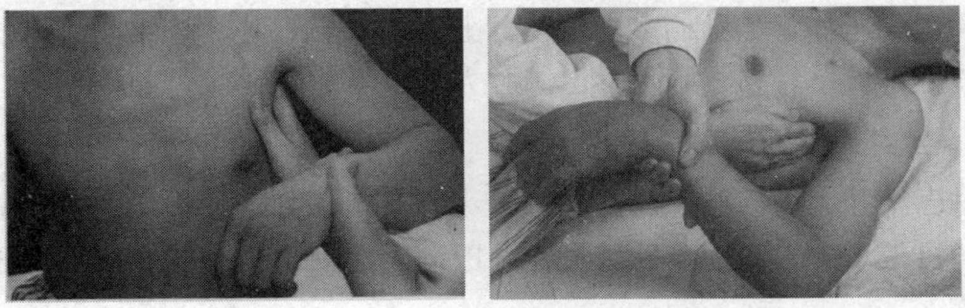

图 5－16　腋窝淋巴结检查法示意图

（4）滑车上淋巴结：评估对象取立位或坐位，评估者站于评估对象的对面，以左（右）手托起被评估者左（右）前臂，以右（左）手在滑车上由浅入深进行触诊（图 5－17）。

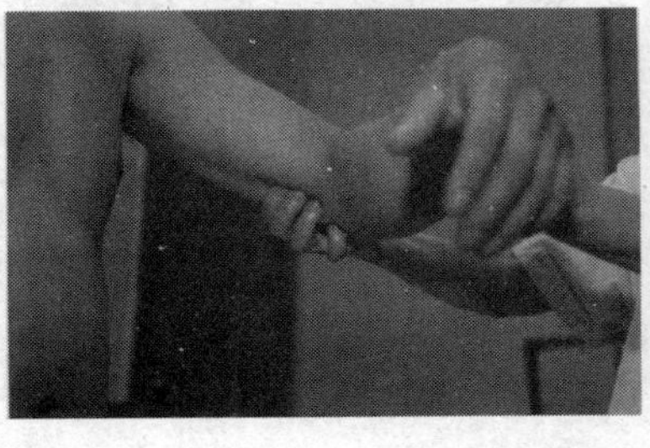

图 5－17　滑车上淋巴结检查法示意图

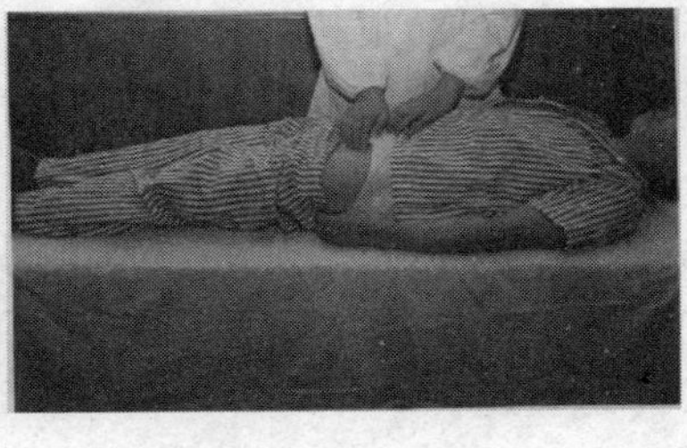

图 5－18　腹股沟淋巴结检查法示意图

（5）腹股沟淋巴结　评估对象取仰卧位双下肢伸直或稍屈曲，评估者站于评估对象的右侧，以右手由浅入深地触摸腹股沟韧带下的水平组淋巴结及股上大隐静脉起始处的垂直淋巴结（图5－18）。

2. 评估顺序

耳前、耳后、乳突区、枕骨下区、颈后三角、颈前三角、锁骨上窝、腋窝、滑车上、腹股沟、腘窝等。

3. 评估内容

触及肿大的淋巴结时应注意其大小、数目、硬度、压痛、活动度、有无粘连，局部皮肤有无红肿、瘢痕、瘘管等，注意寻找引起淋巴结肿大的原发病灶。

（三）淋巴结肿大的临床意义

1. 局限性淋巴结肿大

（1）非特异性淋巴结炎　急性炎症初期，肿大的淋巴结一般质软、表面光滑、有压痛、无粘连。慢性炎症时，肿大淋巴结质地较硬，最终可缩小或消失，是由于所属部位的急、慢性炎症引起。

（2）淋巴结结核　常发生在颈部血管周围，呈多发性，质稍硬，大小不等，可相互粘连，或与周围组织粘连，晚期破溃后形成瘘管，愈合后可形成瘢痕。

（3）恶性肿瘤淋巴结转移　转移淋巴结质地坚硬，与周围组织粘连，一般无压痛。如肺癌多向右锁骨上淋巴结转移；胃癌或食管癌多向左锁骨上淋巴结转移；腋下淋巴结肿大见于乳腺癌转移。

2. 全身性淋巴结肿大

淋巴结肿大的部位遍及全身，大小不等，无粘连，质地与病变性质有关，可见于急、慢性淋巴结炎、淋巴瘤、白血病及传染性单核细胞增多症等。

【小结】

皮肤、浅表淋巴结评估 ⎨ 皮肤评估包括：颜色、湿度、温度、弹性、皮疹、压疮、皮下出血、蜘蛛痣与肝掌、水肿
浅表淋巴结评估包括：分布、评估方法、顺序、内容

其中颜色、皮疹、皮下出血、蜘蛛痣及水肿的表现，多能提示体内脏器的功能状态，因皮疹是传染病及皮肤病的重要体征，评估中注意识别不同的皮疹，同时操作中保护自己避免感染。皮肤的压疮重在评估危险因素和高危人群，从而达到早期预防和处理的目的。浅表淋巴结的评估应掌握其评估方法，准确判断其肿大的意义。

【练习题】

一、名词解释

1. 黄疸　2. 压疮　3. 蜘蛛痣　4. 水肿

二、单选题

1. 玫瑰疹见于________。

A. 猩红热　B. 风湿热　C. 伤寒　D. 过敏　E. 受风

2. 下列哪个部位最易观察黄疸？________

A. 任何部位皮肤　B. 巩膜

C. 舌苔　D. 眼底　E. 甲床

3. 下列哪个部位不是压疮的易发部位？________

A. 枕部　B. 肩胛部　C. 臀部　D. 前臂　E. 肘部

4. 紫癜是指皮下出血的直径是多少？________

A. 大于 2cm　B. 大于 2mm

C. 2 ~ 5cm　D. 3 ~ 5mm　E. 小于 2mm

5. 压疮淤血红润期的表现不包括________。

A. 皮肤发红　B. 皮肤肿胀

C. 皮肤出现硬结　D. 皮肤麻木　E. 皮温较高

6. 下列部位不可能出现蜘蛛痣的是________。

A. 颜面　B. 前胸　C. 颈部　D. 大腿　E. 手背

7. 关于颌下淋巴结回流不正确的是________。

A. 收集头皮淋巴液　B. 收集牙龈淋巴液

C. 收集口底淋巴液　D. 收集颊黏膜淋巴液

E. 牙龈炎时淋巴结可肿大

8. 关于颈部血管周围的淋巴结肿大正确的是________。

A. 主要见于淋巴结核　B. 淋巴结肿大多发性

C. 淋巴结相互粘连　D. 大小一致

E. 可形成瘘管

9. 触诊淋巴结的正确方法是________。

A. 深压触诊　B. 滑动触诊

C. 浮沉触诊　D. 插入触诊

E. 边触边捏

10. 发绀不出现在________。

A. 口唇　B. 甲床　C. 耳廓　D. 面颊　E. 巩膜

三、简答题

1. 如何根据压疮的临床表现对其分期？

2. 怎样评估评估对象水肿的程度？

第四节　头部和颈部评估

【学习要点】

1. 知道头发、头皮、头颅外形的评估。

2. 掌握眼、耳、鼻、口的评估内容及方法。

3. 掌握颈部血管、甲状腺及气管的评估方法。

【关键词】头部　五官　颈部

学习头部及颈部评估时，要熟悉评估内容及评估基本方法。因此，在本节学习中要求同学们知道评估前应做哪些准备及注意哪些问题？各部位评估的基本方法有哪几种？并能判断被评估部位是正常或异常？

一、头部检查

（一）头　发

注意头发颜色、数量、分布、质地、有无脱发。

（二）头　皮

注意有无头屑、头癣、疖、痈、外伤及瘢痕等。

（三）头　颅

注意头颅大小、形态、有无压痛、有无异常运动及隆起。

1. 头颅大小及形态

头颅大小以头围来衡量，测量时以软尺自眉弓上缘绕到颅后通过枕骨粗隆一周的长度。头围的大小常用厘米表示，新生儿约 34cm，成年人 53cm 或以上。常见头颅畸形及临床意义见表 5－9、图 5－19 及图 5－20。

表 5－9　常见头颅畸形及临床意义

异常头颅	形　态	临床意义
小颅	因颅骨骨化过早影响颅内组织发育	智力发育受损
尖颅（塔颅）	因矢状缝及冠状缝过早闭合所致头顶部呈尖塔状，使头面部呈三角形	Apert 综合征（先天性尖颅及并指畸形）
方颅（图 5－19）	头颅成角畸形，头顶部平坦似方形	佝偻病，先天性梅毒
巨颅（图 5－20）	头颅各部分均膨出与颜面不成比例而呈倒锥型囟门隆起有波动感，颈静脉充盈落日眼（颅内压力过高眼球受压下视巩膜突显外露）	见于脑积水

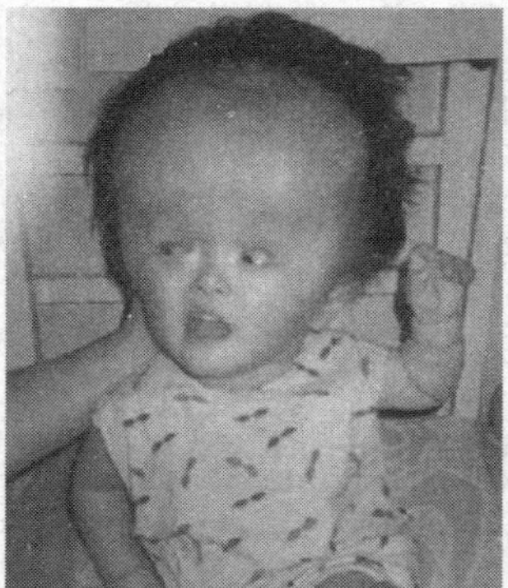

图 5－19　巨颅及落日目

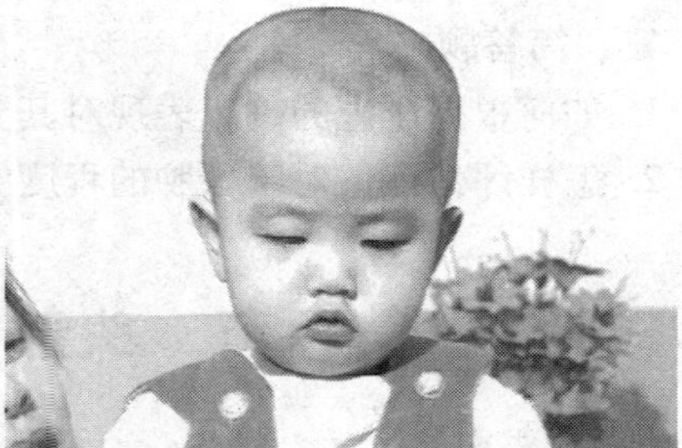

图 5－20　方颅

2. 头部运动异常

运动受限见于颈椎病；头部不随意颤动见于帕金森病；与颈动脉搏动一致的点头运动称 Musset 征，见于严重主动脉瓣关闭不全。

二、面部及其器官

评估面部及其器官对面部病变及某些全身性疾病的诊断具有重要意义。

（一）眼

通常由外向内，按一定顺序依次进行。

1. 眼睑

（1）眼睑水肿　眼睑组织疏松，轻度水肿即可在眼睑表现出来，常见于肾炎、慢性肝病、贫血、营养不良、血管神经性水肿等。水肿从眼睑、颜面开始是肾源性水肿特征之一。

（2）上睑下垂　双侧眼睑下垂见于先天性上睑下垂，重症肌无力（图 5－21）；单侧上睑下垂见于各种原因引起的动眼神经麻痹，如蛛网膜下腔出血等。若一侧上睑下垂，眼球下陷，瞳孔缩小及同侧面部无汗，则称为 Horner 综合征，为该侧颈部交感神经麻痹所致。

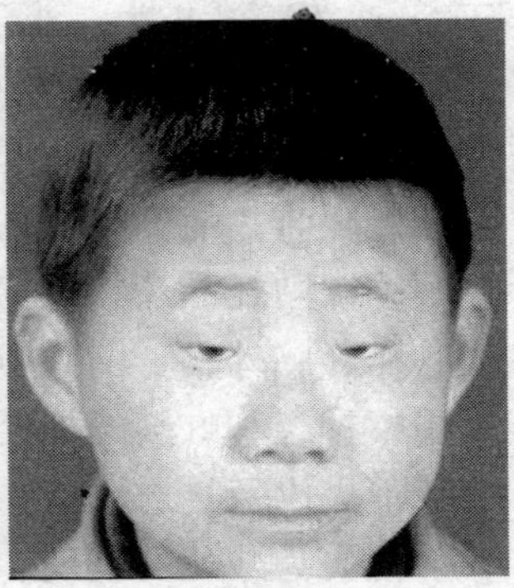

图 5－21　双睑下垂

（3）眼睑闭合障碍　双眼睑闭合障碍见于甲状腺功能亢进症，单侧闭合障碍见于面神经麻痹。

眼睑检查时应注意有无眼睑水肿、上睑下垂、眼睑闭合障碍。

2. 结膜

结膜分睑结膜、穹窿部结膜和球结膜三部分。评估时注意观察结膜有无充血、出血、苍白等。

3. 巩膜

巩膜为不透明的瓷白色。黄疸时，以巩膜部黄染出现最早和最明显。

4. 角膜

角膜表面有丰富的感觉神经末梢，故角膜的感觉十分灵敏。评估时采用斜照光更易观察其透明度，注意有无白斑、云翳、溃疡、软化及新生血管等。

5. 眼球

评估时应注意眼球的外形和运动。

（1）眼球突出　双侧眼球突出，见于甲状腺功能亢进症；单侧眼球突出，多见于局部炎症或眶内占位性病变。

（2）眼球下陷　双侧眼球下陷，见于严重脱水或眼球萎缩；单侧眼球下陷见于Horner综合征。

眼球检查时应注意外形和运动。

（3）眼球运动　眼球运动受动眼、滑车、外展三对颅神经支配，由六条眼外肌的协调运动实现。评估方法为嘱评估对象头部固定，眼球随其眼前30～40cm处的目标物（评估者手指）移动。一般按左→左上→左下，右→右上→右下6个方向依次进行，观察有无斜视、复视或震颤。

眼球震颤是指双侧眼球发生的一系列有节律的快速往返运动。运动方向以水平方向多见，垂直和旋转方向少见。评估方法为嘱评估对象随评估者所示方向运动数次，观察是否出现震颤。自发的眼球震颤见于耳源性眩晕、小脑病变、视力严重低下者。

6. 瞳孔

评估时应注意瞳孔大小、形状、双侧是否对称，同时检查对光反射、调节反射及集合反射。是危重评估对象的重要评估项目。

（1）大小　正常人左右瞳孔等大等圆，直径一般为3～4mm，若大于5mm为瞳孔扩大，小于2mm为瞳孔缩小。瞳孔缩小（瞳孔括约肌收缩），由动眼神经的副交感神经支配；瞳孔扩大（瞳孔开大肌收缩）由交感神经支配。病理情况下①双侧瞳孔缩小，见于虹膜炎、有机磷农药中毒、吗啡、氯丙嗪等药物过量；②双侧瞳孔扩大，见于青光眼、视神经萎缩、阿托品药物反应等；③双侧瞳孔大小不等，提示为颅内病变，如脑疝、脑外伤、脑肿瘤等；④双侧瞳孔大小不等，且变化不定，可能是中枢神经和虹膜的神经支配障碍；⑤双侧瞳孔大小不等且伴有反射减弱或消失以及神志不清，多见于中脑功能损害；⑥两侧瞳孔散大伴对光反射消失为濒死的表现。

（2）形状　正常人两侧瞳孔等圆。青光眼或眼内肿瘤时可呈椭圆形，虹膜粘连可致形状不规则。

眼部受撞击后应及时使用阿托品

日常生活中我们的眼部难免会受到撞击，例如司机紧急刹车时，头部会撞到方向盘上，眼部就会受到撞击。由于受撞击后的眼部易导致虹膜炎，如果不及时使用阿托品滴眼就会引起瞳孔前后粘连，就可能导致失明。特别提醒同学们，在生活中不仅要防止或避免眼部受伤，一旦不小心眼部受到撞击，千万别忘记使用阿托品及时滴眼，以免误了病情造成失明，留下终生遗憾。

（3）对光反射　瞳孔对光反射分直接对光反射和间接对光反射。评估者用手电光突然迅速照射一侧瞳孔，该侧瞳孔立即缩小，移开光源后，瞳孔迅速复原，称直接对光反射，另一侧瞳孔亦发生同样的动态变化，称间接对光反射。检查间接对光反射时，为避免光线照射被检查眼，应以一手置于两眼之间加以遮挡。瞳孔对光反射迟钝或消失，可见于昏迷、危重、临终评估对象。

（4）调节与集合反射　嘱评估对象注视1m以外远的目标（通常为

评估者的示指尖），然后将目标迅速移近眼球约10cm处。正常人瞳孔立即缩小，称调节反射；如果将目标逐渐移近眼球约10cm处，双侧眼球内聚，称集合反射。甲状腺功能亢进时集合反射减弱；动眼神经功能受损时，调节和集合反射均消失。

7. 视功能及眼底检查评估

视功能包括视力、视野、色觉等。眼底检查需借助眼底镜观察视神经乳头、眼底血管、黄斑区、视网膜颜色以及有无水肿、出血等（视功能及眼底检查需要专业医生进行评估）。

（二）耳

耳部检查及常见异常临床意义见表5－10。

表5－10　耳部检查及常见异常临床意义

检查			意义
外耳	耳廓	外形 大小 位置 对称性 红肿 结节 畸形 瘢痕 瘘管等	结节：痛风结节圆或椭圆形，大小不等可破溃流出白色糊状物（尿酸盐） 局部红肿、疼痛提示炎症
	外耳道	红肿 溢液 溢脓 瘢痕 耵聍 异物 牵拉痛	溢液：黄色溢液—外耳道炎溢出血液或脑脊液—颅底骨折 溢脓：急性中耳炎 红肿：外耳道疖肿可伴牵拉痛
中耳		鼓膜是否完整 有无溢脓	慢性中耳炎、胆质瘤
乳突		与中耳相连 红肿 压痛 瘘管	乳突炎、可形成瘘管或瘢痕
听力		粗测法（滴表声 指摩擦音）	听力减退：耵聍、异物、感染、动脉硬化神经障碍

（三）鼻

鼻部检查注意有无出血、流涕等异常。鼻部检查及其意义见表5－11及图5－22。

表5－11　鼻部检查及其意义

检查			意义
外形	形状	①普遍大 ②蛙状鼻 ③鞍鼻	①肢端肥大症 ②严重鼻息肉 ③梅毒、麻风病、鼻骨损伤
	颜色	毛细血管扩张色红、组织肥厚	酒渣鼻
鼻翼翕动		鼻翼随呼吸动作而张合	呼吸困难（心肺功能衰竭、哮喘）；细菌性肺炎等
鼻中隔		有无偏曲、穿孔、出血	外伤：炎症可引起穿孔及出血
鼻窦		体表可检查上颌窦、额窦、筛窦	鼻窦炎：相应鼻窦压痛点有压痛，伴鼻塞、脓涕、头痛

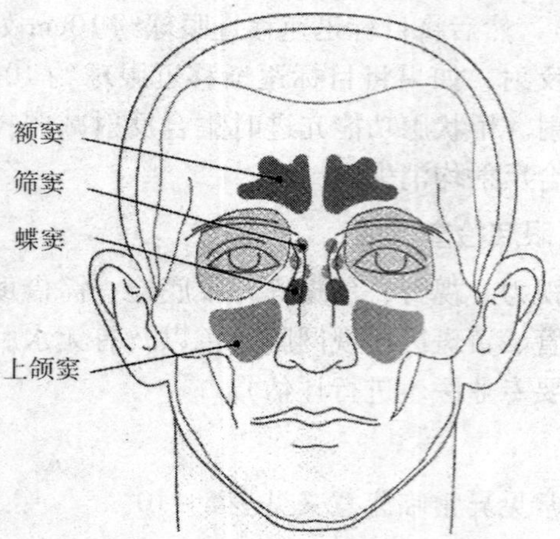

图 5－22　鼻窦在体表的投影

（四）口

1. 口腔检查

应从外向内依次进行。口腔检查及临床意义详见表 5－12。

表 5－12　口腔检查及临床意义

检查			意义
口唇	颜色	苍白	贫血，虚脱
		发绀	缺氧，心肺功能不全
		色素沉着斑（蓝黑色 褐色）	原发性肾上腺皮质功能减退症，长期大量吸烟
	干燥	脱皮 皲裂	脱水，发热
	疱疹	水疱可聚集于唇边或口角处伴痒痛，重则张口困难	病毒感染，多发生于细菌性肺炎、流感、流脑等疾病过程中
	唇裂	状似兔唇	先天性畸形
	口角糜烂		维生素 B_2 缺乏症
	口唇肥大		黏液性水肿，肢端肥大症
口腔黏膜	色素沉着斑	蓝黑色、褐色	原发性肾上腺皮质功能减退症
	出血点及瘀斑	大小不等、散在或融合成片	各种出血性疾患，维生素 C 缺乏症
	黏膜斑（koplic 斑）	存在于第二磨牙相对的颊黏膜处如针尖大小的白色斑点	麻疹早期 具特征性
	黏膜疹	对称性黏膜充血、肿胀并伴有出血点	见于猩红热、风疹、某些药物中毒
	鹅口疮（雪口病）	白色念珠菌感染	老幼弱者、长期大量应用广谱抗生素、肾上腺皮质激素等
	溃疡		维生素 B_2 缺乏症、白塞综合征

续 表

检查			意义
牙齿	牙列检查	龋齿、缺齿、义齿（假牙）、残根等，检查应注明部位并以如下方式表示： 上 右 87654321 12345678 左 87654321 12345678 下	
	斑釉齿	黄褐色	含氟量高的饮用水所致
	齿缝增宽		肢端肥大症 先天性梅毒(伴牙缘凹限 Hutchinson 齿)、
齿龈	出血		全身出血性疾患或血液病、维生素 C 缺乏症、牙周病
	水肿		慢性牙周炎
	溢浓		慢性牙周炎、齿龈瘘管
	色素沉着	①铅线－齿龈游离缘灰蓝色点线；②齿龈游离缘黑褐色点线；③黑蓝或褐色沉着斑	①铅中毒；②砷、汞、铋中毒；③原发性肾上腺皮质功能减退症
舌	正常	感觉灵敏，运动灵活，粉红色，光泽少量薄白苔，舌乳头正常存在	
	疼痛		局部溃疡 外伤 其他疾病：烟酸（糙皮病）、维生素 B_2 及维生素 C 缺乏症、巨幼红细胞性贫血、中毒（重金属 苯妥英钠等）
	舌体增大		局部因素：口腔或舌部感染、肿瘤、脓肿、血肿等 全身原因：血管神经性水肿、黏液性水肿肢端肥大症、先天性愚型（Down）综合征
	地图舌	舌面黄色隆起似地图样不规则、可伴疼痛	维生素 B_2 缺乏症
	裂纹舌	①横向裂纹；②纵向裂纹	①维生素 B_2 缺乏症 Down 综合征；②梅毒
	草莓舌	舌乳头肿胀、发红	猩红热 发热日久
	牛肉舌	舌面呈绛红色	糙皮病（烟酸缺乏）
	镜面舌	色红、舌体小、乳头消失、舌面光滑如镜	恶性贫血 萎缩性胃炎
	毛舌（黑舌）	真菌丝存留舌面呈毛状物伴有上皮细胞角化 舌面呈黄褐色或黑色	长期应用广谱抗生素、糖皮质激素
	运动异常	①伸舌细震颤；②舌体偏斜	①甲状腺功能亢进症；②舌下神经麻痹

扁桃体肿大时注意分度、表面有无脓点及脓苔。

2. 咽部及扁桃体检查

咽部分为鼻咽、口咽及喉咽三部分，口咽部为评估重点。评估时，嘱评估对象坐于椅上，面向光源，头稍后仰，张口发“啊”音，评估者用压舌板迅速下压舌前2/3与舌后1/3交界处。此时，软腭上抬，可见软腭、腭垂、扁桃体、咽后壁等。注意观察黏膜颜色，有无充血、肿胀及分泌物，扁桃体有无肿大等。

扁桃体肿大分为三度：①不超过咽腭弓者为Ⅰ度；②超过咽腭弓，但未达咽后壁中线者为Ⅱ度；③达到或超过咽后壁中线者为Ⅲ度（图5－23）。

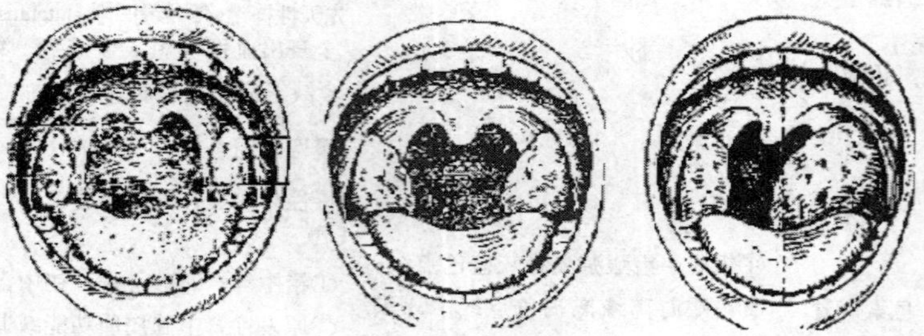

Ⅰ度肿大　　Ⅱ度肿大　　Ⅲ度肿大

图5－23　扁桃体肿大

扁桃体发炎时，可见腺体肿大，扁桃体隐窝内有黄白色分泌物，或渗出物形成苔状假膜，但易于拭去，以此可与咽白喉相鉴别。

咽部黏膜充血、红肿、黏液腺分泌增多，见于急性咽炎。咽部黏膜充血，表面粗糙，并可见淋巴滤泡呈簇状增殖，见于慢性咽炎。

三、颈　部

（一）颈部外形与活动

正常人颈部直立，两侧对称，活动自如。颈向前倾，甚至头不能抬起，见于重度消耗性疾病晚期、重症肌无力等；颈偏向一侧称斜颈，见于先天性颈肌挛缩或颈外伤。颈部活动受限伴疼痛，见于颈椎病变、软组织炎症、颈肌扭伤等。颈强直为脑膜刺激征之一，见于脑膜炎、蛛网膜下腔出血等。

（二）颈部血管

1. 颈静脉怒张

颈部静脉血管的评估主要在于观察其充盈状态；动脉血管的评估在于观察其有无搏动。

正常人立位或坐位时，颈外静脉不显露，平卧时稍见充盈，仅限于锁骨上缘至下颌角距离的下2/3内。若取45°角半卧位，颈静脉充盈超过正常水平，或坐位、立位时见颈静脉充盈明显，称为颈静脉怒张，提示静脉压增高，见于右心衰竭、心包积液、缩窄性心包炎、上腔静脉阻塞综合征等。

2. 颈动脉搏动

正常人静息状态下看不见颈动脉搏动，但可触及明显搏动。触诊颈动脉搏动消失，是判断心跳骤停诊断的重要指标之一。如在静息状态下看见明显的颈动脉搏动，提示脉压增大。见于高血压、主动脉瓣关闭不全、甲状腺功能亢进、严重贫血等。

3. 颈静脉搏动

正常情况下不会出现颈静脉搏动，三尖瓣关闭不全伴颈静脉怒张时，可见颈静脉搏动。

（三）甲状腺

甲状腺位于甲状软骨下方，正常人甲状腺外观，表面光滑、柔软不易触及，女性在青春期可略大，属正常现象，在做吞咽动作时可随吞咽上下移动。凡能看到或能触及甲状腺均提示甲状腺肿大。甲状腺检查按视、触、听诊的顺序进行。

1. 视诊

评估对象取坐位，头稍后仰，做吞咽动作，观察甲状腺有无肿大及是否对称。

2. 触诊

触诊包括甲状腺峡部和甲状腺侧叶的检查。

（1）甲状腺峡部　甲状腺峡部位于环状软骨下方第二至第四气管环前面。评估者站于评估对象前面用拇指或站于评估对象后面用示指从胸骨上切迹向上触摸，可感到气管前软组织，判断有无增厚，请评估对象吞咽，可感到此软组织在手指下滑动，判断有无长大和肿块。

（2）甲状腺侧叶　前面触诊：一手拇指施压于一侧甲状软骨，将气管推向对侧，另一手示、中指在对侧胸锁乳突肌后缘向前推挤甲状腺侧叶，拇指在胸锁乳突肌前缘触诊，配合吞咽动作，重复检查，可触及被推挤的甲状腺。用同样方法检查另一侧甲状腺。

后面触诊：类似前面触诊。一手示、中指施压于一侧甲状腺软骨，将气管推向对侧，另一手拇指在对侧胸锁乳突肌后缘向前推挤甲状腺，示、中指在其前缘触诊甲状腺。配合吞咽动作，重复检查。用同样的方法检查另一侧甲状腺（图 5 – 24）。

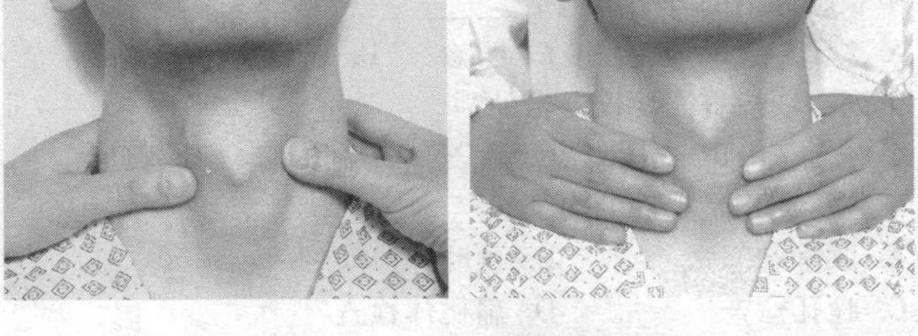

图 5 – 24　甲状腺检查法示意图

对于青春期的女性，甲状腺一旦肿大，首先应考虑单纯性甲状腺肿。

触及甲状腺时嘱评估对象做吞咽动作，如为甲状腺肿大，则肿物可随吞咽动作上下移动。应注意肿大的程度、质地、表面是否光滑、有无震颤及压痛。

甲状腺肿大分为三度：①Ⅰ度：看不到但能触及者；②Ⅱ度：能看到又能触及，但在胸锁乳突肌以内者；③Ⅲ度：为超过胸锁乳突肌外缘者。

3. 听诊

当触及肿大的甲状腺时，用钟形听诊器直接放于肿大的甲状腺上听诊，若听到连续性血管杂音，即是甲状腺功能亢进症的特征。甲状腺肿大常见于单纯性甲状腺肿、甲状腺功能亢进或甲状腺肿瘤等。

（四）气　管

评估对象取坐位或仰卧位，评估者将右手示指与无名指分置于两侧胸锁关节上，中指置于胸骨上窝触及气管，观察中指与示指和无名指间的距离。正常人两侧间距相等，示气管居中。两侧间距不等示气管移位。一侧胸腔积液、积气、纵隔肿瘤时，气管移向健侧；肺不张、肺纤维化、胸膜增厚粘连时，气管移向患侧。

【小结】

头颈部评估
- 头部：头发、头皮、头颅的外形及异常表现
- 面部：眼、耳、鼻、口的形态、运动、功能检查及异常表现
- 颈部：外形及运动、血管怒张及搏动、甲状腺、气管检查

头部评估不仅要注意头发、头皮及头颅有无异常，更应注意面部及器官的评估。评估者应注意瞳孔的观察，特别是瞳孔的形状、两侧是否对称，有无对光反射。头部一些器官的进一步检查需要专业器械，使用这些器械时，要熟悉器械的性能，操作应规范，避免操作创伤，在对眼部、鼻及口腔评估时，做好自身保护，防止病原微生物的感染。颈部评估重在评估颈部血管、甲状腺及气管状态。

【练习题】

一、名词解释

1. Horner 综合征　　2. 颈静脉怒张

二、单选题

1. 甲状腺评估的方法不包括________。
   A. 视诊　B. 触诊　C. 叩诊　D. 听诊　E. 望诊
2. 下列哪项检查需要仪器帮助？________。
   A. 皮肤　B. 黏膜　C. 舌苔　D. 眼底　E. 腹形
3. 下列哪项不是视诊的内容？________
   A. 颈静脉怒张　　B. 颈动脉搏动
   C. 瞳孔检查　　D. 扁桃体检查
   E. 舌的状态

4. 体表不能评估到的是________。
A. 鼻翼翕动　　B. 额窦压痛
C. 蝶窦压痛　　D. 上颌窦压痛
E. 筛窦压痛

5. 缺铁性贫血可见________。
A. 镜面舌　　B. 干燥舌
C. 草莓舌　　D. 毛舌
E. 舌震颤

6. 咽部及扁桃体评估时压舌板放于________。
A. 舌体任何处　　B. 舌根部
C. 舌前部 2/3　　D. 舌后部 1/3
E. 舌前 2/3 与舌后 1/3 交界处

7. 甲状腺功能亢进症时甲状腺的特征是________。
A. 肿大程度较重　　B. 表面出现结节
C. 质地稍韧　　D. 触及到震颤
E. 出现压痛

8. 气管移向健侧见于________。
A. 肺气肿　B. 肺炎　C. 肺空洞
D. 一侧胸腔积气　　E. 肺水肿

9. 除外哪项均可见到颈静脉怒张？________
A. 右心衰　　B. 心包积液
C. 缩窄性心包炎　　D. 高血压
E. 上腔静脉阻塞综合征

10. 口腔出现大蒜气味见于________。
A. 有机磷农药中毒　B. CO 中毒
C. 尿毒症　　D. 肝昏迷
E. 幽门梗阻

三、简答题

1. 扁桃体肿大和甲状腺肿大如何分度？
2. 瞳孔的评估包括哪些内容？瞳孔的异常变化有何意义？

第五节　胸部评估

【学习要点】

1. 说出胸部体表标志及胸壁、胸部、乳房的检查方法及其临床意义。

2. 掌握触觉语颤的检查方法；胸部及肺边界叩诊内容及方法；掌握肺部呼吸音、啰音听诊内容及方法。

3. 掌握心脏心尖搏动的位置、变化；心浊音界叩诊方法；心音听诊的顺序、部位及内容。

4. 知道肝静脉回流征、毛细血管搏动征、周围血管征的检查方法及临床意义。

【关键词】胸部体表标志　胸廓　肺部评估　心脏评估

胸部由于包括肺脏及心脏，因此胸部的评估在身体评估中占有重要地位。在具体学习本节时要求同学们掌握胸部体表标志，知道评估前应该怎样进行准备？要注意哪些问题？肺脏及心脏评估的基本方法和内容有哪些？并学会如何进行肺脏和心脏的触诊和叩诊及听诊？评估者嘱评估对象取坐位或仰卧位，按视、触、叩、听顺序，先评估前胸部和侧胸部，再评估背部，对称部位应左右对比。

胸部体表标志包括：骨性标志、自然陷窝、人工画线。

一、胸部的体表标志

胸部体表标志是胸部评估的定位基础，用于评估时标记胸部脏器的位置和轮廓，描述和记录体征的位置和范围。常用以下体表标志。

（一）骨骼标志

1. 胸骨角（Louis 角）

胸骨角为胸骨柄与胸骨体交接处的突起，其两侧分别与左右第 2 肋软骨相连接，是前胸壁计数肋骨和肋间隙的重要标志。其还标志左右主支气管分叉、主动脉弓下缘水平、心房上缘及上下纵隔交界及相当于第 5 胸椎水平。

2. 剑突

剑突为位于胸骨体下端，呈三角形，其底部与胸骨体相连接。

3. 腹上角

腹上角为左右肋弓在胸骨下端会合所形成的夹角。正常 70°～110°，因体型不同而异，瘦长体型者较锐，矮胖体型者较钝，深吸气时可稍增宽。

4. 肋间隙

肋间隙为两肋骨间的空隙。第 1 肋骨与第 2 肋骨之间隙称第 1 肋间隙，第 2 肋骨与第 3 肋之间隙为第 2 肋间隙，余依此类推。唯第 1 肋骨大多不易触及，余者大多可在胸壁触及。

5. 肩胛骨

肩胛骨位于后胸壁第 2～8 肋骨，肩胛冈及肩峰端均易触及。肩胛下部尖端称肩胛下角。直立位两上肢自然下垂时，肩胛下角相当于第 7 或第 8 肋骨及第 8 胸椎水平，为计数后背部肋骨的标志，见图 5－25。

6. 第 7 颈椎棘突

第 7 颈椎棘突为颈根部的最为突出部位，其下即为第 1 胸椎，为计数胸椎的标志。

7. 肋脊角（肋脊点）

肋脊角为第 12 肋骨与脊柱构成的夹角，其前为肾和输尿管上端所在区域。

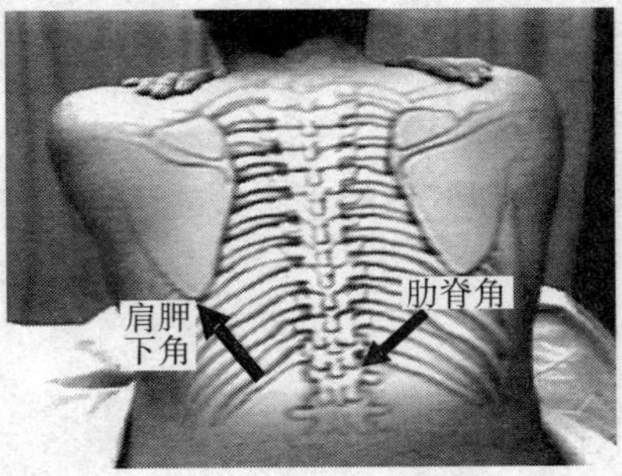

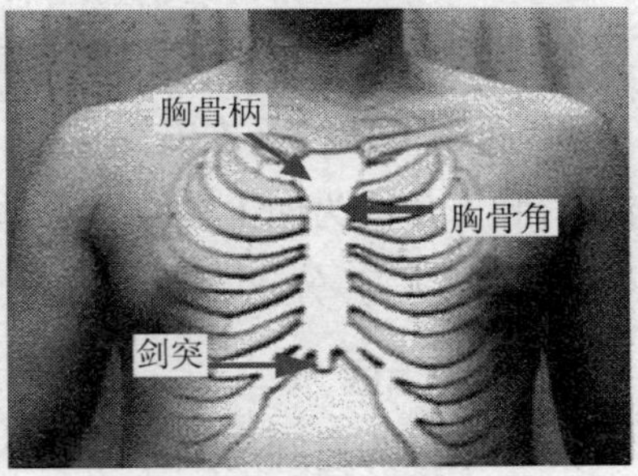

图 5－25　胸部骨性体表标志

（二）自然陷窝

1. 胸骨上窝

胸骨上窝为胸骨柄上方的凹陷，正常气管位于其后正中。

2. 锁骨上、下窝

锁骨上、下窝分别位于锁骨上、下方的凹陷。

3. 腋窝

腋窝为上肢内侧与胸壁相连的凹陷部。

（三）人工画线

1. 前正中线

前正中线为通过胸骨正中的垂线。

2. 后正中线

后正中线为通过椎骨棘突或沿脊柱正中下行的垂直线。

3. 锁骨中线（左右）

锁骨中线为通过锁骨的肩峰端与胸骨端两者中点向下的垂直线。

4. 腋前线（左右）

腋前线为通过腋窝前皱襞沿前胸壁向下延伸的垂直线。

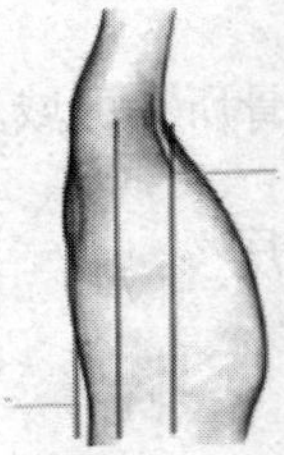

图 5－26　胸部人工画线

胸壁检查内容有静脉、皮下气肿及压痛。

5. 腋后线（左右）

腋后线为通过腋窝后皱襞沿后胸壁向下延伸的垂直线。

6. 腋中线（左右）

腋中线自腋窝顶端于腋前线和腋后线之间中点向下的垂直线。

7. 肩胛下角线（左右）

肩胛下角线为两上臂自然下垂时通过肩胛下角的垂直线。

（四）人工分区

1. 肩胛上区

肩胛上区为肩胛冈上方区域，其外上方为斜方肌上缘。

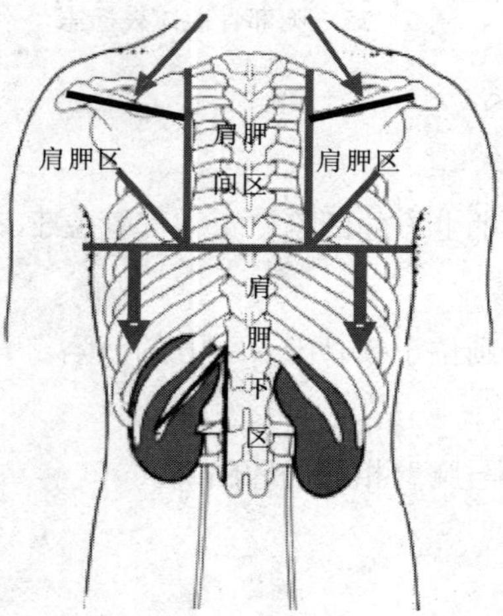

图 5－27　胸部人工分区

2. 肩胛下区

肩胛下区为两肩胛下角连线至第 12 胸椎水平线之间的区域，以后正中线为界，分为左右两部分。

3. 肩胛间区

肩胛间区为两肩胛骨内缘之间的区域，后正中线将其分为左右两部分。

4. 肩胛区

肩胛区为肩胛冈以下肩胛骨所在区域。

二、胸壁、胸廓与乳房

（一）胸　壁

1. 静脉

正常胸壁无明显静脉显露。当上腔或下腔静脉阻塞建立侧支循环时，胸壁静脉可以充盈、曲张。上腔静脉阻塞时，血流方向自上而下；下腔静脉阻塞时，血流方向自下而上。

2. 皮下气肿

皮下气肿指胸部皮下组织有气体积存。以手按压皮肤能感觉到气体在组织内的移动，似捻发感或握雪感。见于气管、肺和胸膜破裂后，气体逸至皮下。

3. 胸壁压痛

正常胸壁无压痛。当肋骨骨折、肋软骨炎、胸壁软组织炎、肋间神经炎时，受累胸壁局部可有压痛。骨髓异常增生时，胸骨下端可有明显压痛和叩痛，见于白血病。

（二）胸 廓

正常人胸廓大致对称，呈椭圆形。成人胸廓前后径短于左右径，两者的比例约为1∶1.5。小儿和老年人胸廓前后径略小于左右径或近似相等，呈圆柱形。胸廓外形改变如图5－28所示。

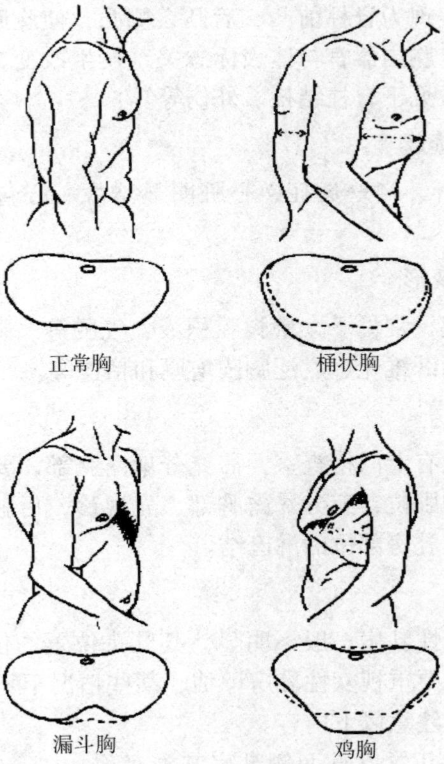

图5－28 胸廓外形改变

1. 扁平胸

胸廓呈扁平状，前后径常短于左右径的一半，可见于无力体型者，亦可见于慢性消耗性疾病，如肺结核、肿瘤晚期等。

常见的异常胸廓有：桶状胸、扁平胸、佝偻病胸。

> 佝偻病患儿还可出现鸡胸、串珠肋、肋膈沟、漏斗胸及“X”形腿或“O”形

2. 桶状胸

胸廓呈圆桶状，前后径与左右横径近似相等，肋骨平举，肋间隙增宽、饱满，腹上角增大呈钝角。见于严重肺气肿评估对象，也可见于老年人或超力体型者。

3. 佝偻病胸

为佝偻病所致的胸廓改变，多见于儿童。

（1）鸡胸　前后径常略长于左右径，胸骨上下距离较短，胸骨下端向前凸，胸廓前侧胸壁肋骨凹陷。

（2）佝偻病串珠　沿胸骨两侧各肋软骨与肋骨交界处的隆起，形似串珠状。

（3）肋膈沟　下胸部前面的肋骨外翻，自剑突沿膈附着部位向内凹陷形成的沟。

（4）漏斗胸　为胸骨剑突明显凹陷，形似漏斗状。

4. 脊柱畸形引起的胸廓变形

脊柱畸形可表现为脊柱前凸、后凸、侧凸，使胸廓两侧不对称，肋间隙增宽或变窄，胸内器官与体表标志关系发生改变，严重者可影响呼吸、循环功能。常见于脊柱结核、外伤等。

5. 胸廓局部隆起

见于肋骨骨折、胸壁炎症、心脏明显增大、心包大量积液、胸部肿瘤。

6. 胸廓一侧变形

胸廓一侧隆起，常见于大量胸腔积液、气胸等。胸廓一侧凹陷，常见该侧肺不张、肺纤维化、广泛胸膜增厚和粘连等。

（三）乳　房

检查乳房应设有专门检查室，需充分暴露胸部，要有良好照明，评估对象取坐位或仰卧位，充分暴露胸部，先视诊，后触诊。除评估乳房外，还应注意引流乳房部位的淋巴结。

> 检查乳房应按视诊，触诊顺序进行。

1. 视诊

正常儿童和男性乳房一般不明显，其乳头位置约位于锁骨中线第4肋间隙。临床上主要重视女性乳房评估，某些情况下不应忽视男性乳房的评估。评估时应注意以下内容。

（1）对称性　正常女性两侧乳房基本对称，如一侧乳房明显增大，可见于先天畸形、囊肿形成、炎症或肿瘤等。一侧乳房明显缩小，则多因发育不全。

（2）表面　注意乳房皮肤的颜色，有无溃疡、色素沉着、瘢痕或局部回缩。皮肤发红、肿、热、痛提示局部炎症；癌性淋巴管炎皮肤呈深红色，不伴热痛。癌肿侵犯致乳房浅表淋巴管堵塞引起淋巴水肿时，毛

囊和毛囊孔明显下陷，局部皮肤外观呈“橘皮”样改变。

（3）皮肤回缩　可因外伤或炎症使局部脂肪坏死、纤维细胞增生、受累区域表层和深层间悬韧带纤维缩短所致，如无确切的急性乳房炎病史，常提示恶性肿瘤。早期发现乳房皮肤回缩的评估方法是嘱评估对象双手上举过头或两手叉腰，背部后伸，使乳房悬韧带拉紧。

（4）乳头　注意位置、大小、对称性、有无倒置或内翻。乳头回缩如系自幼发生，为发育异常；如为近期发生则可能为乳癌。乳头出现分泌物，提示乳腺导管有病变，应仔细检查分泌物颜色。血性最常见于良性乳头状瘤，亦可见于乳癌，分泌物由清亮变为绿色或黄色常见于慢性囊性乳腺炎等。

2. 触诊

触诊是发现乳房肿物最重要的检查方法。

先评估健侧乳房，再评估患侧。评估对象取坐位，先在两臂下垂时进行评估检查，再双臂高举过头进一步检查。评估者手指和手掌一定要平置于评估对象的乳房上，指腹轻施压力，由浅入深的进行滑动触诊。

为便于检查和记录，通常以乳头为中心分别作一垂直线和水平线，将乳房分为4个象限。检查左侧乳房时，按顺时针方向由外上象限开始，依次评估四个象限。用同样方式按逆时针方向评估右侧乳房。触诊时注意：

（1）质地与弹性　正常乳房触诊时有弹性颗粒感和柔韧感，随不同年龄和女性生殖周期而异。青年人乳房柔软，质地均匀一致；中年人可触及乳腺小叶；老年人多呈纤维结节感。月经期乳房小叶充血、有紧张感。妊娠期乳房增大饱满有柔韧感；哺乳期呈结节感。乳房炎症和新生物浸润时局部硬度增加，弹性消失。

（2）压痛　炎症时乳房局部出现压痛，恶性病变较少出现压痛。

（3）包块　乳房是由乳腺小叶组成，切勿将触及的小叶误认为包块。触及包块时应注意其部位、大小、外形、质地、压痛、活动度、边缘是否清楚，与周围组织有无粘连等。乳房触诊后还应常规检查双侧腋窝、锁骨上窝及颈部的淋巴结有无异常。

3. 乳房的常见病变

质地硬、无触痛、边界不清、移动度差为乳腺癌的特征。

（1）急性乳腺炎　病变常局限于某一象限、有明显的红、肿、热、痛，触诊有硬结包块。常伴全身中毒症状，常见于哺乳期妇女。

（2）良性肿瘤　边界清楚、表面光滑、质地较软、并有一定活动度的包块。常见于乳腺囊性增生、乳腺纤维瘤。

（3）乳腺癌　多为单发，一般无炎症表现，视诊局部皮肤可呈“橘皮”样外观，乳头内陷，乳头可流出血性分泌物；触诊病变部位皮肤弹性下降，病变压痛不明显，于外上象限常可触及外形不规则、质地较硬、较固定的包块，同时伴腋窝、锁骨上淋巴结及颈部淋巴结肿大。

三、肺和胸膜

评估对象一般取坐位或仰卧位，充分暴露胸壁，室内要求舒适温暖、安静、光线明亮。

（一）视　诊

1. 呼吸运动

呼吸运动通过膈肌和肋间肌的收缩和松弛来完成。评估内容如下。

（1）呼吸运动类型　以胸廓运动（肋间肌）为主的呼吸称胸式呼吸；以腹部（膈肌）运动为主的呼吸称腹式呼吸。女性以胸式呼吸为主，成年男性和儿童以腹式呼吸为主，但实际上两种呼吸同时存在。

“三凹征”的出现提示上呼吸道阻塞或梗阻。

疾病可导致呼吸类型改变，如肺炎、胸膜炎、肋骨骨折等病变时，胸式呼吸减弱，腹式呼吸增强；反之，腹部病变如大量腹水、肝脾极度肿大、腹腔巨大肿瘤和妊娠晚期时，腹式呼吸减弱，胸式呼吸增强。

（2）呼吸困难　①吸气性呼吸困难：各种病变导致上呼吸道部分阻塞时，吸气极度费力，引起胸骨上窝、锁骨上窝、肋间隙明显凹陷，称“三凹征”，表现为吸气时间延长，费力。常见于喉炎、气管异物等。②呼气性呼吸困难：下呼吸道部分阻塞时，呼气费力，肋间隙膨隆，表现为呼气时间延长，费力。常见于支气管哮喘、阻塞性肺气肿。③混合性呼吸困难：广泛肺部病变时，呼吸面积减少，影响肺换气功能时，吸气和呼气均感费力，呼吸频率亦增加。

2. 呼吸频率

正常成人静息状态下呼吸频率为 16 ~ 20 次/分钟，呼吸与脉搏之比为 1:4。新生儿呼吸频率为 44 次/分，随年龄的增长而递减。

（1）呼吸过速　指呼吸频率超过 24 次/分钟。见于发热、疼痛、贫血、甲状腺功能亢进、心肺功能不全等。一般体温每升高 1℃，呼吸约增加 4 次/分钟。

（2）呼吸过缓　指呼吸频率低于 12 次/分钟。见于颅内高压、麻醉药或镇静药过量。

3. 呼吸幅度

正常人呼吸幅度适中，双侧对称。常见改变有：

（1）呼吸浅快　见于呼吸肌麻痹、严重鼓肠、腹水、肺炎、胸膜炎、胸腔积液、气胸等。

（2）呼吸深快　见于剧烈运动、情绪激动或过度紧张。

（3）呼吸深大　严重酸中毒时，机体通过肺排出二氧化碳以调节细胞外的酸碱平衡，可出现深大而快的节律规整的呼吸，又称库什摩（Kussmaul）呼吸。见于糖尿病酮症酸中毒、尿毒症酸中毒等。

呼吸节律改变常提示中枢神经病变。

4. 呼吸节律

正常成人静息状态下，呼吸匀齐。呼吸节律改变多提示中枢神经系统病变。常见的改变如下：

（1）潮式呼吸　又称陈施（Cheyne－Stokes）呼吸。呼吸由浅慢逐渐变为深快，再由深快转为浅慢，随之出现呼吸暂停5～30s，周而复始，如图5－29所示。多见于中枢神经系统病变，如脑炎、脑膜炎、颅内压增高及某些中毒等。此外，老年人在深睡时也可出现，为脑动脉硬化，中枢神经供血不足的表现。

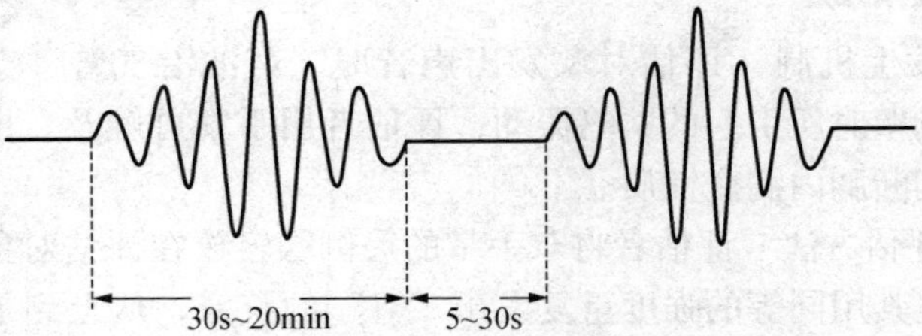

图5－29　潮式呼吸

（2）间停呼吸　又称毕奥（Biots）呼吸，在规则的呼吸中突然停止一段时间，又开始规则呼吸，周而复始，如图5－30所示。

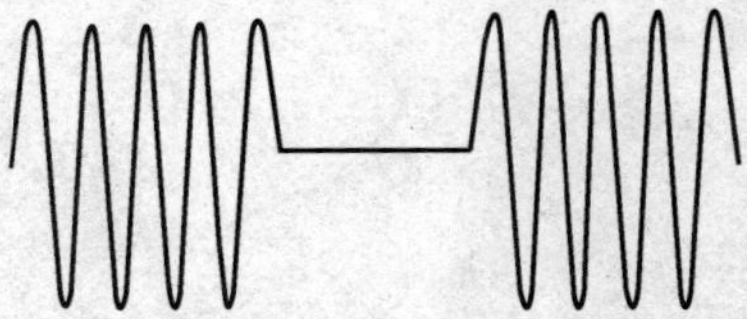

图5－30　间停呼吸

上述两种呼吸节律的变化，其机制主要因呼吸中枢兴奋性降低导致。常见于中枢神经系统病变，如脑炎、脑膜炎、颅内压增高及某些中毒等，间停呼吸更为严重，常为临终前表现。

此外，尚可出现抽泣样呼吸、叹息样呼吸和抑制性呼吸。

（二）触　诊

1. 胸廓扩张度

一般在胸廓前下部呼吸运动最大的部位评估。评估者两手置于评估对象胸廓前下部对称部位，左右拇指沿肋缘上方指向剑突，余四指伸展置于两侧，嘱评估对象做深呼吸，比较两手的移动度是否一致，如图5－31所示。

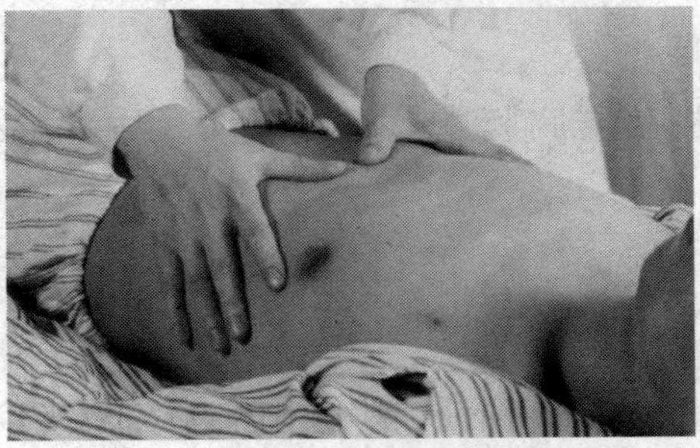

图5－31　胸廓扩张度检查示意图

触觉语颤增强主要提示肺组织实变和浸润。

触觉语颤减弱或消失主要提示肺组织含气增多或语音传导障碍。

（1）单侧扩张度降低　见于患侧大量胸腔积液、积气、胸膜粘连增厚、肺不张、肺炎球菌肺炎等。

（2）双侧扩张度降低　见于双侧胸膜粘连增厚、双侧胸膜炎、肺气肿、呼吸肌麻痹等。

2. 触觉语颤

（1）发生机制　评估对象发出声音时，声波沿气管、支气管及肺泡，传到胸壁时所引起的共鸣振动，评估者用手掌可触及。根据其强度变化，可判断胸内病变性质。

（2）评估方法　评估者将双手掌的尺侧缘轻放在评估对象胸壁的对称部位，嘱其用同等的强度重复发出“yi”的长音，从上到下，从内到外，从前到后，两侧对比两手感受的震颤，注意有无增强或减弱（图5－32）。

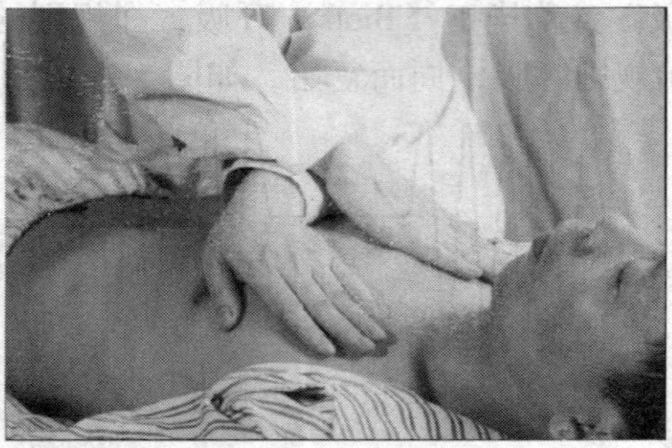

图5－32　触觉语颤的检查示意图

（3）生理变异：触觉语颤强弱与发音强弱、音调高低、胸壁厚薄以及支气管与胸壁的距离等因素有关。成人、男性和消瘦者较儿童、女性和肥胖者强；前胸上部较下部强；右胸上部较左胸上部强。

（4）触觉语颤异常　触觉语颤减弱或消失主要见于：①肺泡含气量增多，如肺气肿；②支气管阻塞，如阻塞性肺不张；③大量胸腔积液或气胸；④严重胸膜增厚；⑤胸壁皮下气肿。

触觉语颤增强主要见于：①肺组织实变，如肺炎球菌肺炎、肺梗死等；②靠近胸壁的大空腔，特别是周围有炎性浸润者，如肺脓肿、肺结核空洞等；③胸腔积液的上方（压迫性肺不张）。

3. 胸膜摩擦感

意义与发生机制同胸膜摩擦音。但没有后者敏感。详见胸膜摩擦音。

（三）叩　诊

1. 叩诊方法

（1）间接叩诊法　临床上最常用。评估对象取坐位或卧位，双臂垂放，肌肉放松，均匀呼吸。先评估前胸，再评估侧胸及背部。

检查前胸时，挺胸抬头；检查侧胸时，双臂抱头；检查背部时，上身略前倾，头稍低，双手交叉抱肘。评估者以左手中指第 2 指节作为叩诊板指，平贴在肋间隙并与肋骨平行，右手中指指端作为叩诊锤，以垂直方向叩击叩诊板指第 2 指关节前端，用腕关节的运动，每次有节奏地短而快地叩击 2 ~ 3 下，注意叩击力量要均匀，轻重要适宜，自上而下，先前胸、再侧胸及背部，左右、上下、内外对比（图 5 – 33、图 5 – 34）。

（2）直接叩诊法　评估者右手指并拢，以指腹面对胸壁进行叩击。主要用于大面积病变。

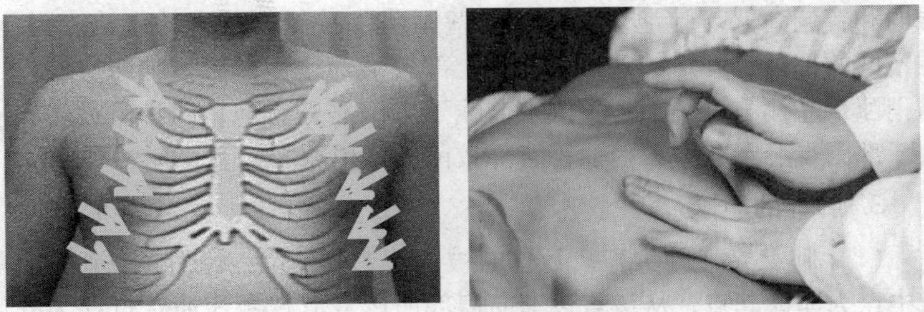

图 5 – 33　前胸的叩诊

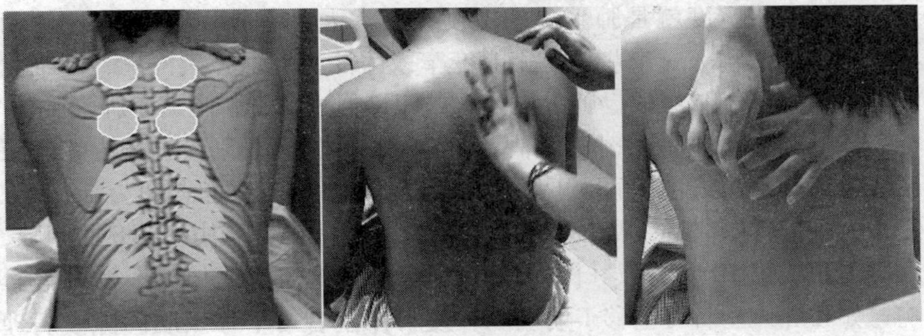

图 5 – 34　背部的叩诊

2. 正常胸部的叩诊音

（1）种类及分布（图 5 – 35）

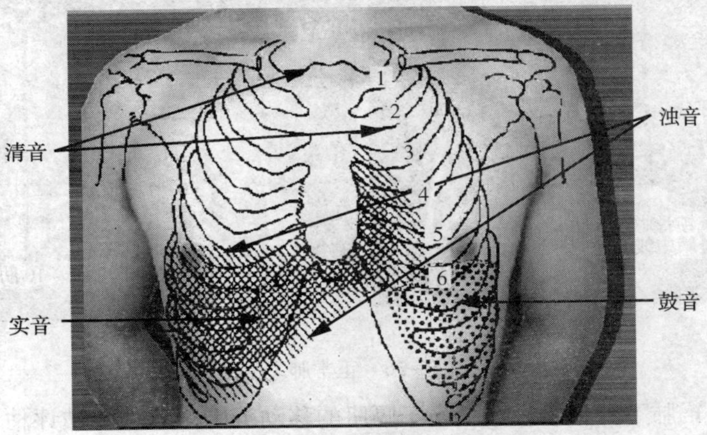

图 5 – 35　胸部叩诊音的分布

1）清音：见于正常肺组织的大部分区域。提示肺含气量适中，弹性良好。

2）鼓音：见于左侧腋前线下方胃泡所在区域。

3）浊音（相对浊音）：见于肝或心脏被肺覆盖部分，即心脏或肝脏相对浊音界。

4）实音（绝对浊音）：见于不含气的实质性器官，如心脏、肝脏不被肺覆盖区域。

（2）性质及影响因素　正常胸部的清音叩诊区，因其叩诊音受音响强弱和音调高低与肺泡含气量、胸壁厚薄以及邻近器官的影响。因此，在不同的部位有一定的差异：前胸上部较下部稍浊；右上肺叩诊较左上肺稍浊；左侧心缘稍浊；左侧腋前线下方因靠近胃泡，叩诊呈鼓音；右腋下部因受肝影响叩诊稍浊；背部较前胸部稍浊。

正常人肺上界：4～6cm；肺下界：锁骨中线第6肋间、腋中线第8肋间、肩胛下角线第10肋间。

3. 肺界的叩诊

（1）肺上界（肺尖）　评估时被评估者取坐位，评估者以斜方肌前缘中点为叩诊起点，从该点逐渐向肩部叩诊，清音变为浊音点即为外侧终点，从该点逐渐向颈部叩诊，清音变为浊音点即为内侧终点。上述两点间的清音带宽度就是肺上界的宽度，正常人4～6cm，右侧较左侧稍窄，肺上界又称Kronig峡。肺上界变窄或叩浊，提示肺尖浸润、纤维化或萎缩，常见于肺结核。肺上界变宽或叩诊似过清音，常见于肺气肿。

（2）肺下界　评估时被评估者取坐位，评估者分别沿锁骨中线、腋中线及肩胛下角线由上而下叩诊，三条线上清音变浊音点即为肺下界。正常人平静呼吸时肺下界位于锁骨中线第6肋间隙，腋中线第8肋间隙，肩胛下角线第10肋间隙（图5－36）。生理情况下，受体型、发育等影响，如矮胖体型者可上移1肋间隙，瘦长体型者可下移1肋间隙。病理情况下，肺下界上移见于肺不张、腹内压升高者，如腹水、肝脾大、腹腔巨大肿瘤及肠麻痹等；肺下界下移见于肺气肿、腹腔内脏下垂等。

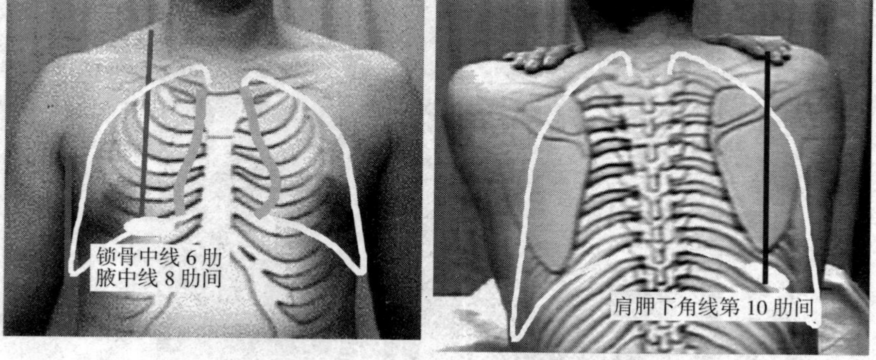

图5－36　正常肺下界

（3）肺下界移动度　相当于膈肌的移动范围。评估时被评估者取坐位，先嘱被评估者平静呼吸，于肩胛下角线上叩出肺下界，做好标记，然后嘱被评估者深吸气后屏气，于肩胛线上叩出下降后的肺下界，深呼气后屏气，于肩胛线上叩出上升后的肺下界，叩诊后标识。上述最高点与最低点之间的距离即肺下界移动范围，正常为6～8cm。病理情况下肺下界移动度主要是减弱，常见于：①肺组织弹性消失：如肺气肿；②肺组织萎缩：如肺纤维化、肺不张；③肺组织炎症和水肿；④局部胸膜粘连。

大量胸腔积液、积气，广泛胸膜粘连增厚时肺下界及其移动度不能叩出。

4. 异常胸部叩诊音

（1）过清音　常见于肺张力减弱而含气量增多时，如肺气肿。

（2）鼓音　常见于胸腔积气，如气胸。还见于肺内空腔性病变，空腔直径大于3～4cm，且距胸壁表面近小于4cm时，如空洞型肺结核、液化的肺脓肿等。

（3）浊音　见于肺部含气减少或炎症浸润渗出实变时，如肺炎、肺水肿、肺不张等；肺内不含气的占位性病变，如肺肿瘤、未液化的肺脓肿等；胸腔积液、胸膜增厚、胸壁水肿及胸壁肿瘤等。

（4）实音　见于大量胸水或肺不张等。

（四）听　诊

听诊是肺部评估最重要的方法。评估时被评估者取坐位或仰卧位，微张口均匀呼吸，必要时嘱其做深呼吸或咳嗽后立即听诊，听诊顺序同叩诊。听诊内容如下：

1. 正常肺部呼吸音

（1）支气管呼吸音　机制是由于吸入气流经声门、气管、主支气管时，形成湍流所致。特点颇似抬舌后经口腔呼气发出的“哈”声。该声音吸气相短，呼气相长，音响强、音调高。正常人听诊部位在喉部、胸骨上窝、背部6、7颈椎及第1、2胸椎附近听到。

支气管呼吸音与肺泡呼吸音区别点：前者呼气相长，后者吸气相长。

（2）肺泡呼吸音　机制是由于气流在细支气管和肺泡内进出所致。特点像上齿咬下唇吸气时发出的“夫”声。由于吸气是主动运动，吸入气流大、速度快，故吸气时相对较长，音响也较大；呼气是被动运动，气流缓慢并逐渐减弱，因此呼气时相较吸气为短。正常人听诊部位在除支气管呼吸音和支气管肺泡呼吸音分布区域外的大部分肺部。

（3）支气管肺泡呼吸音　又称混合性呼吸音，兼有上述两种呼吸音的特点。吸气音与肺泡呼吸音相似，但音调较高且较响，呼气音与支气管呼吸音相似，但强度较弱、音调较低、时间较短。支气管肺泡呼吸音的吸气相和呼气相大致相同，正常人听诊部位为胸骨两侧第1、2肋间、肩胛间区第3、4胸椎水平及肺尖前后部。

三种呼吸音的特点如图5－37所示。

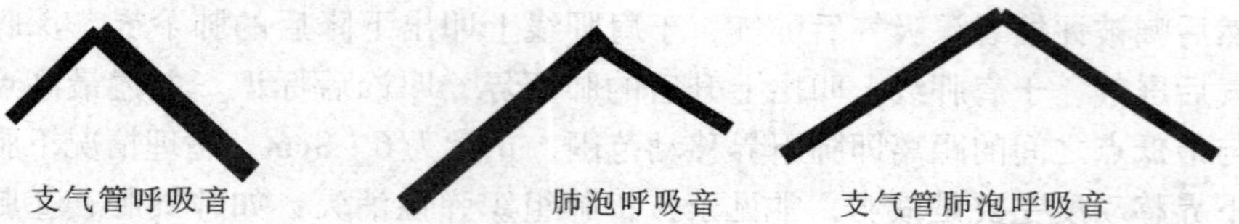

图5－37　三种呼吸音的特点

2. 异常肺部呼吸音

（1）异常肺泡呼吸音

异常肺泡呼吸音是指强弱、性质以及时相上变化。

1）肺泡呼吸音减弱或消失：由于肺泡通气量减少，气体流速减慢或呼吸音传导障碍。常见原因有：①胸廓活动受限：如胸痛、肋间神经痛、肋骨骨折等；②呼吸肌病变：如重症肌无力、膈肌麻痹、膈痉挛等；③呼吸道阻塞：如喉头水肿、气管肿瘤、慢性支气管炎及支气管狭窄等；④压迫性肺不张：如胸腔积液、气胸等；⑤腹部病变：如大量腹水、肠胀气、腹腔内巨大肿瘤等。

2）肺泡呼吸音增强：两侧增强是由于肺泡通气功能增强，气流加快，如运动、发热、贫血、代谢功能亢进、情绪紧张等。健侧代偿性增强常见于患侧肺和胸膜病变。

3）呼气音延长：由于下呼吸道部分阻塞和肺泡弹性回缩力减退所致，常见于支气管哮喘、慢性阻塞性肺气肿、慢性支气管炎等。

4）呼吸音粗糙：由于支气管黏膜水肿或炎症，使内壁不光滑或狭窄，气流通过不畅所致。见于支气管或肺部炎症的早期。

异常支气管和支气管肺泡呼吸音是指部位上变化。

（2）异常支气管呼吸音　在正常肺泡呼吸音区域听到支气管呼吸音，即为异常支气管呼吸音，又称管状呼吸音。临床意义同触觉语颤。

（3）异常支气管肺泡呼吸音　在正常肺泡呼吸音的部位听到支气管肺泡呼吸音即为异常支气管肺泡呼吸音。机制为肺部实变区域较小且与正常肺组织混合所致。常见于支气管肺炎、肺结核或肺炎球菌肺炎早期，胸腔积液上方也可听到支气管肺泡呼吸音。

3. 啰音

啰音是呼吸音以外的附加音。正常人不能闻及啰音。

（1）干啰音

1）机制：是由于气流通过狭窄的气道所发出的声音。

2）特点：①呼气时明显，吸气也可听到；②持续时间较长；③强度、性质、数量、部位易变。

3）分类：干啰音按音响的性质可分为低调和高调两种。低调干啰音称为鼾音，多发生于气管、主支气管，如同熟睡中的鼾声。发生于大气道者，有时不用听诊器可听到，谓之喘鸣音；高调干啰音，多发生在较小支气管或细支气管，类似于鸟鸣、飞箭或哨笛音，通常称为哮鸣音。

4）临床意义：干啰音局限分布，见于支气管内膜结核、肺部肿瘤等。广泛分布见于支气管哮喘、慢性喘息型支气管炎、心源性哮喘和慢性阻塞性肺气肿等。

（2）湿啰音

1）机制：是由于吸气时气流通过气道内的稀薄分泌物，形成的水泡破裂所产生的声音，又称水泡音。

2）特点：①吸气明显，呼气也可听到；②断续而短暂，一次常连续多个出现；③部位较固定，性质较恒定；④中小水泡音可并存；⑤咳嗽后可减轻或消失。

3）分类：湿啰音可分为大、中、小水泡音和捻发音（图5－38）。大水泡音发生于气管、主支气管或空洞部位，多出现在吸气早期。中水泡音发生于中等大小支气管，多出现在吸气期。小水泡音发生于细支气管，在吸气后期出现。捻发音是一种极细而又均匀一致的湿啰音，多出现在吸气末，如同用手指在耳边搓捻一束头发时所发出的声音。捻发音见于正常老年人或长期卧床者，但深呼吸数次或咳嗽后消失，一般无临床意义。

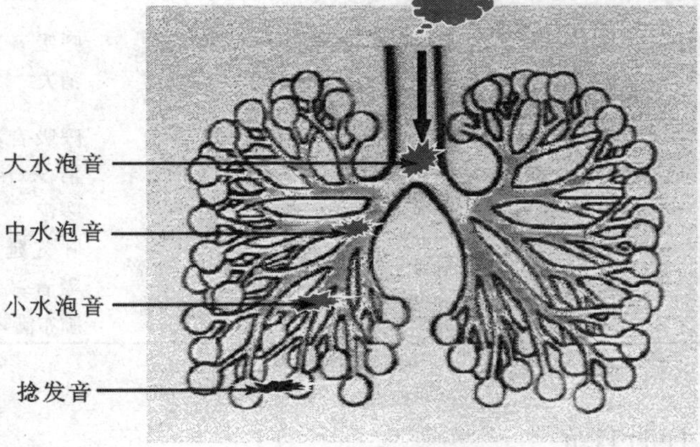

图5－38 水泡音的分类

4）临床意义：局限性湿啰音，见于该处局部病变，如支气管扩张、肺结核或肺炎等；两肺底部湿啰音，多见于左心功能不全所致的肺瘀血、支气管肺炎等；两肺满布湿啰音，多见于急性肺水肿、严重支气管肺炎等。

4. 语音共振

嘱评估对象重复发出同等一般强度的“yi”长音，发音同时用听诊器听取语音。病理情况下语音可增强、减弱或消失，其临床意义、发生机理同触觉语颤，但较触诊更敏感。

语音共振检查时注意两侧对称部位对比，比较其强度、性质的改变。

5. 胸膜摩擦音

当胸膜发生炎症时，由于纤维素渗出，胸膜表面粗糙，随呼吸出现摩擦音。特点是吸气和呼气均可听到，以吸气末或呼气初最为明显，屏气消失，深呼吸或听诊器加压时增强。摩擦音可在短时间内出现、消失或复现，也可持续数日或更久。摩擦音可发生于任何部位，但多见于腋中线下部。各种原因导致的胸膜炎均可听到胸膜摩擦音，当胸水增多，摩擦音可消失。

四、呼吸系统常见疾病的主要症状和体征

表5－13　肺与胸膜常见病的主要体征

疾病	视诊	触诊	叩诊	听诊
肺炎伴大叶实变	呼吸急促、鼻翼扇动、患侧呼吸运动减弱	实变区浊音或实音	语颤增强	管状呼吸音、干湿啰音
慢性阻塞性肺气肿	桶状胸	语颤减弱	过清音肺上界下移	呼气延长、双侧呼吸运动减弱、心音遥远
胸腔积液	患侧呼吸运动减弱	语颤减弱、气管移向健侧	浊音或实音、积液上方过清音	呼吸音减弱或消失、积液上方管音
气胸	呼吸急促或发绀、患侧肋间隙饱满	语颤减弱或消失	鼓音	呼吸音减弱或消失
肺不张	呼吸运动减弱患侧肋间隙变窄	语颤减弱、气管移向患侧	浊音	呼吸音减弱或消失伴干湿啰音
哮喘	呼吸困难	脉率增快语颤减弱	可呈过清音、膈肌运动受限	呼气延长、呼吸音减弱、双肺布满哮鸣音

五、心脏评估

心脏评估时，评估对象可取仰卧位或坐位，充分暴露胸部，环境应安静、温暖，光线充足，按视、触、叩、听顺序。心脏评估，对评估对象的病情变化及严重程度有重要的意义，尤其是心脏听诊的内容对于危重评估对象的评估更为重要。

（一）视　诊

1. 心前区外形

正常人心前区无隆起，两侧对称。先天性心脏病或儿童期患风湿性心脏病伴右心室增大者，心前区可隆起；大量心包积液时，心前区外形可饱满。

2. 心尖搏动

（1）正常心尖搏动：位于胸骨左侧第5肋间锁骨中线内0.5～1.0cm处，或距前正中线7～9cm，搏动范围的直径为2.0～2.5cm。肥

胖或女性乳房悬垂时不易看见。

（2）心尖搏动的改变：主要注意评估以下内容。

1）位置的变化：①生理情况下：心尖搏动位置可因体型或体位而异。仰卧位时心尖搏动稍上移；左侧卧位时心尖搏动可左移2～3cm；右侧卧位时，心尖搏动可右移1.0～2.5cm。矮胖体型者心尖搏动向外上方移位可达第4肋间；瘦长体型者心尖搏动向下移位可达第6肋间。②病理情况下：左心室增大时，心尖搏动向左下移位；右心室增大时，心尖搏动向左移位；一侧胸腔积液或气胸，心尖搏动移向健侧；一侧肺不张或胸膜粘连，心尖搏动移向患侧；大量腹水或腹腔巨大肿瘤，心尖搏动向上移位。

2）心尖搏动强弱和范围变化：①生理情况下：肥胖、女性乳房遮盖或肋间隙变窄者，心尖搏动弱，搏动范围小；消瘦或肋间隙增宽者，与之相反。②病理情况下：如心肌炎、心肌梗死，心尖搏动减弱；心包积液、左侧胸腔大量积液或肺气肿，心尖搏动减弱或消失；左心室增大、甲状腺功能亢进、发热和贫血，心尖搏动增强，直径范围增大。

3. 心前区异常搏动

多见于病理情况，如胸骨左缘第3～4肋心尖搏动，见于右心室肥大；剑突下搏动见于肺气肿或肺气肿伴右心室肥大或腹主动脉瘤者。

（二）触　诊

触诊可进一步证实视诊，并能评估心脏病所特有的体征。通常先以右手全手掌触诊、再以手掌尺侧缘（小鱼际）或2～4指指腹触诊。

1. 心前区搏动

左心室肥大时心尖搏动增强，用手指触诊，可使指端抬起片刻，称抬举性心尖搏动，为左心室肥大的可靠体征。心尖搏动向外凸时，标志第一心音及收缩期的开始，对于确定心音、杂音和震颤出现时期有重要意义。

2. 震颤（又称猫喘）

震颤是用手触诊时感觉到的一种细微振动，触到震颤提示有器质性心血管病，多见于心脏瓣膜狭窄及某些先天性心脏病。震颤的发生机制与心脏杂音相同，但是要注意，有震颤一定会在相应部位听到杂音，但听到杂音不一定能触到震颤。发现震颤时，应注意其部位、时期和临床意义。

3. 心包摩擦感

心包摩擦感是一种与胸膜摩擦感相似的心前区摩擦震动感，以胸骨左缘第4肋间处最易触及，坐位前倾或呼气末明显，屏气仍存在，可与胸膜摩擦感鉴别，见于急性心包炎。当心包渗液增多时，摩擦感可消失。

触诊心尖搏动向外凸时，标志第一心音及收缩期的开始，心尖搏动向内凹陷时，标志第二心音及舒张期的开始，这点对于心音、杂音和震颤出现时期有重要意义。

（三）叩　诊

心脏叩诊可粗略、方便、快速地评估心脏大小、形状及位置。心脏不含气，叩诊呈绝对浊音（实音），但心左、右缘被肺遮盖的部分叩诊呈相对浊音。相对浊音界，反映的是心脏的实际大小，绝对浊音界反映心脏未被肺组织遮盖的部分（图 5－39）。

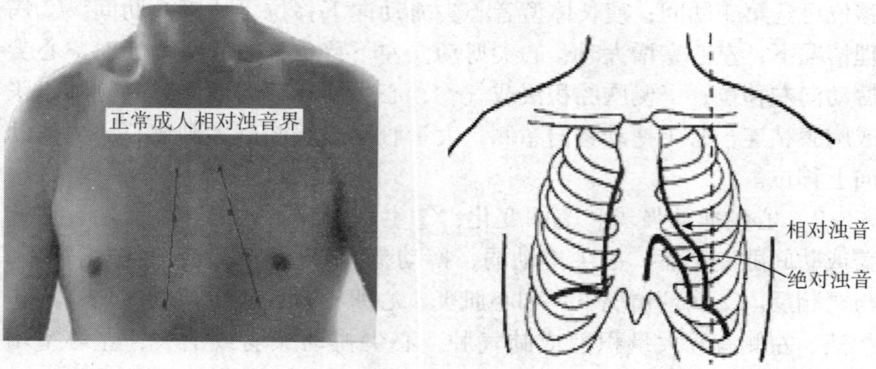

图 5－39　心脏浊音界

1. 心脏叩诊方法

评估对象取坐位时，评估者左手板指可与心缘平行；仰卧位时与肋间平行。采用轻叩，用力均匀。一般先叩左界，后叩右界，由下而上，由外而内，循序进行。①叩心左界时，从心尖搏动外 2～3cm 处由外向内叩，至叩诊音由清音变为相对浊音时，示已达心脏边界，如此自下而上直至第 2 肋间，分别做好标记；②叩诊心右界时，自肝浊音界的上一肋间（通常为第 4 肋间）开始，方法同叩左界方法。用尺测量前正中线至各标记点的垂直距离，再测量左锁骨中线距前正中线的距离。此界为心脏相对浊音界。

2. 正常心脏相对浊音界

正常人心脏浊音界左界自 2 肋间逐渐向外成凸起的弧形，至 5 肋间。右界自 2 肋间开始至 3 肋间，几乎与胸骨右缘一致，仅 4 肋间稍向外凸起。临床上以前正中线到各肋间心脏浊音界的垂直距离表示心脏浊音界。

心脏浊音界包括相对浊音界与绝对浊音界，常说的心脏浊音界是指相对浊音界，它代表了心脏的实际大小与外形。

表 5－14　正常成人心脏相对浊音界

右界（cm）	肋间	左界（cm）
2～3	Ⅱ	2～3
2～3	Ⅲ	3.5～4.5
3～4	Ⅳ	5～6
	Ⅴ	7～9

注：正常成人左锁骨中线至前正中线的距离为 8.0～10cm。

3. 心脏相对浊音界的各部组成

心左界由上至下分别由肺动脉段、左心耳、左心室构成，心右界自上而下分别由升主动脉、上腔静脉及右心房构成（图 5－40）。位于第1、2 肋间水平的胸骨部分的浊音区，称心底浊音区。主动脉结与左心缘间的轻度凹陷部分，即肺动脉段部分称为心腰部。

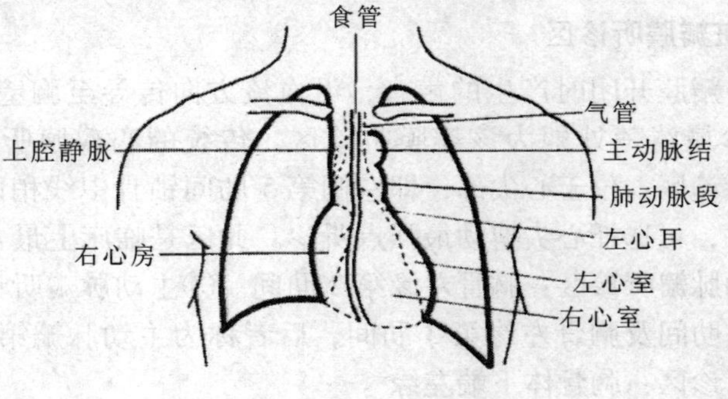

图 5－40　心脏各界的组成

4. 心浊音界改变的临床意义

心浊音界改变可因心脏本身因素或心外因素而发生改变。

（1）心脏因素

1）左心室增大：心左界向左下扩大，心腰部由钝角变为近似直角，心浊音界呈靴形，称靴形心，常见于主动脉瓣关闭不全、高血压性心脏病，也称主动脉形心（图 5－41）。

2）右心室增大：显著增大时，心浊音界向左右扩大，以向左扩大为主，常见于肺心病。

3）双心室增大：心浊音界向两侧扩大呈普大型，常见于扩张型心肌病、全心衰等。

4）左心房合并肺动脉扩大：心腰部饱满，心浊音界呈梨形，故称梨形心，因常见于二尖瓣狭窄，故也称二尖瓣形心（图 5－42）。

5）心包积液：心界向两侧扩大，坐位时心浊音界呈三角形烧瓶形，仰卧位时心底部浊音界明显增宽，呈球形，这种心浊音界随体位改变的现象，为心包积液的特征性改变（图 5－43）。

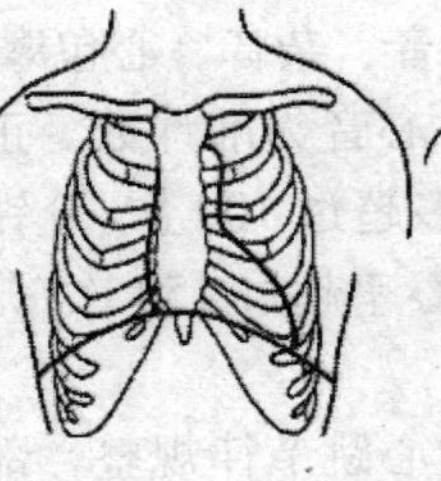
图 5－41　靴形心

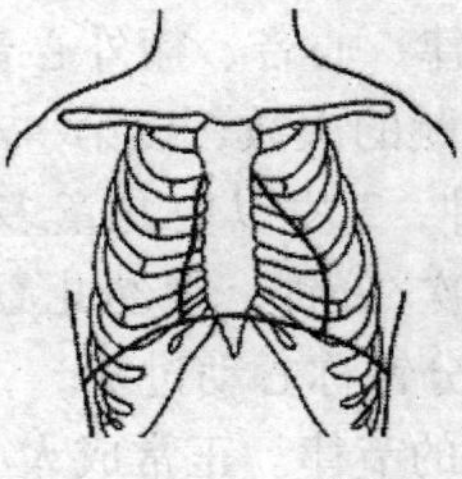
图 5－42　梨形心

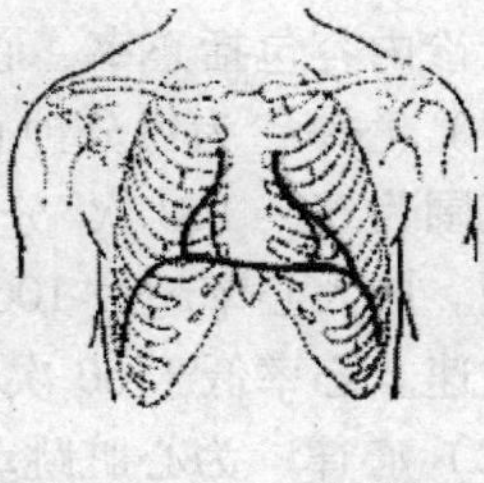
图 5－43　三角烧杯形

（2）心外因素　一侧大量胸腔积液和积气时，心界向健侧移位；肺气肿时，心浊音界缩小；腹腔大量积液或巨大肿瘤，心脏呈横位，心界心脏四个听诊区有五个听诊部位，即二尖瓣的心尖部、肺动脉的胸骨左缘 2 肋间、主动脉的胸骨右缘 2 肋间及胸骨左缘 3 肋间、三尖瓣的胸骨体下端左缘。

向左扩大。

（四）听 诊

听诊是评估心脏的重要方法，评估对象取仰卧位或坐位，必要时改变体位，做深吸气或深呼气，或适当运动。通过听诊心音、心律等变化对于发现评估对象病情的变化，尤其是对于危重评估对象更为重要。

1. 心脏瓣膜听诊区

心脏各瓣膜开闭时产生的声音，沿血流方向传导至胸壁不同部位，于体表听诊最清楚处即为该瓣膜听诊区。传统的心瓣膜听诊区包括：①二尖瓣听诊区：位于心尖部，即左侧第 5 肋间锁骨中线稍内侧。心尖搏动移位时，可选择心尖搏动最强点听诊。此区是临床上最常用的听诊区；②肺动脉瓣听诊区：胸骨左缘第 2 肋间。③主动脉瓣听诊区：在胸骨右缘第 2 肋间及胸骨左缘第 3 肋间，后者称为主动脉瓣第二听诊区。④三尖瓣听诊区：胸骨体下端左缘 。

听诊顺序可按病变好发部位依次进行，即二尖瓣听诊区、主动脉瓣听诊区、主动脉瓣第二听诊区、肺动脉瓣听诊区、三尖瓣听诊区（图 5－44）。听诊也可以从二尖瓣听诊区开始，沿逆时钟方向依次检查肺动脉瓣听诊区、主动脉瓣听诊区、主动脉瓣第二听诊区、三尖瓣听诊区。无论采用何种听诊顺序均应以不遗漏听诊区为准。对疑有心脏病的评估对象除在上述各个瓣膜听诊区进行听诊外，还应在心前区、颈部、腋下等处进行听诊，以便及时发现心血管疾病的异常体征。

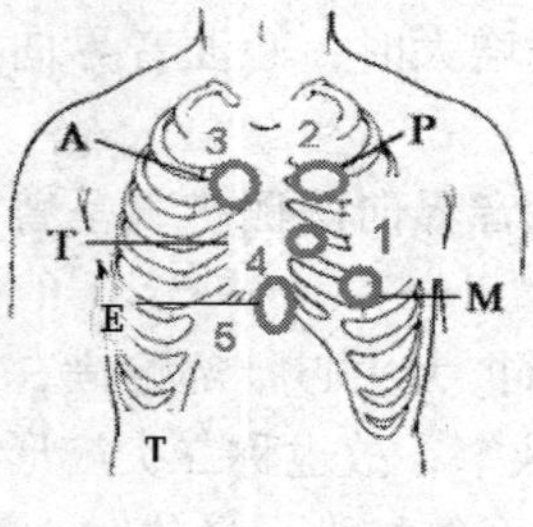

图 5－44 心脏瓣膜听诊区及听诊顺序

2. 听诊内容

听诊内容包括心率、心律、心音、额外心音、杂音、心包摩擦音。

（1）心率 为每分钟心跳的次数，以第一心音为准计数。正常成人心率范围为 60～100 次/分钟，3 岁以内儿童多超过 100 次/分钟，老年人稍慢。成人心率超过 100 次/分钟，婴幼儿心率超过 150 次/分钟，称心动过速。心率低于 60 次/分钟称心动过缓。

（2）心律 为心脏跳动的节律。正常成人心跳节律规整，部分青年人在吸气时心率增快，呼气时减慢，这种随呼吸而变化的心律称为窦性心律不齐，一般无临床意义。听诊能发现的最常见的心律失常是期前收缩和心房颤动。

1）期前收缩，又称早搏，是指规则心律基础上提前出现的心跳。听诊特点为：①心音提前出现，其后有一较长间歇；②提前出现的第一心音增强，第二心音减弱。期前收缩如每隔一次正常心跳后出现一次期前收缩，称二联律，每隔两次正常心跳后出现一次期前收缩，称三联律。二联律和三联律多为病理性。

2）心房颤动。是由于心房内异位节律点发出异位冲动产生的多个折返所致。听诊特点为：①心律绝对不规则；②第一心音强弱不等；③心率与脉率不等，心率大于脉率。这种脉搏脱漏现象称脉搏短绌或短绌脉。心房颤动常见于二尖瓣狭窄、甲状腺功能亢进、冠心病和高血压病。

（3）心音　心音有四个，通常只能听到第一心音、第二心音。

1）心音的类型。①第一心音（S_1）：标志着心室收缩期的开始，主要由房室瓣关闭引起的振动所产生。心前区均可听到，以心尖部最强。②第二心音（S_2）：标志着心室舒张期的开始，主要由半月瓣关闭引起的振动所产生，以心底部最响。③第三心音（S_3）：出现在心室舒张早期，第二心音之后 0.12～0.18s，其产生与心室充盈有关，部分青少年可闻及。④第四心音（S_4）：一般不易听到，听到者多为病理性。

四个心音产生的时相如图 5－45 所示。

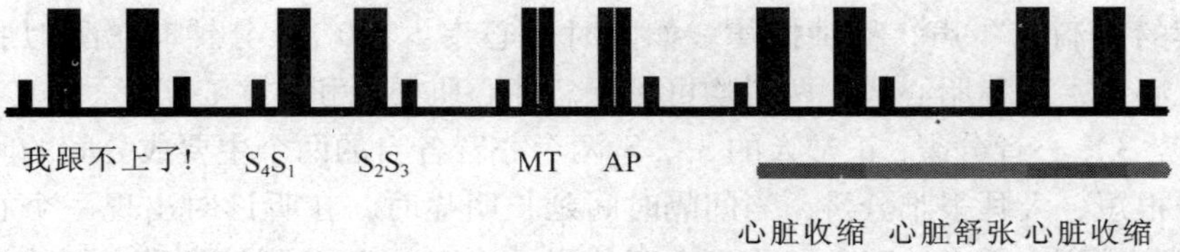

图 5－45　心音产生的时相

2）S_1 和 S_2 的鉴别：S_1 和 S_2 是听诊心音的重要环节，只有正确区分它们，才能判定心室收缩期和舒张期，确定杂音出现的时期。

表 5－15　第一心音（S_1）和第二心音（S_2）的鉴别

	S_1	S_2
音调	较低	较高
强度	较响	较低
性质	较钝	较脆
持续时间	较长，持续约 0.1s	较短，0.08s
与心尖搏动关系	同时出现	之后出现
听诊最响部位	心尖部	心底部
S_1 和 S_2 间隔	S_1 和 S_2 间隔较短	S_2 与下一个心动周期 S_1 间隔较长

（4）心音改变

1）强度改变：①第一心音改变：影响因素为心室肌收缩力、心室充盈情况、瓣膜弹性及位置。增强见于高热、甲状腺功能亢进，系由于心

心音强度改变包括两心音改变：第一心音改变；第二心音改变。

动过速及心室收缩力增强所致。也可见于单纯性二尖瓣狭窄时，系由于左心室充盈减少，于舒张期二尖瓣位置较低，收缩时间缩短，左心室内压上升迅速，致低位的二尖瓣突然关闭，产生较大振动所致。减弱见于二尖瓣关闭不全时，由于左室过度充盈，二尖瓣位置较高，活动幅度减小所致；见于心肌炎、心肌病、心肌梗死和左心衰竭时，系由于心肌收缩力减弱所致。强弱不等见于心房颤动、室性心动过速、频发室性期前收缩及Ⅲ度房室传导阻滞。②第二心音改变：影响因素主要为主动脉、肺动脉内压及半月瓣的情况。S_2 主要成分有主动脉瓣成分（A_2）和肺动脉瓣成分（P_2）两种成分。A_2 变化：增强，可带有高调金属撞击音，见于主动脉内压增高时，如高血压、主动脉粥样硬化；减弱，见于主动脉内压降低时，如主动脉瓣狭窄或关闭不全等。P_2 变化：增强见于肺动脉内压增高时，如二尖瓣狭窄或关闭不全、左心衰竭；减弱见于肺动脉内压降低时，如肺动脉瓣狭窄或关闭不全等。③第一、第二心音同时改变：同时增强见于心脏活动增强时，如劳动、情绪波动、贫血等。同时减弱见于心肌炎、心肌病、心肌梗死等心肌严重受损，左侧胸腔大量积液、肺气肿或休克等循环衰竭时。

2）性质改变：心肌严重病变时，第一心音性质失去原有特征而与第二心音相似，且多有心率增快，收缩期与舒张期几乎相等，听诊如钟摆的“滴答”声，称钟摆律。如同时伴心率 >120 次/分钟时，酷似胎儿心音，又称胎心律，两者均可见于急性心肌梗死和重症心肌炎。

3）心音分裂：正常人的 S_1、S_2 两个心音各自的两个主要成分间的间隔很短，人耳很难分辨，当间隔时间延长明显时，在听诊时出现一个心音分成两个心音的现象，称为心音分裂。临床以 S_2 分裂较常见，在肺动脉瓣区听诊最清楚。①生理分裂：常见于健康儿童和青年，于深吸气末可闻及；②病理分裂：常见于二尖瓣狭窄、肺动脉瓣狭窄等。

舒张早期奔马律是左心衰竭的早期重要体征，临床上也称“心脏呼救音”。

（5）额外心音　是指在 S_1、S_2 之外，额外出现的病理性附加音。分收缩期和舒张期额外心音，前者指收缩期喀喇音（喷射音），常见于主动脉或肺动脉高压和或扩张；后者以舒张早期奔马律及开瓣音最常见。

1）舒张早期奔马律：是一种发生在舒张早期的额外心音，又称室性奔马律，是病理性的 S_3。听诊特点是发生在舒张期较早时期，在 S_2 之后，与前一个心动周期的 S_2 及后一个心动周期的 S_1 间距相仿，音调低，强度弱，以心尖部及呼气末听诊最明显，在心率 >100 次/分钟时，犹如马奔跑的蹄声。发生机制是由于舒张期心室负荷过重，心肌张力与顺应性降低，在舒张早期心房血液快速注入心室时，血液充盈引起室壁振动，提示严重心衰，常见于严重的心肌损害或心力衰竭。

2）开瓣音：在二尖瓣狭窄而瓣膜弹性良好时，由于舒张早期血液自高压力的左房迅速流入左室，迅速开放的瓣叶突然停止，瓣叶振动即产生开瓣音，也称二尖瓣开放拍击音。开瓣音的出现提示狭窄的二尖瓣瓣叶弹性良好及活动尚可，为二尖瓣分离术的重要参考条件。听诊时于心尖内侧清楚，音调较高、清脆、响亮，呈拍击样。

（6）心脏杂音　是指心音和额外心音以外，在心脏收缩或舒张过程中的异常声音，杂音性质的判断对于心脏病的诊断具有重要的参考价值。

1）杂音产生的机制：①血流加速；②瓣膜口狭窄或关闭不全；③异常血流通道；④心腔异常结构及大血管瘤样扩张；⑤心腔内有漂浮物。以上因素可使血液产生湍流，使心壁或大血管壁产生振动而产生杂音。表示如图 5－46。

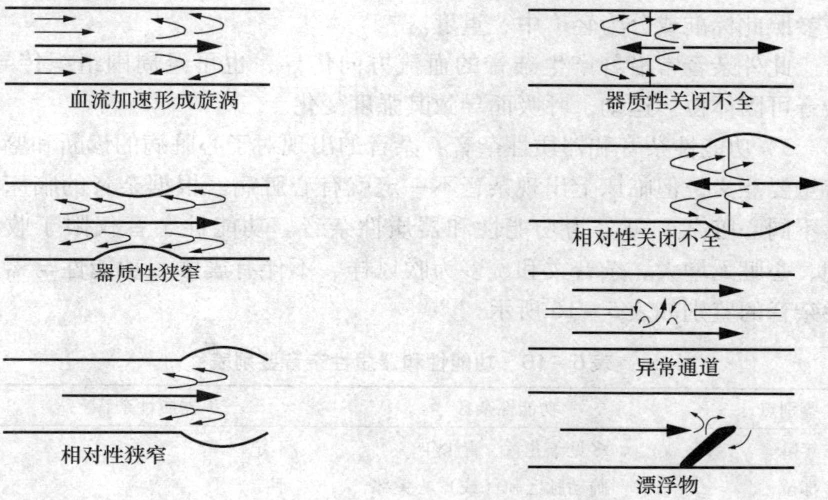

图 5－46　杂音产生机制

2）杂音听诊要点：①最响部位：杂音的最响部位与病变部位有关。一般杂音最响的瓣膜听诊区，病变就在该区相应的瓣膜。②出现时期：发生在第一心音和第二心音之间的杂音称收缩期杂音（SM）（图 5－47）；发生在第二心音与下一次心动周期的第一心音之间的杂音称舒张期杂音（DM）（图 5－48）；连续出现在收缩期和舒张期的杂音称连续性杂音。一般认为，舒张期和连续性杂音均为器质性杂音，而收缩期杂音有功能性或器质性两种可能。③杂音性质：杂音按音色分为吹风样、隆隆样、叹气样、机器样、乐音样等；按音调分为柔和、粗糙两种。功能性杂音较柔和，器质性杂音较粗糙。二尖瓣区粗糙的吹风样杂

一般杂音在哪个瓣膜最响，病变就在哪个瓣膜。

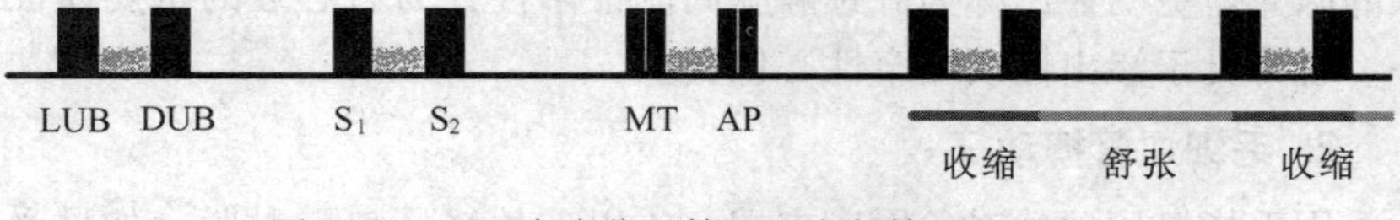

图 5－47　SM 杂音位于第一心音与第二心音之间

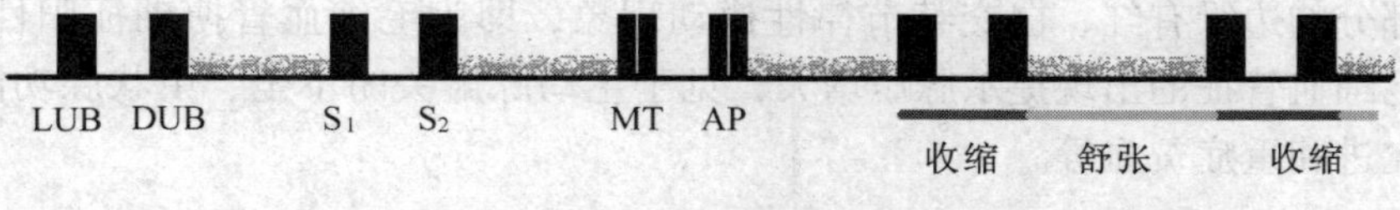

图 5－48　DM 杂音位于第二心音与下一次心动第一心音之间

音，提示二尖瓣关闭不全；隆隆样杂音是二尖瓣狭窄的特征。主动脉瓣

区叹气样杂音为主动脉瓣关闭不全的特点。机器样杂音见于动脉导管未闭。心尖部音调柔和而高调的吹风样杂音常为功能性杂音。④杂音强度：一般来说狭窄越重、血流速度越快、狭窄口两侧压力差越大，杂音就越强。心力衰竭时，心肌收缩力减弱，杂音减弱；当心功能改善，血流加速后，杂音随之增强。收缩期杂音强度通常采用 Levine 6 级分级法。记录杂音强度时，如响度为 3 级，记为 3/6 级杂音。一般 2 级以下收缩期杂音多为功能性，3 级以上多为器质性，但需综合判定。舒张期杂音可参照此标准或分为轻、中、重度。

杂音对疾病性质及病因的判断非常重要，应从出现部位、时期、性质、强度、传导方向等方面进行判断。

此外杂音常沿着产生杂音的血流方向传导，也可经周围组织传导。杂音可因体位、运动、呼吸而导致其强度变化。

3）功能性杂音和器质性杂音：杂音的出现对于心脏病的诊断和鉴别有重要意义，但临床上出现杂音不一定就有心脏病。根据杂音的临床意义不同心脏杂音可分为功能性和器质性杂音。功能性杂音仅限于收缩期、心脏无增大、杂音柔和、多为吹风样、不伴有震颤。功能性与器质性杂音的鉴别如表 5－16 所示。

表 5－16　功能性和器质性杂音鉴别表

鉴别点	功能性杂音	器质性杂音
年龄	多见于儿童、青少年	不定
部位	肺动脉区和（或）心尖部	不定
性质	柔和、吹风样	粗糙、吹风样、常呈高调
持续时间	短促	较长、常占全缩期
强度	≤2/6 级	多≥3/6 级
震颤	无	3/6 级以上可伴有震颤
传导	局限	多沿血管方向向远处传导

六、血管评估

（一）视　诊

1. 肝颈静脉回流征

肝颈静脉回流征指右心衰竭引起肝淤血肿大时，用手压迫肝脏可使颈静脉充盈更明显，称为肝颈静脉回流征阳性，为右心衰的重要体征之一。也可见于渗出性或缩窄性心包炎。

2. 毛细血管搏动征

检查脉搏时，应注意其速率、节律、强弱、波形变化。

用手指轻压评估对象甲床末端，或以玻片轻压口唇黏膜，如见受压部分的边缘有红、白交替节律性搏动现象，即为毛细血管搏动征阳性。毛细血管征的出现提示脉压增大，见于主动脉瓣关闭不全、甲状腺功能亢进和重症贫血等。

（二）触诊——脉搏

测量方法和正常值范围见《护理学基础》。常见的脉搏异常及临床意义如下：

（1）速率改变　增快见于发热、贫血、甲状腺功能亢进、心力衰竭、休克、心肌炎等；减慢见于颅内压增高、阻塞性黄疸、伤寒、病态窦房结综合征、Ⅱ度房室传导阻滞、甲状腺功能减退等。

（2）节律改变　正常人脉搏的节律规整。但正常青少年可有窦性心律不齐，呈吸气时脉搏增快，呼气时减慢。各种心律失常可伴有脉律不整。有时有一定规律，如与期前收缩形成的二联律一致的二联脉；有时完全无规律，如心房颤动。

（3）强弱改变　脉搏强弱与心搏出量、脉压和外周血管阻力有关。心搏出量增加、脉压增大、外周血管阻力减低时，脉搏强而振幅大，称为洪脉，见于高热、甲状腺功能亢进、主动脉瓣关闭不全等。反之，脉搏减弱而振幅小，称为细脉，见于心力衰竭、主动脉瓣狭窄、休克等。

（4）波形异常　临床常以脉搏触诊粗略估计其波形。①水冲脉：脉搏骤起骤落，急促而有力，因脉压增大所致，主要见于主动脉瓣关闭不全、甲状腺功能亢进、严重贫血等。评估时将评估对象手臂抬高过头，并紧握其腕部掌面，可感到急促有力的冲击。②交替脉：为节律规则而强弱交替的脉搏，由心室收缩强弱交替所致，是为左心衰竭的重要体征之一。见于高血压性心脏病、急性心肌梗死、主动脉关闭不全等。③奇脉（吸停脉）：吸气时脉搏明显减弱或消失。见于心包积液和缩窄性心包炎，是心包填塞的重要体征之一。④无脉：脉搏消失，主要见于严重休克和多发性大动脉炎。前者血压测不到，脉搏随之消失；后者因某一部位动脉闭塞而导致相应部位脉搏消失。

（三）听　诊

1. 动脉杂音

多见于外周动脉。如甲状腺功能亢进时，在甲状腺侧叶可听到连续性血管杂音；肾动脉狭窄时，可在上腹部或腰背部听到收缩期杂音。

2. 枪击音及 Duroziez 双重杂音

将听诊器置于肱动脉或股动脉处，可听到的一种短促如射枪的声音称枪击音。听到枪击音后给听诊器稍加压力于股动脉可闻及收缩期和舒张期双期杂音称 Duroziez 双重杂音。二者的临床意义同毛细血管搏动征。

枪击音、Duroziez 双重杂音、毛细血管搏动征和水冲脉合称为周围血管征阳性，主要见于主动脉瓣重度关闭不全，甲状腺功能亢进和严重贫血。

（四）血压测量

1999 年 10 月中国高血压联盟参照了 WHO/ISH 指南（1999 年）公布的中国高血压防治指南的标准规定如下。

1. 高血压

成人在安静、清醒、非药物状态的条件下采用标准测量方法，至少

3 次非同日的血压，当收缩压≥18.7kPa（140mmHg）和（或）舒张压≥12.0kPa（90mmHg），即可确诊为高血压。主要见于原发性高血压，也可见于继发性高血压，如肾脏疾病、肾上腺皮质或髓质肿瘤、颅内压增高等。高血压是动脉粥样硬化和冠心病的重要危险因素，也是心力衰竭的重要原因。

2. 低血压

血压低于 12.0/8.0kPa（90/60mmHg），称低血压。常见于休克、心肌梗死、心力衰竭、心包填塞、肾上腺皮质功能减退等，也可见于极度衰弱者及少数正常人。

判断低血压要结合临床表现。部分青年女性可因体质为正常。

3. 脉压改变

脉压指收缩压与舒张压之差。脉压 >5.3kPa（40mmHg）为脉压增大，见于主动脉瓣关闭不全、甲状腺功能亢进、严重贫血等；脉压 <4.0kPa（30mmHg）为脉压减小，主要见于主动脉瓣狭窄、心力衰竭、低血压、心包积液、缩窄性心包炎等。

表 5-17 成人血压水平的定义及分类

类　别	收缩压（mmHg）	舒张压（mmHg）
理想血压	<120	<80
正常高值	120~139	80~89
1 级高血压（轻度）	140~159	90~99
亚组：临界高血压	140~149	90~94
2 级高血压（中度）	160~179	100~109
3 级高血压（重度）	≥180	≥110
单纯收缩期高血压	≥140	<90
亚组：临界收缩期高血压	140~149	<90

监测“白大褂高血压”有高招

“白大褂高血压”是指进入医院见到穿白大衣的评估者，由于精神高度紧张，导致血压增高的评估对象，也称单纯性诊所高血压。因为该评估对象平时血压正常，一到医院血压就增高，所以常规的门诊血压监测，无法真实反应评估对象的血压状态。遇到这样的评估对象，现在有了高招——动态血压监测（ABPM）。ABPM 是一种无创伤的自动血压检测仪，可以 24h 以上多点检测，该法不影响评估对象的日常生活，能更客观地反映其真实血压。ABPM 不仅能监测“白大褂高血压”，而且因提供各种状态下的血压昼夜变化节律，利于一些疾病的诊断；评估药物对血压整体水平和节律的影响及药效持续时间，指导用药；监测血压对器官损害的相关性，利于病情评估、指导治疗；明确血压对心脏病的影响，利于制订合理的治疗方案。

【小结】

胸部评估
- 胸部体表标志：骨骼标志、自然凹陷、人工画线
- 胸壁、胸廓和乳房：外形、血管、有无压痛、包块及异常情况
- 肺和胸膜：呼吸的运动、频率、幅度、节律；胸廓扩张度、胸膜摩擦音；肺部及边界叩诊；正常及异常呼吸音、啰音的听诊
- 心脏评估：心前区视诊、心前区触诊、心界叩诊、心率、心律、心音、杂音、心包摩擦音的听诊

胸部评估是身体评估的重要部分，主要用于评估肺脏及心脏状态。评估时首先应对评估部位的各种标志准确识别，为了真实评估肺脏与心脏情况，应除外胸壁、胸廓及乳房的变化。肺脏与心脏的评估按视、触、叩、听进行。肺脏和心脏的评估以触、叩、听诊为主，叩诊可以测定肺脏与心脏的大小外形，听诊在肺脏及心脏疾病的诊断中非常必要，在学习中必须认真练习。

【练习题】

一、名词解释

1. 三凹征 2. 啰音 3. 心脏杂音 4. 周围血管征 5. 奇脉

二、单选题

1. 胸骨角不能标志________。

A. 肋间隙　B. 主动脉弓　C. 主支气管分叉　D. 胸椎　E. 心室高度

2. 儿童出现胸骨下端压痛见于________。

A. 白血病　B. 胸骨炎症　C. 佝偻病　D. 肺结核　E. 胸壁软组织炎

3. 乳腺癌多见于________。

A. 乳头后　B. 内上象限　C. 外上象限　D. 内线象限　E. 外下象限

4. 下列不属于佝偻病患儿的胸廓的是________。

A. 扁平胸　B. 鸡胸　C. 串珠肋　D. 肋膈沟　E. 漏斗胸

5. 三凹征主要提示有________。

A. 呼吸困难　B. 呼气性呼吸困难　C. 吸气性呼吸困难　D. 机体缺氧　E. 肺弹力下降

6. Kussmaul 呼吸见于________。

A. 腹水评估对象　B. 糖尿病酮症酸中毒　C. CO 中毒　D. 肺炎　E. 老年人熟睡中

7. 正常肺部的叩诊音不出现________。

A. 清音　B. 鼓音　C. 过清音　D. 浊音　E. 实音

8. 下列哪项组合是正确的？________

A. 清音—肺炎　B. 鼓音—胸腔积气

C. 过清音—胸壁气肿　D. 浊音—正常肺组织　E. 实音—肺空洞

9. 肺脏听诊哪项有误？________

A. 正常肺部听诊音主要是肺泡呼吸音

B. 肺炎评估对象可听到病理性支气管呼吸音

C. 肺气肿评估对象可听到过清音

D. 哮喘评估对象可听到哮鸣音

E. 肺结核评估对象不可听到水泡音

10. 正常肺下界的移动范围是________。

A. 10cm　B. 4 ~ 6cm　C. 6 ~ 8cm　D. 2 ~ 3cm　E. 5cm

11. 触觉语颤增强见于________。

A. 支气管炎　B. 上呼吸道感染

C. 肺气肿　D. 肺炎　E. 胸膜炎

12. 正常心尖搏动位于________。

A. 5 肋间腋中线内 0.5 ~ 1cm

B. 5 肋间锁骨中线内 0.5 ~ 1cm

C. 5 肋间左锁骨中线内 0.5 ~ 1cm

D. 5 肋间左腋中线内 0.5 ~ 1cm

E. 5 肋间左锁骨中线外 0.5 ~ 1cm

13. 心脏的叩诊不正确的是________。

A. 由外向内　B. 左界由下向上

C. 右界由下向上　D. 左界由上向下

E. 左界由心尖部外开始

14. 心脏浊音界的心底是指哪部位的投影？________

A. 心脏的底　B. 右室所在区域

C. 心房所在区域　D. 心脏大血管所在区域

E. 左心室

15. 靴形心见于________。

A. 风心病　B. 肺心病

C. 冠心病　D. 高心病　E. 心衰

16. 心包积液时心浊音界的特点是________。

A. 梨形心　B. 靴形心

C. 普大形心　D. 浊音界正常

E. 心浊音界随体位变化呈球形心到三角烧杯形心

17. 正常人心前区不出现________。

A. S_1　B. S_2　C. S_3　D. S_4　E. $S_{1、2}$

18. 心前区听诊出现三不一致见于________。

A. 早搏　B. 房颤

C. 心动过速　D. 心动过缓　E. 心律不齐

19. 心脏呼救音是指________。

A. S_1　　B. S_2　　C. S_3　　D. S_4

E. 舒张早期奔马律

20. 不属于周围血管征的是________。

A. 水冲脉　　B. 枪击音

C. 交替脉　　D. Duroziez 双重音

E. 毛细血管搏动征

三、简答题

1. S_1和 S_2 的区别是什么?
2. 心脏杂音的产生机制有哪些?功能性与器质性心脏杂音的区别?
3. 正常呼吸音包括哪些?分布在哪些范围?
4. 如何区别干湿啰音?

第六节　腹部评估

【学习要点】

1. 说出腹部的体表标志与分区;熟悉腹部外形及变化特点。

2. 掌握腹壁紧张度、压痛、反跳痛的评估方法及临床意义;掌握肝、脾、胆囊的触诊、叩诊方法及内容。

3. 知道肠鸣音及血管杂音的评估方法及临床意义。

【关键词】 腹部膨隆　腹壁紧张度　压痛　反跳痛　肝脏触诊　移动性浊音

腹腔内脏器很多,主要参与机体的消化、泌尿、生殖、内分泌等系统的功能,正确进行腹部评估对相关疾病诊治及护理非常重要。评估中首先要掌握腹部的体表标志及分区,为了避免触诊引起胃肠蠕动增加,使肠鸣音发生变化,腹部检查的顺序为视、听、触、叩,但记录时为了统一格式仍按视、触、叩、听的顺序,其中以触诊最为重要。

一、腹部的体表标志与分区

为准确描述和记录脏器及病变的位置,常借助人体自然标志及人工画线对腹部进行适当分区,以便熟悉腹部脏器的部位和其在体表投影。

(一)体表标志

1. 肋弓下缘

肋弓下缘由 8 ~ 10 肋软骨连接构成,其下为体表腹部的上界,常用于腹部分区、肝、脾的测量及胆囊定位。

2. 脐

脐为腹部中心,平对 3 ~ 4 腰椎间隙,可作为阑尾压痛点及腰椎穿刺点的定位标志。

3. 髂前上棘

髂前上棘为髂嵴前方的突出点，为腹部九区法、阑尾压痛点、骨髓穿刺的定位标志。

4. 腹直肌外缘

腹直肌外缘相当于锁骨中线的延续，为手术切口和胆囊点的定位标志。右侧腹直肌外缘与肋弓下缘的交界处为胆囊点。

5. 腹中线

腹中线为前正中线的延续，为腹部四分区法的垂直线。

6. 肋脊角

肋脊角为背部两侧第12肋骨与脊柱的交角，为检查肾叩击痛的位置。

7. 耻骨联合

耻骨联合为腹中线最下部的骨性标志。

腹部体表标志如图5－49所示。

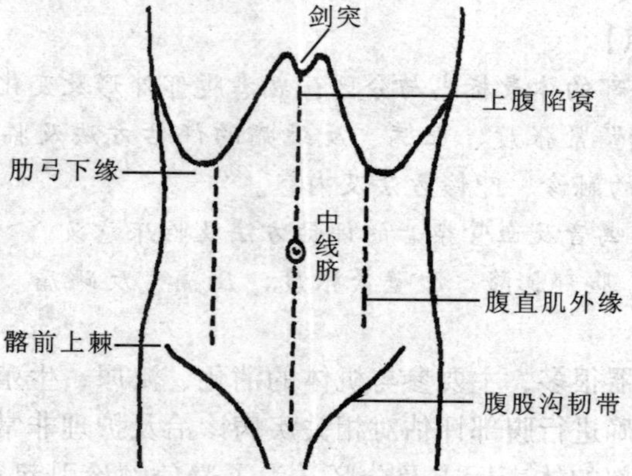

图5－49　腹部体表标志

（二）腹部分区

1. 四区法

以脐为中心，做一水平线和一垂直线，将腹部分为四区，如图5－50所示。

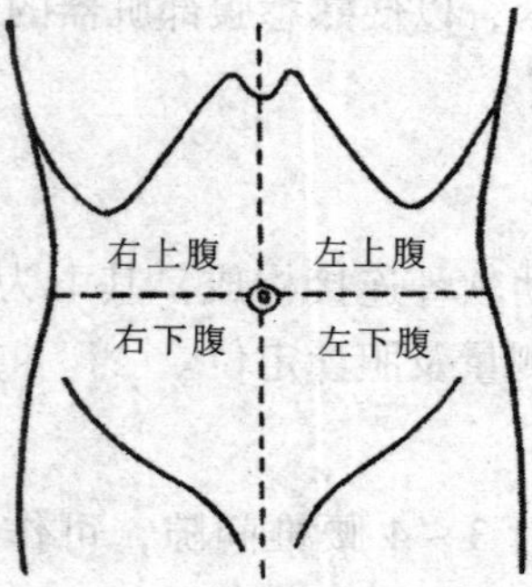

图5－50　腹部分区——四区法

各分区及主要脏器分布情况如下：

（1）右上腹　肝、胆、胰头、幽门、十二指肠、部分升结肠、结肠肝曲、部分横结肠、右肾及右肾上腺、腹主动脉、大网膜。

（2）右下腹　盲肠、阑尾、部分升结肠、部分小肠、右输尿管、胀大的膀胱、女性右侧卵巢及输卵管、男性右侧精索等。

（3）左上腹　脾、肝左叶、胰体、胰尾、左肾及左肾上腺、胃、小肠、结肠脾曲、部分横结肠和降结肠、部分小肠、腹主动脉、大网膜。

（4）左下腹　乙状结肠、部分降结肠、部分小肠、左输尿管、女性左侧卵巢及输卵管、男性左侧精索。

腹部分区有四区法和九区法，临床上常用的是九区法。

2. 九区法

由两条水平线和两条垂直线将腹部分为九区。上面的水平线为两肋弓下缘连线，下面的水平线为两侧髂前上棘连线，两条垂直线分别为通过左、右髂前上棘至腹中线连线中点的垂直线。上述四线相交将腹部分为九区（图5－51）。

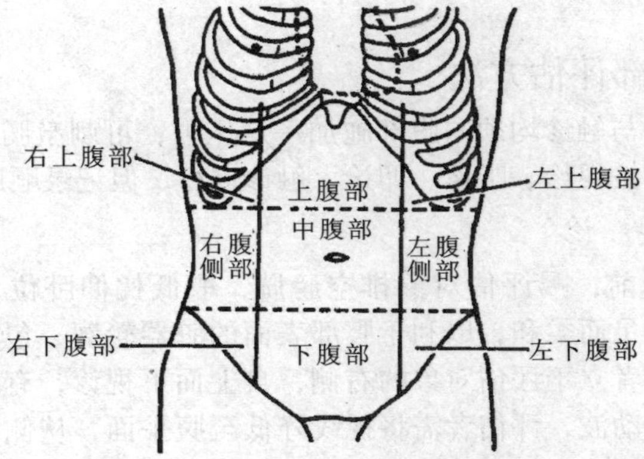

图5－51　腹部分区——九区法

九区法中各脏器分布情况如下（图5－52）：

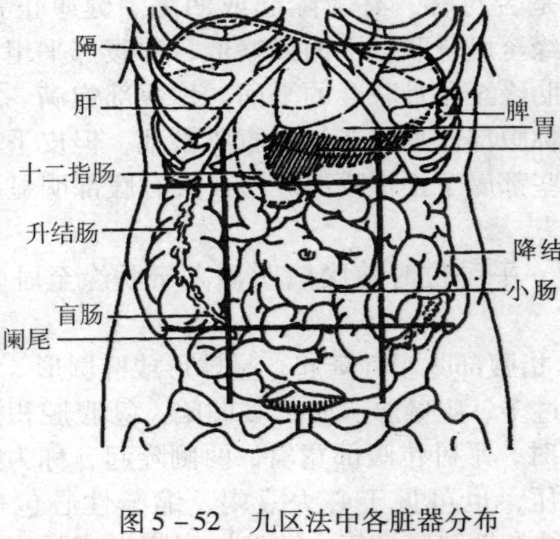

图5－52　九区法中各脏器分布

（1）右上腹部（右季肋部）　肝右叶、胆囊、结肠肝曲、右肾及右肾上腺。

（2）右侧腹部（右腰部）　升结肠、部分空肠、右肾下极。

（3）右下腹部　盲肠、阑尾、回肠下段、女性右侧卵巢及输卵管、男性右侧精索。

（4）上腹部　胃体、幽门、肝左叶、十二指肠、胰头、胰体、横结肠、腹主动脉、大网膜。

（5）中腹部（脐部）　十二指肠、空肠、回肠、下垂的胃或横结肠、肠系膜及淋巴结、输尿管、腹主动脉、大网膜。

（6）下腹部　回肠、乙状结肠、输尿管、胀大的膀胱、女性增大的子宫。

（7）左上腹部（左季肋部）　脾、胃、胰尾、结肠脾曲、左肾及左肾上腺。

（8）左侧腹部（左腰部）　降结肠、左肾下极、空肠、回肠。

（9）左下腹部　乙状结肠、淋巴结、女性左侧卵巢及输卵管、男性左侧精索。

二、腹部评估方法

由于叩诊与触诊均须向腹部施加一定压力，可刺激肠蠕动，故腹部评估顺序改为按视诊、听诊、叩诊、触诊进行，但记录顺序不改。

（一）视　诊

观察腹部外形一定要结合被检查者的年龄、体型、发育等进行分析，排除生理性因素后再考虑病理性因素。

腹部视诊前，嘱评估对象排空膀胱，取低枕仰卧位，充分暴露腹部。光线宜充足而柔和，以利于腹部表面的脏器轮廓、包块及蠕动波进行观察。评估者立于评估对象的右侧，自上而下视诊，有时为观察腹部细小隆起或蠕动波，评估者需将视线降低至腹平面，从侧面呈切线方向观察。腹部视诊内容如下。

1. 腹部外形

注意腹部外形是否对称，有无隆起或凹陷。健康正常成人平卧位时，前腹壁处于肋缘至耻骨联合平面或略低，称腹部平坦。肥胖者及小儿腹部外形可高于肋缘至耻骨联合的平面，称腹部饱满。消瘦者皮下脂肪少，腹部下凹，称腹部低平。老年人腹肌松弛，但皮下脂肪较多，腹形稍大或宽扁，这些都属于正常腹部外形，只有腹部明显膨隆或凹陷才具有病理意义。

（1）腹部膨隆　平卧位时前腹壁明显高于肋缘至耻骨联合所在平面，称腹部膨隆。

腹部膨隆有全腹性及局限性两种。

1）全腹膨隆：指腹部弥漫性隆起，呈球形或椭圆形。常见于：①肥胖：腹壁皮下脂肪过多、腹壁厚、脐部多凹陷。②腹腔积液：腹腔内有大量积液（腹水）时，平卧位腹部宽扁，两侧隆起，称为蛙状腹，常见于肝硬化门静脉高压，也可见于心力衰竭、缩窄性心包炎、肾病综合征、腹膜转移癌或结核性腺膜炎等。结核性腹膜炎或肿瘤浸润时，腹部常呈尖凸状，称为尖腹。③腹内积气：腹部呈球形，改变体位，腹形变化不明显。见于肠梗阻或肠麻痹导致的胃肠道内积气或胃肠道穿孔、治疗性人工气腹。④腹内巨大包块：如足月妊娠、巨大卵巢囊肿、畸胎瘤等。

2）局部膨隆：右上腹膨隆多见于肝肿瘤、肝脓肿、肝瘀血、胆囊肿大等；左上腹膨隆多见于巨脾；上腹中部膨隆见于幽门梗阻、胰腺肿瘤等；下腹膨隆见于子宫增大、膀胱胀大，后者排尿后可消失。

（2）腹部凹陷　①全腹凹陷：指仰卧时前腹壁明显低于肋缘至耻骨联合所在平面。主要见于脱水和消瘦者。严重时前腹壁凹陷几乎贴近脊柱，肋弓、髂嵴和耻骨联合显露，腹外形如舟状，称舟状腹。②局部凹陷：较少见，多因腹壁外伤或术后瘢痕收缩所致。

2. 呼吸运动

腹壁随呼吸而上下起伏，即为腹式呼吸运动。腹式呼吸减弱常见于腹膜炎症、急性腹痛、腹水、腹腔内巨大肿物或妊娠等。腹式呼吸消失可见于胆道或胃肠道穿孔所致急性腹膜炎或膈肌麻痹等。

3. 腹壁静脉曲张

正常人腹壁静脉一般不明显，较瘦或皮肤白皙者隐约可见。腹壁静脉显露明显、迂曲变粗者，称腹壁静脉曲张，常见于门静脉高压或上、下腔静脉梗阻而有侧支循环形成者如图 5－53 所示。

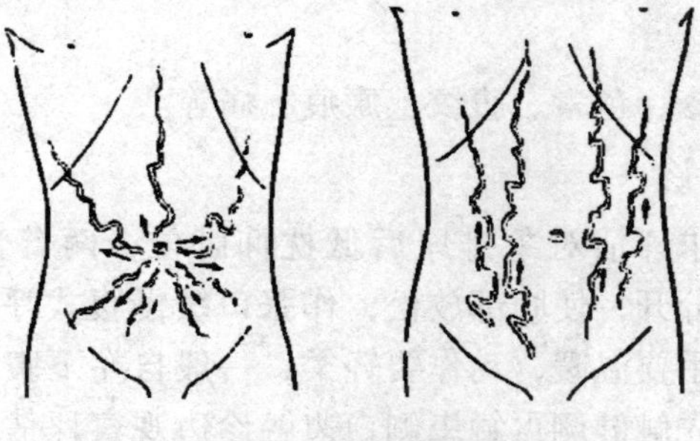

图 5－53　腹壁静脉曲张

（1）门静脉阻塞伴门静脉高压时　血液经再通的脐静脉进入腹壁浅静脉而流向四周，可见以脐为中心向四周放射的曲张静脉，呈水母头状，其血流方向与正常人相同，常在此处听到静脉血管杂音。

（2）下腔静脉阻塞时　曲张静脉多分布于腹壁两侧，曲张静脉血流方向自下向上。

（3）上腔静脉阻塞时　上腹壁及胸壁浅静脉曲张，血流方向为自上向下。

检查血流方向的方法为选择一段无分支的腹壁曲张静脉，评估者将一手示指和中指并拢压在该静脉上，然后其中一手指紧压静脉向外滑动，挤出该段静脉血液，至一定距离后放松该手指，另一手指仍压紧静脉不动，观察静脉是否迅速充盈，据充盈情况即可判断出血流方向如图 5－54 所示。

血流方向对于鉴别腹部静脉曲张的病因可提供重要线索。

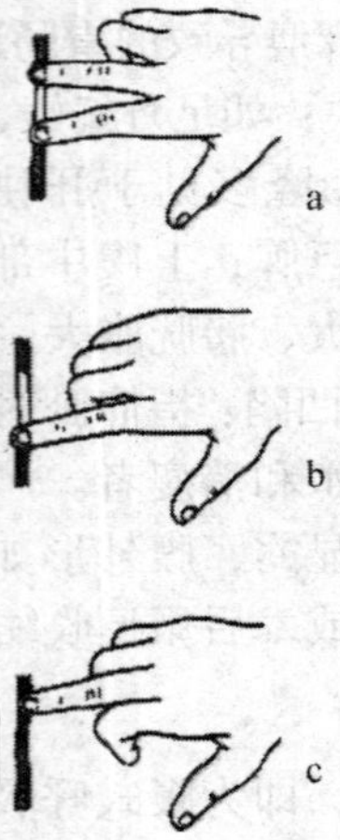

图 5－54　静脉曲张的检查法示意图

4. 胃肠型及蠕动波

从侧面更易觉察胃肠型及蠕动波。

正常人腹部一般看不到胃和肠的轮廓及蠕动波，胃肠道梗阻时，梗阻近端的胃或肠道因内容物聚积而饱满隆起，在腹壁可见到相应的轮廓及蠕动，称胃型或肠型及蠕动波。肠麻痹时，蠕动波消失。

5. 其他

注意有无皮疹、色素、腹纹、瘢痕、疝等。

（二）触　诊

触诊时，要求评估对象排尿后低枕仰卧位，两臂自然放于身体两侧，两腿屈曲稍分开，使腹部放松，作张口缓慢腹式呼吸。评估者立于评估对象右侧，手要温暖，动作要轻柔，一般自左下腹开始以逆时针方向评估。原则是先触健侧再触患侧。边触诊边观察评估对象的反应与表情，并与之交谈，可转移其注意力而减少腹肌紧张。

根据情况，采用不同的触诊手法。浅部触诊法适用于检查腹壁紧张度、抵抗感、浅表压痛、包块搏动和腹壁上的肿物等。深部触诊法适用于检查腹腔脏器状况、深部压痛、反跳痛及肿物等。腹部触诊的主要内容如下。

1. 腹壁紧张度

腹壁的触诊主要用于检查腹壁是否出现肌紧张、压痛和反跳痛。

正常人腹壁有一定的张力，但触之柔软，较易压陷，称腹壁柔软。某些病理情况下，腹壁紧张度可发生变化。

（1）腹壁紧张度增加　主要为腹膜炎症刺激引起腹肌痉挛所致。

1）全腹紧张度增加：多见于①胃肠道穿孔或脏器破裂所致的急性弥漫性腹膜炎，其特点为腹壁明显紧张，甚至强直硬如木板，称板状腹；②结核性腹膜炎因炎症刺激缓慢，可有腹膜增厚，并与肠管、肠系膜粘连，故触诊腹壁柔韧有抵抗，不易压陷，称揉面感，也可见于癌性腹膜炎。

2）局部腹壁紧张度增加：因腹内脏器炎症累及腹膜所致，如右上腹肌紧张常见于急性胆囊炎，右下腹肌紧张常见于急性阑尾炎。

（2）腹壁紧张度减弱 表现为按压时腹壁松弛无力，失去弹性。多见于慢性消耗性疾病、大量放腹水后严重脱水评估对象或经产妇、年老体弱者。

2. 压痛和反跳痛

正常腹部触压时不引起疼痛，重按时仅有一种压迫感。

（1）压痛 腹部压痛指由浅入深触压腹部引起的疼痛。这种真正的压痛常因腹壁或腹腔内病变引起。若病变来自腹壁，抓捏腹壁或嘱评估对象将腿伸直仰卧抬头抬肩时疼痛加剧；若病变来自腹腔内，此时压痛明显减轻或消失，常见于腹内脏器的炎症、肿瘤、淤血、破裂、扭转等。压痛部位常为病变所在部位。某些位置较固定的压痛点常反映特定的疾病，如位于右锁骨中线与肋缘交界处的胆囊点压常提示胆囊病变，位于脐与右髂前上棘中外1/3交界处的McBurney点压痛，常提示阑尾病变。此外，胸腔病变可在上腹部或肋下部出现压痛，盆腔病变可在下腹部出现压痛。腹部脏器常见的压痛区如图5－55所示。

腹肌紧张、压痛和反跳痛合称为腹膜刺激征，是腹膜炎的重要体征。

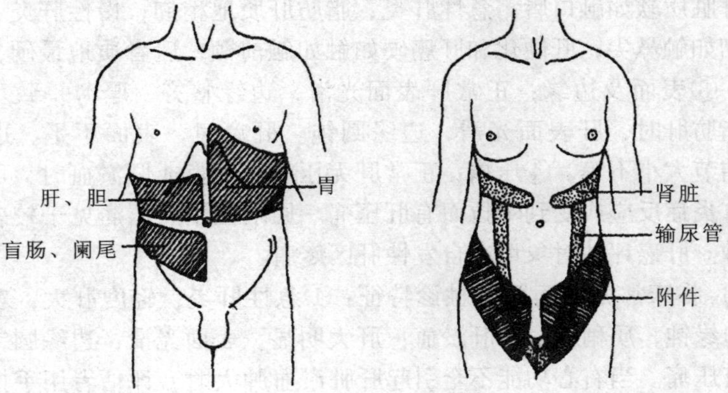

图5－55 腹部脏器常见的压痛区

（2）反跳痛 反跳痛评估者的手指在触诊压痛处稍停片刻，使压痛感觉趋于稳定，然后将手指迅速抬起，若评估对象感觉疼痛骤然加剧，并伴有痛苦表情或呻吟，称为反跳痛。反跳痛为腹内脏器病变累及邻近壁层腹膜的标志，当手突然抬起时，壁层腹膜受到激惹所致。腹膜炎评估对象常有腹肌紧张、压痛及反跳痛，称为腹膜刺激征。当腹内脏器炎症尚未累及壁层腹膜时，可能仅有压痛而无反跳痛。

3. 脏器触诊

腹腔内重要脏器较多，当其发生病变时，常可触到脏器增大、局限性包块、质地改变及压痛等，对诊断具有重要意义。

（1）肝脏触诊 嘱评估对象仰卧位，两膝关节屈曲，腹壁放松，并做深而均匀的腹式呼吸以使肝脏随膈肌上下移动。

1）触诊方法：①单手触诊法：较为常用，评估者将右手平放于右锁骨中线估计肝下缘的下方（根据估计肝下缘的位置，可选择从右上腹或脐右侧开始），四指并拢，掌指关节伸直，用示指前外侧指腹触诊肝脏。深吸气时，手指向上迎触下移的肝脏；深呼气时，指端随之压向腹深部。如此反复，自下而上逐渐触向肋缘，直到触及肝缘或肋缘为止。同法在前正中线上，触诊肝左叶。触及肝者，需分别测量和记录在右锁骨中线及前正中线上，肝缘至肋缘或剑突根部的距离（厘米）。②双手触诊法：评估者右手位置同单手法，同时左手置于评估对象右腰部，拇指张开置于肋部。触诊时，左手向上托起，使肝下缘紧贴前腹壁下移，并限制右下胸扩张，以增加膈肌下移的幅度，使吸气时下移的肝更易于被触及。

在触诊肝脏时应按大小、质地、表面及边缘、有无压痛及叩击痛来进行触诊。

2）肝触诊评估内容：①大小：正常成人肝脏一般在肋缘下触不到，少数可触及，但应在1cm以内。剑突下可触及者，多在3cm以内。肝下缘超过上述标准，如肝上界正常或升高，提示肝大。弥漫性肝大见于肝炎、肝淤血、脂肪肝、早期肝硬化、白血病等；局限性肝大见于肝脓肿、肝肿瘤及肝囊肿等。②质地：肝质地分为质软、质韧和质硬三级。正常肝脏质软如触口唇；急性肝炎、脂肪肝质地稍韧；慢性肝炎、肝淤血质韧如触鼻尖；肝硬化和肝癌硬如触如触前额，后者质地最硬，质硬如石。③表面及边缘：正常肝表面光滑，边缘整齐、厚薄一致。肝淤血、脂肪肝时，肝表面光滑，边缘圆钝。肝癌时，表面不平、边缘不整、结节大小不等。④压痛：正常肝无压痛。肝炎或肝淤血时，可因肝包膜有炎症反应或受到牵拉而有肝压痛。局限性剧烈压痛见于较表浅的肝脓肿。肝癌评估对象可有自发性肝区疼痛。

3）临床常见疾病肝脏触诊特征：①急性肝炎：轻度肝大，表面光滑，边缘钝，质稍韧。②肝淤血：肝大明显，表面光滑，边缘圆钝，质韧，有压痛。当右心功能不全引起肝脏淤血肿大时，评估者用手按压肿大的肝可使颈静脉怒张更加明显，称肝颈静脉回流征阳性。③肝硬化：早期肝大，晚期缩小，质较硬，表面不光滑，边缘锐而不整齐，无压痛。④肝癌：肝大，表面不平，有大小不等的结节或巨块，边缘不整，有不同程度的压痛。⑤肝脓肿：触诊可有囊性感，压痛明显。

（2）脾脏触诊　正常情况下脾脏不能触及。内脏下垂、胸腔积液或积气时膈肌下降，脾脏随之向下移位，深吸气时可在左肋缘下触及脾脏边缘。除此以外，触及脾脏则提示脾大。

1）触诊方法　根据脾大的情况不同，可采用单手或双手触诊。明显脾大且位置较表浅时，单手触诊轻用力即可触及。轻度脾大，位置较深时，则需采用双手触诊法。评估对象仰卧，双腿稍屈曲，评估者位于评估对象右侧，左手掌置于左胸下部第9～11肋处，将脾脏由后向前托起。右手掌平放于脐部，与肋弓大致呈垂直方向，同触诊肝脏一样，配合呼吸，直至触到脾缘或左肋缘为止。轻度脾大而仰卧位不易触及时，可嘱评估对象取右侧卧位，右下肢伸直，左下肢屈曲，此时采用双手触诊法较易触及（图5－56）。

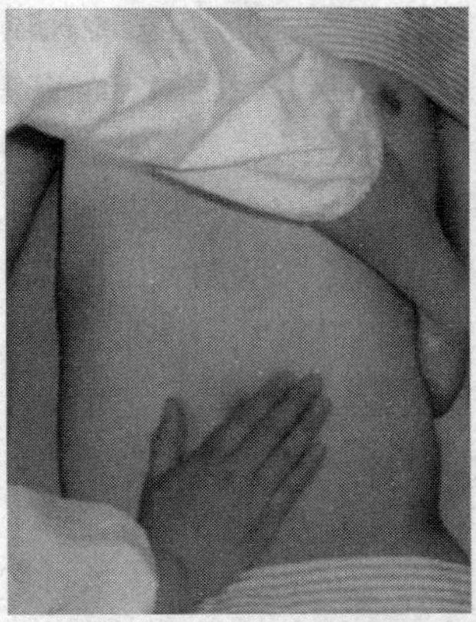

图5－56 脾脏触诊法示意图

脾脏触诊比较困难，初学者易漏诊，需认真体会。

2）脾大的测量方法：如图5－57所示。

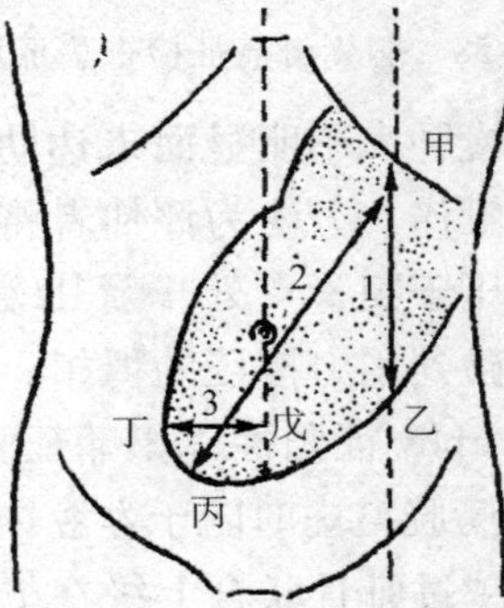

图5－57 脾肿大的测量

第1线测量（甲乙线）：指左锁骨中线与肋缘交点至脾下缘的距离，以厘米表示。脾脏轻度肿大时，只作第1线测量。

第2线测量（甲丙线）：指左锁骨中线与肋缘交点至脾脏最远点的距离（应大于第1线测量）。

第3线测量（丁戊线）：指脾脏右缘至前正中线的最大距离。若脾脏高度肿大向右超过前正中线，以“＋”表示；若未超过前正中线，则以“－”表示。

3）脾大分度及临床意义。①轻度脾大：脾缘不超过肋下2cm者，见于急慢性肝炎、伤寒等，质地多较柔软。②中度脾大：脾缘超过肋下2cm，但在脐水平线以上者，见于肝硬化、慢性淋巴细胞性白血病、淋巴瘤等。③高度脾大：超过脐水平线或向右超过前正中线者，表面光滑者可见于慢性粒细胞性白血病、疟疾等；表面不光滑而有结节者见于淋巴肉瘤和恶性组织细胞病。

脾脏若能触及，则已比正常大1倍。

触到脾脏后，应注意大小、质地、表面情况、有无压痛及摩擦感等。

（3）胆囊触诊　正常情况下，胆囊隐藏于肝下面的胆囊窝内，不能被触及。胆囊肿大时，可超出肝缘及肋缘而在右肋下腹直肌外缘处触及。胆囊触诊可采用单手滑行触诊法或钩指触诊法（图5－58）。肿大的胆囊一般呈梨形或卵圆形，张力较高，随呼吸而上下移动。胆囊肿大呈囊性感伴明显压痛者，常见于急性胆囊炎；而不伴压痛者，见于壶腹周围癌；胆囊肿大伴实性感见于胆囊结石或胆囊癌。

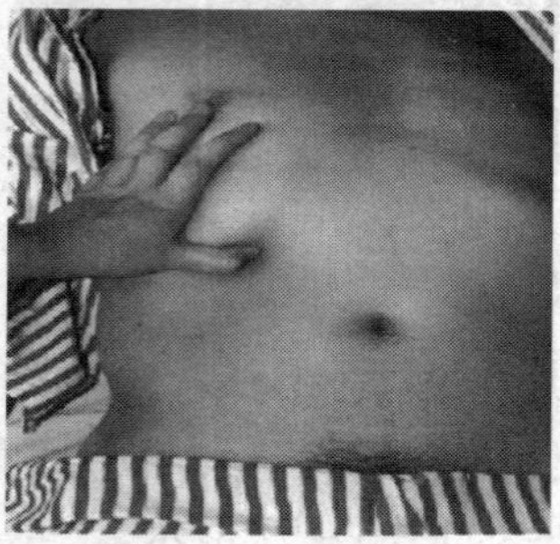

图5－58　胆囊触痛征检查法示意图

墨菲征阳性见于急性胆囊炎。

急性胆囊炎早期，胆囊肿大不明显而未达肋缘以下者，则不能触及胆囊，但此时可探及胆囊触痛。方法为评估者将左手掌平放于评估对象的右胸下部，拇指指腹勾压于胆囊点处，嘱其缓慢深吸气。在吸气过程中，有炎症的胆囊下移时碰到用力按压的拇指，即可引起疼痛或因剧烈疼痛而突然屏气，称为Murphy征阳性（墨菲征阳性）。

（4）膀胱触诊　正常膀胱空虚时隐于盆腔内，不易触及。只有在膀胱积尿充盈增大时，方可越过耻骨联合上缘在下腹部触及。膀胱触诊多采用单手滑行触诊法，评估对象仰卧，双下肢屈曲，评估者以右手自脐开始向耻骨联合方向触摸。膀胱增大多由尿液潴留所致，触之呈扁圆形或圆形，有囊性感，不能用手推移，按压时有憋胀感及尿意，排尿或导尿后缩小或消失，借此可与妊娠子宫、卵巢囊肿等其他肿物鉴别。膀胱胀大最多见于尿道梗阻（前列腺肥大或癌）、脊髓病（如截瘫）所致的尿潴留。也可见于昏迷评估对象、腰椎或骶椎麻醉后、术后局部疼痛评估对象。

（三）叩　诊

腹部叩诊主要用于评估某些腹腔脏器的大小、位置、叩痛，胃肠道充气情况，腹腔肿物、积气或积液等。腹部叩诊多采用间接叩诊法。

1. 腹部叩诊音

正常情况下，除肝、脾、增大的膀胱和子宫所占据的部位及两侧腹部近腰肌处叩诊为浊音外，腹部其余部位均为鼓音。鼓音明显、范围增大可见于胃肠道高度胀气、胃肠穿孔或人工气腹时。鼓音范围缩小可见于肝、脾等脏器极度肿大，腹腔内肿瘤或大量腹水时。

2. 肝脏叩诊

可用于评估肝的位置、浊音界大小及有无叩击痛。

（1）肝界叩诊　确定肝上界时，嘱评估对象平卧，平静呼吸，沿右锁骨中线由肺部清音区向下逐一肋间叩向腹部。叩诊音由清音转为浊音时，为肝上界，又称肝相对浊音界（肺肝界）。继续向下叩 1～2 肋间，则浊音转为实音，称肝绝对浊音界（即右肺下界）。确定肝下界时，则由腹部鼓音区沿右锁骨中线向上叩诊。当叩诊音由鼓音转为浊音时，即为肝下界。因肝下缘较薄且与胃、结肠等空腔脏器重叠，不易叩出，故多用触诊确定。

正常肝脏叩诊上界至下界为 9～11cm。

① 生理改变：肝的上下界受体型等因素影响。匀称体型者的正常肝上界位于右锁骨中线上第 5 肋间，下界位于右肋下缘。矮胖体型者及妊娠妇女肝上、下界均可上移一个肋间，瘦长体型者则可下移一个肋间。肝上、下界之间的距离称肝上下径，一般为 9～11cm。

② 病理改变：肝浊音界扩大见于肝癌、肝脓肿、肝炎、肝淤血及多囊肝等；肝浊音界缩小见于肝硬化、急性肝坏死和胃肠胀气等；肝浊音界上移可见于右肺纤维化、右下肺不张、右肺切除术后及气腹鼓肠等；肝浊音界下移可见于肺气肿、右侧张力性气胸等；肝浊音界消失而代之以鼓音者，多因气体覆盖于肝表面所致，是急性胃肠道穿孔的重要征象。

（2）肝区叩击痛　评估者左手掌平放于肝区所在部位，右手半握拳，以轻至中等力量叩击左手手背。正常人肝区无叩击痛，阳性者见于肝炎、肝脓肿、肝淤血等。

3. 移动性浊音

在女性评估对象腹部叩诊时，若出现移动性浊音，要注意同巨大卵巢浓囊鉴别。

当腹腔内有较多量液体时，先嘱评估对象仰卧位，此时，两侧腹部叩诊呈浊音（为聚积的液体），中腹部叩诊呈鼓音（为浮于液体表面的肠袢）。再嘱评估对象左侧卧位，下面的左侧腹部则大部分转为浊音，而上面的右侧腹部转为鼓音。同理右侧卧位再进行叩诊（图 5－59）。这种腹部浊音区随体位的变动而变化的现象，称为移动性浊音，为腹腔内有游离液体的表现。当腹腔内游离液体超过 1000mL 时，即可叩出移动性浊音。

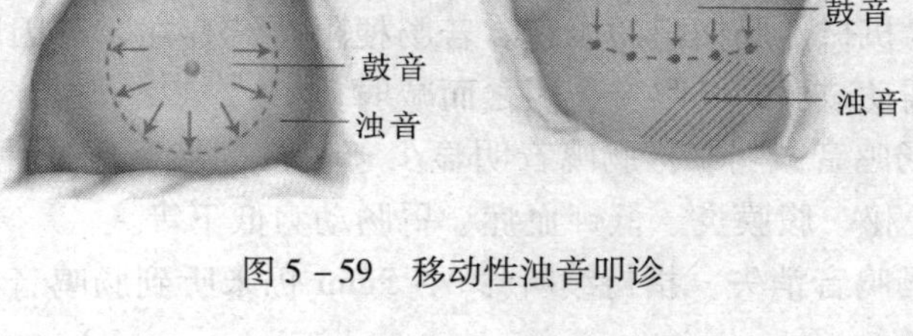

图 5－59　移动性浊音叩诊

4. 肋脊角叩击痛

肋脊角对应的是肾所在部位。正常人此处无叩击痛。评估时，评估对象取坐位或侧卧位，评估者用左手掌平放在评估对象的肋脊角处（肾区），右手半握拳以轻至中等的力量向左手手背进行叩击。肋脊角叩击痛见于肾脏病变，如肾炎、肾盂肾炎、肾结石、肾结核及肾周围炎等。

肾区有叩击痛提示肾脏有病变。

常见肾脏疾病在体表的压痛点及叩击痛部位如图 5－60 所示。

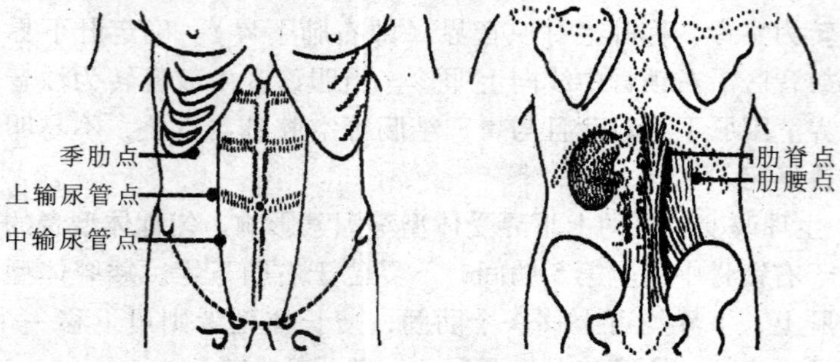

图 5－60　肾脏疾病在体表的压痛点及叩击痛部位

5. 膀胱叩诊

膀胱叩诊主要用于判断膀胱的充盈程度，特别是在膀胱触诊不满意时。膀胱叩诊在耻骨联合上方进行。当膀胱空虚时，隐于耻骨联合下方，耻骨联合上方为肠管所占据，故叩诊呈鼓音。当膀胱有尿液充盈时，可在耻骨联合上方叩得圆形浊音区。排尿或导尿后，则浊音区转为鼓音。

（四）听　诊

由于触诊和叩诊可能会增加肠蠕动而影响听诊效果，因而腹部听诊常在视诊后进行。

1. 肠鸣音

肠蠕动时，肠腔内气体和液体随之流动而产生一种断断续续的咕噜声，称肠鸣音。正常情况下，肠鸣音 4～5 次/分钟，全腹均可听到，其音响及音调变异较大。为准确评估肠鸣音的次数和性质，应在固定部位至少听诊 1 分钟，通常选择右下腹。肠鸣音异常表现为如下几种情况：

若肠鸣音大于 10 次每分钟为亢进，若 5 分钟未听到为减弱或消失。

（1）肠鸣音活跃　指肠鸣音达 10 次/分钟以上，但音调不特别高亢。见于急性胃肠炎、胃肠道大出血或服用泻药后等。

（2）肠鸣音亢进　指肠鸣音次数多，响亮、高亢，甚至呈叮当声或金属声，为机械性肠梗阻的表现。若肠梗阻持续存在，可因肠壁肌肉疲劳而致肠蠕动减弱，肠鸣音会因之而减弱。

（3）肠鸣音减弱　指肠鸣音明显少于正常，甚至数分钟才能听到 1 次。见于便秘、腹膜炎、低钾血症、胃肠动力低下等。

（4）肠鸣音消失　指持续听诊 3～5min 仍未听到肠鸣音，用手指轻叩或搔弹以刺激腹部仍无肠鸣音者。主要见于急性腹膜炎、麻痹性肠梗阻或腹部大手术后。

2. 血管杂音

（1）动脉性杂音　腹中部的收缩期血管杂音，见于腹主动脉瘤或腹主动脉狭窄。前者可在该部位触及搏动性包块，后者下肢血压低于上肢血压。左、右上腹部的收缩期血管杂音则常为肾动脉狭窄所致，常伴有高血压。

（2）静脉性杂音　静脉杂音为一种柔和的、连续的嗡鸣音，无收缩期与舒张期性质，若伴有明显的腹壁静脉曲张，则提示为门静脉高压侧支循环建立。常出现于脐周或上腹部。

腹部评估不要因一指之差酿大患

肠管是腹部最多的组织。肠道疾病尤其直肠、结肠疾病并不在腹部出现易显体征，因此评估直肠、结肠疾病，直肠指诊的检查就非常必要。例如：直肠癌大部分是生长在距肛门口 8～10cm 处，直肠指诊是极容易触摸到的。因此，临床上凡遇到便血、黏液便、排便困难、便体变细或变形及排便习惯改变的评估对象，千万不要怕脏、嫌麻烦忘记给评估对象做直肠指诊，也不要因自己的一时疏忽，给评估对象造成大患，给自己从医的职业生涯带来阴影。

【小结】

腹部体表标志及分区

腹部评估：
- 腹部视诊：外形、呼吸运动、腹壁静脉曲张、胃肠型及蠕动波、有无皮疹、色素、腹纹、瘢痕、疝等
- 腹部触诊：腹壁紧张度、压痛、反跳痛，肝脏、脾脏、胆囊、膀胱触诊
- 腹部叩诊：腹部叩诊；肝脏、膀胱、肋脊角叩诊，移动性浊音
- 腹部听诊：肠鸣音、血管杂音

腹部评估按照视、听、叩、触的顺序进行。其中以触诊最为重要，尤其是腹腔脏器的触诊最为重要。在临床工作中，通过腹部评估，可查知许多异常病理现象和各种急腹症。熟练各种评估技巧，就能在紧急情况下做出判断，采取适宜的护理措施，使评估对象早日恢复健康。

【练习题】

一、名词解释

1. 板状腹　2. 反跳痛　3. 移动性浊音

二、单选题

1. 腹部评估最常用检查法是________。

A. 视诊　B. 触诊　C. 叩诊　D. 听诊　E. 嗅诊

2. 移动性浊音的意义在于提示________。

A. 腹腔内有游离性腹水　　B. 游离性腹水量较大

C. 游离性腹水大于1000mL　　D. 游离性腹水大于500mL

E. 卵巢巨大囊肿

3. 阑尾炎的 McBurney 压痛点位于________。

A. 右髂前上棘与腹直肌连线的中点上

B. 右髂前上棘与脐连线的中外 1/3 处

C. 右髂前上棘与脐连线的中上 1/3 处

D. 左髂前上棘与脐连线的中外 1/3 处

E. 左髂前上棘与脐连线的中上 1/3 处

4. Murphy 征阳性见于________。

A. 胆囊炎　　B. 肝炎

C. 急性胆囊炎　　D. 慢性胆囊炎

E. 胆囊肿瘤

5. 正常肝脏于右肋下________。

A. 1.5cm　B. 2.0cm　C. 2.5cm　D. 1.0cm 内　E. 3.0cm

6. 肝、脾的触诊检查常采用________。

A. 浅部触诊法　　B. 双手触诊法

C. 深压触诊法　　D. 冲击触诊法

E. 深部滑行触诊法

7. 正常肝脏的描述________正确。

A. 质地如鼻尖　　B. 边缘锐利

C. 表面有波动感　　D. 可触到结节

E. 无压痛

8. 下列疾病出现反跳痛的是________。

A. 阑尾炎　　B. 急性阑尾炎

C. 阑尾炎穿孔　　D. 急性胃炎

E. 急性肠炎

9. 正常肠鸣音是________。

A. 10 次/分钟　　B. 4～5 次/分钟

C. 3 次/分钟　　D. 10 次/分钟以上

E. 15 次/分钟

10. 关于腹部触诊不正确的是________。

A. 先从患部开始　　B. 评估对象取仰卧位

C. 一般应排空膀胱　　D. 评估者站于评估对象右侧

E. 评估对象配合作腹式呼吸

三、简答题

1. 腹膜刺激征指哪些体征？有何意义？

2. 腹部九区法如何划分？各区中包括哪些脏器？

第七节 脊柱与四肢评估

脊柱和四肢的评估，主要是使用视诊及叩诊。在本节学习中同学们应该知道评估前的准备和注意事项有哪些？评估的重点是什么？并学会如何进行正确的评估及识别典型病变。

一、脊柱

脊柱是支持体重，维持人体正常姿势的重要支柱。脊柱病变主要表现为疼痛、姿势或形态异常及活动度受限等。

（一）脊柱弯曲度

正常人脊柱四个弯曲部位称为生理弯曲。

1. 评估方法

评估对象坐位或直立位，双臂自然下垂，以手指沿脊柱棘突以适当压力自上而下划，致皮肤呈一红色充血线，以此观察脊柱有无侧弯。

2. 生理弯曲

正常人站立位时脊柱从背面观无侧弯，侧面观有四个生理弯曲，即颈、腰段前凸，胸、骶段后凸，呈“S”形。

3. 病理性弯曲

（1）脊柱后凸　多发生于胸椎，表现为脊柱后弯。常见于佝偻病、胸椎结核、强直性脊柱炎、老年性脊椎退行性变、脊柱骨折等。

（2）脊柱前凸　多发生于腰椎，表现为脊柱过度向前弯曲，常见于晚期妊娠、大量腹水或腹腔巨大肿瘤者。

（3）脊柱侧凸　表现为脊柱偏离正中线向左或向右偏。常见于由儿童发育期姿势不良、椎间盘突出、慢性胸膜增厚、胸膜粘连、肩或胸廓畸形等。

（二）脊柱活动度

正常人脊柱有一定活动度，但各部位不同。颈、腰段活动度最大，胸段活动度较小，骶段几乎不活动。评估时嘱评估对象作前屈、后伸、侧弯及旋转动作，即可观察到脊柱活动度及有无异常改变，评估时可与正常人进行对比。脊柱各段活动度障碍见于软组织损伤、脱位、骨折、外伤、骨关节病、结核等。

（三）脊柱压痛和叩击痛

1. 压痛

评估对象取端坐位，身体稍前倾。评估者以右手拇指自上而下逐个按压棘突及椎旁肌肉。

2. 叩击痛

(1) 直接叩诊法　用叩诊锤或中指直接叩击各椎体棘突，观察有无疼痛。

(2) 间接叩诊法　评估对象坐位，评估者用左手置于评估对象头顶，右手半握拳以小鱼际部叩击左手背。如脊柱有病变，相应部位会出现疼痛，称脊柱传导痛。

正常脊柱无压痛及叩击痛，有者常见于脊椎结核、骨折或椎间盘突出等。

四肢检查包括形态、运动功能检查。

二、四　肢

正常人四肢与关节左右对称，形态正常，活动不受限。四肢病变主要表现为疼痛、畸形、活动障碍或异常。评估以视诊和触诊为主。

(一) 形态异常

1. 匙状甲 (反甲)

其特点为指甲中部凹陷，边缘翘起，指甲变薄，表面有条纹呈匙状。常见于缺铁性贫血和高原疾病 (图 5-61)。

2. 杵状指 (趾)

表现为末端指 (趾) 节明显增宽增厚呈杵状膨大，指甲从根部到末端呈弧形隆起。可能与肢端慢性缺氧、代谢障碍和中毒损害有关。常见于支气管扩张、肺脓肿、慢性阻塞性肺气肿、肺癌、发绀型先天性心脏病、感染性心内膜炎等 (图 5-62)。

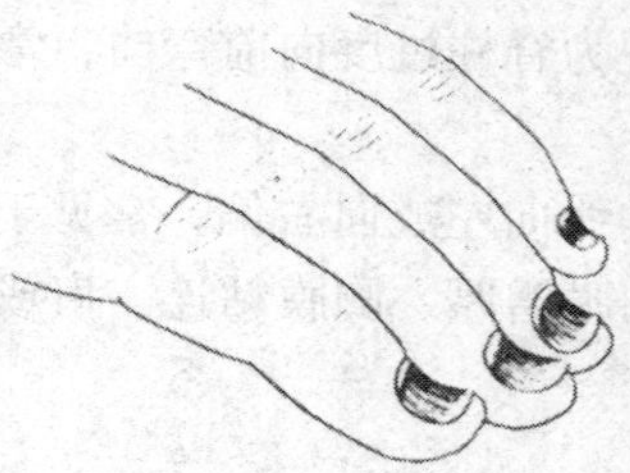

图 5-61　匙状甲

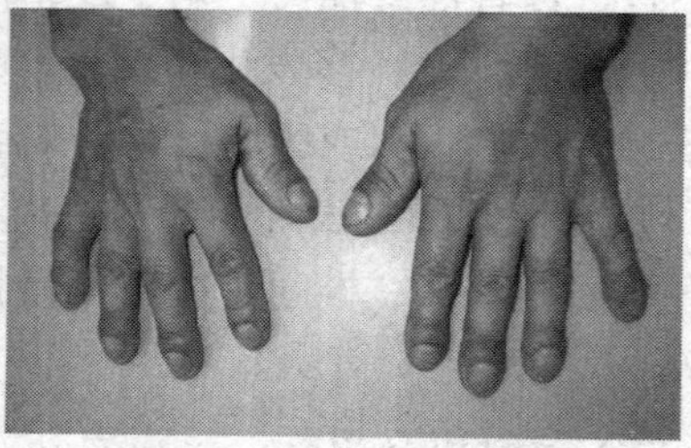

图 5-62　杵状指

3. 指关节变形

(1) 梭形关节 (图 5-63)　指关节呈梭形畸形，活动受限，重者手指及腕部向尺侧偏移，多为双侧性，见于类风湿关节炎。

(2) 爪形手　手指呈鸟爪样，见于尺神经损伤，进行性肌萎缩。

4. 腕关节变形

餐叉样畸形，见于 Colles 骨折。

5. 膝关节变形

膝关节红、肿、热、痛及运动障碍，多见于风湿性关节炎活动期、结核性或外伤性关节炎等。当关节腔有积液时，有浮髌现象。

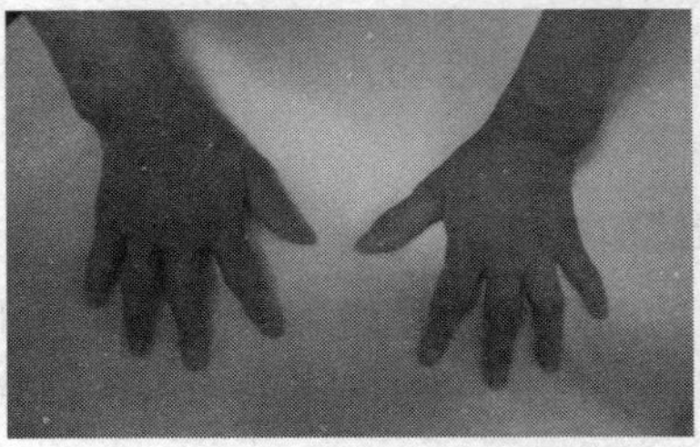

图 5－63　梭形关节

6. 膝内、外翻畸形

正常人两脚并拢时，双膝和双踝可靠拢。膝内翻指双踝靠拢，而双膝分离呈“O”形。膝外翻指双膝靠拢时，双踝分离呈“X”形。见于小儿佝偻病。如图 5－64 所示。

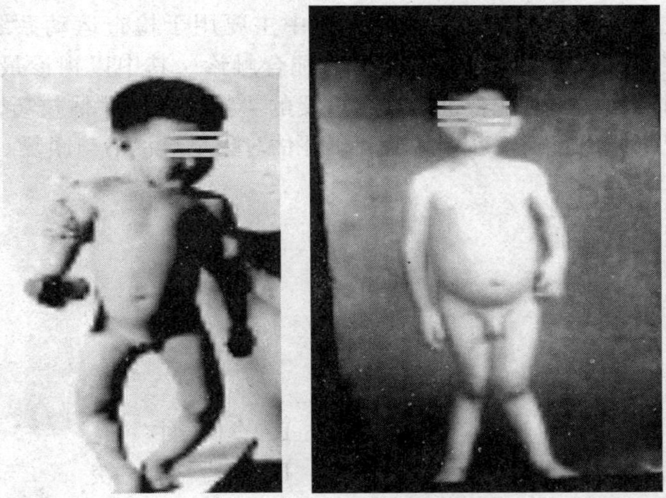

图 5－64　膝内、外翻

7. 足内、外翻畸形

指足呈固定于内翻、内收位或外翻、外展位。足内翻见于小儿麻痹后遗症等，足外翻见于胫前胫后肌麻痹。

8. 肌肉萎缩

见于周围神经病变、肌炎或肢体废用所致的肢体肌肉组织的体积缩小。常见于周围神经损伤、脑血管意外后遗症、偏瘫、截瘫、小儿麻痹后遗症、多发性神经炎等。

9. 下肢静脉曲张

表现为小腿静脉呈蚯蚓状弯曲、怒张，重者感腿部肿胀、局部皮肤颜色暗紫、色素沉着，可伴下肢浅部溃疡。见于血栓性静脉炎等。

（二）运动功能障碍

嘱评估对象作主动或被动运动，观察各关节的活动幅度。常见运动功能障碍原因如下。

1. 神经、肌肉组织的损害

表现为不同程度的随意运动障碍，可通过对四肢伸屈、内收、旋转及抵抗力的检查来判断。肢体的随意运动障碍称瘫痪。

2. 关节的损害

表现为关节运动受限、主动或被动运动功能障碍。

以上表现可见于瘫痪、骨折、关节脱位、肌腱或软组织损伤等。

四肢及脊柱评估
- 脊柱：弯曲度、活动度、压痛及叩击痛
- 四肢：形态、运动功能障碍

【小结】

脊柱与四肢的评估，在临床工作中主要用于检查运动系统功能状态，按照视、叩的顺序进行，必要时配合触诊。其中以视诊最为重要，在检查时评估对象的配合也是非常重要的。熟练各种评估技巧，就能在复杂情况下做出正确判断，从而利于评估对象早日诊治与康复。

【练习题】

一、名词解释

1. 匙状甲
2. 杵状指

二、单选题

1. 儿童的脊柱后突主要见于________。
   A. 佝偻病　　B. 脊椎结核
   C. 脊椎骨折　　D. 强直性脊柱炎
   E. 脊柱退行性变
2. 妊娠晚期妇女脊柱出现________。
   A. 前突　　B. 过度前突
   C. 向左侧突　　D. 向右侧突
   E. 后突
3. 脊柱活动度不正确的是________。
   A. 颈椎活动度较大　　B. 腰椎活动度较大
   C. 胸椎活动度较小　　D. 骶椎活动度较小
   E. 颈椎活动度减小
4. 匙状甲主要提示________。
   A. 缺氧　　B. 白血病
   C. 造血功能缺乏　　D. 缺铁性贫血
   E. 肺气肿
5. 梭形指见于________。

A. 风湿性关节炎　　B. 类风湿性关节炎
C. 尺神经损伤　　D. 佝偻病
E. Colles 骨折

6. 浮髌现象提示________。
A. 指关节畸形　　B. 关节积液
C. 足关节骨折　　D. 肌肉萎缩
E. 下肢静脉曲张

7. 老年人出现脊柱后突主要见于________。
A. 缺钙　　B. 脊柱退行性变
C. 脊柱骨折　　D. 运动减少
E. 肌肉萎缩

8. 胸膜肥厚可导致脊柱________。
A. 前突　　B. 后突
C. 向患侧侧突　　D. 向健侧侧突
E. 椎间盘突出

9. 关于脊柱的生理性弯曲不正确的是________。
A. 整体呈"S"形　　B. 颈椎前凸
C. 胸椎前凸　　D. 腰椎前凸
E. 骶椎后凸

10. 青少年及儿童因姿势不良导致脊柱________。
A. 弯曲　　B. 侧凸
C. 前凸　　D. 后凸
E. 椎间盘压缩

三、简答题

脊柱叩击痛如何评估？出现叩击痛见于哪些疾病？

第八节　神经反射评估

【学习要点】

1. 掌握生理反射和病理反射评估的内容、评估方法及临床意义。
2. 说出脑膜刺激征的内容、评估方法及临床意义。

【关键词】 生理反射　病理反射　脑膜刺激征

神经反射的评估包括生理反射和病理反射及脑膜刺激征。学习本节知识同学们应熟悉生理反射和病理反射及脑膜刺激征的内容、评估方法和评估的重点，并学会如何进行正确的评估及推断其临床意义。由于神经反射的强弱存在个体差异，评估时一定要双侧对比才有意义。

（一）生理反射

1. 浅反射

浅反射为刺激皮肤或黏膜引起的反射。

> 生理反射包括浅反射及深反射。浅反射是刺激皮肤黏膜产生的反射，深反射是刺激骨膜肌腱产生的反射。

（1）角膜反射　嘱评估对象眼睛向内上方注视，评估者用棉絮轻触角膜外缘，该侧眼睑立刻闭合，称直接角膜反射。刺激一侧角膜，对侧眼睑也闭合，称间接角膜反射。若直接与间接角膜反射均消失见于三叉神经病变；角膜反射完全消失，见于深昏迷评估对象。若直接反射消失，间接反射存在，见于患侧面神经瘫痪。如图5－65所示。

（2）腹壁反射（上胸髓7～8节段；中胸髓9～10节段；下胸髓11～12节段）　评估对象仰卧，双下肢略屈曲使腹壁松弛，用钝头竹签按上、中、下三个部位轻划腹壁皮肤，正常可见受刺激部位腹肌收缩，上部、中部或下部反射消失见于各相应脊髓节段病损；一侧腹壁反射减弱或消失见于同侧锥体束病损；双侧腹壁反射完全消失见于昏迷、急腹症。如图5－66所示。

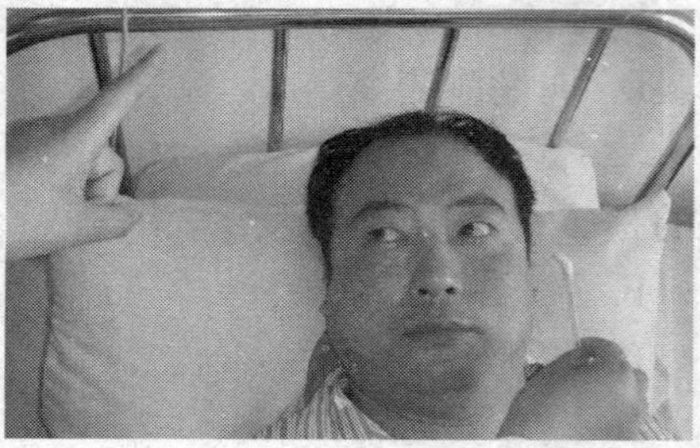

图5－65　角膜反射

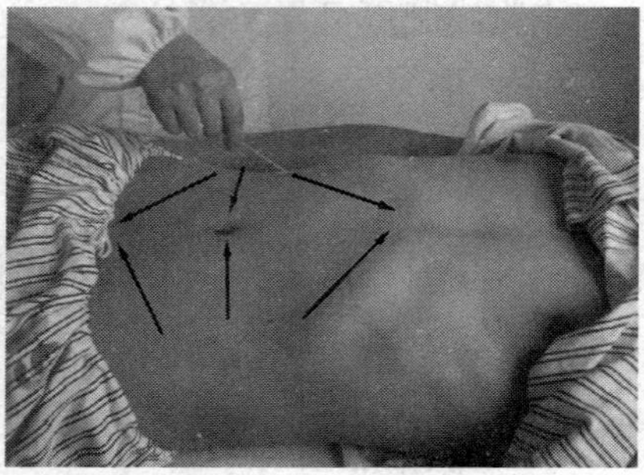

图5－66　腹壁反射检查法示意图

（3）提睾反射（腰髓1～2节段）　用钝头竹签沿大腿内侧上方，由下往上轻划大腿皮肤，正常反应为同侧睾丸上提。一侧反射减弱或消失见于同侧锥体束受损、老年人或腹股沟疝、阴囊水肿、睾丸炎等局部病变者；双侧反射消失见于腰髓相应节段病损。

（4）跖反射（骶髓1～2节段）　评估对象仰卧，髋及膝关节伸直。评估者手持评估对象踝部，用钝头竹签沿足底外侧，划向小趾根部转向内侧，正常反应为足趾屈曲。

2. 深反射

为刺激骨膜、肌腱引起的反射。

（1）肱二头肌反射（颈髓5～6节段）　评估者以左手托住评估对象肘部，使前臂屈曲90°，将拇指置于肱二头肌肌腱上，右手持叩诊锤叩击拇指指甲。正常反应为肱二头肌收缩，肘关节快速屈曲。如图5－67所示。

（2）肱三头肌反射（颈髓6～7节段）　评估者左手托住评估对象肘部，嘱其前臂屈曲，用叩诊锤叩击尺骨鹰嘴上方的肱三头肌肌腱，正常反应为肱三头肌收缩致前臂伸展。如图5－68所示。

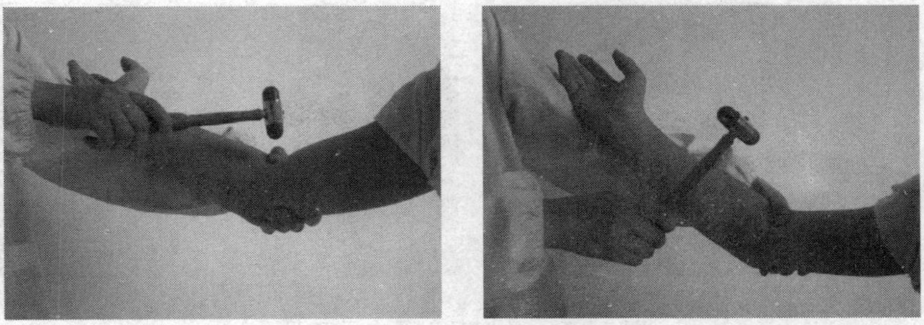

图 5－67　肱二头肌反射检查示意图

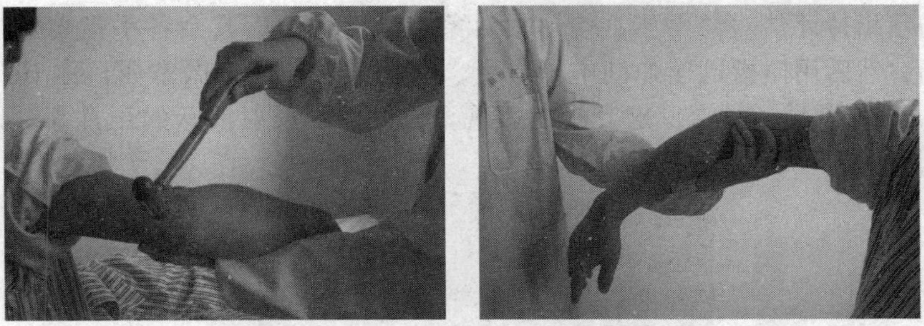

图 5－68　肱三头肌反射检查示意图

（3）桡骨骨膜反射（颈髓 5～6 节段）　评估者以左手托住被检查者的腕部，嘱其前臂半屈半旋前位，使评估对象腕关节自然下垂，右手持叩诊锤叩击桡骨茎突，正常反应屈肘及前臂旋前，如图 5－69 所示。

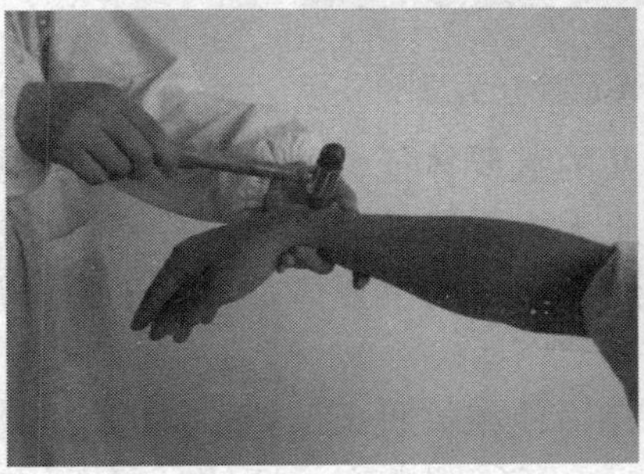

图 5－69　桡骨骨膜反射检查示意图

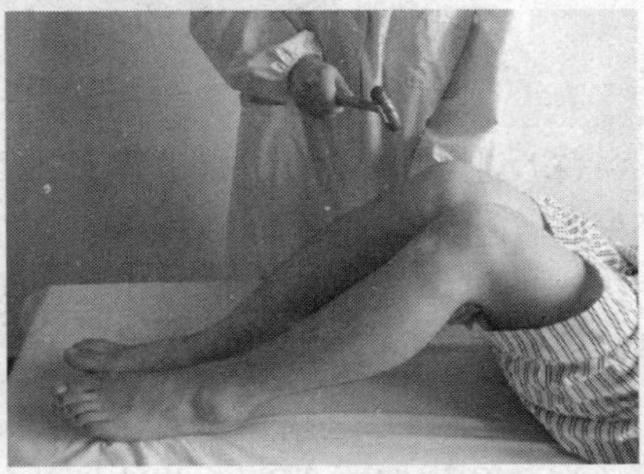

图 5－70　膝腱反射检查示意图

（4）膝腱反射（腰髓 2～4 节段）　坐位时，评估对象小腿完全松弛下垂，或仰卧时评估者以左手托起其膝关节使之屈曲约 120°，右手持叩诊锤叩股四头肌肌腱，正常反应为小腿伸展如图 5－70 所示。

（5）跟腱反射（骶髓 1～2 节段）　评估者可取仰卧位或坐位，仰卧位时，使评估对象屈髋屈膝，下肢外展外旋，评估者使评估对象足部背屈成直角，叩击跟腱。正常反应为腓肠肌收缩，足向跖面屈曲如图 5－71所示。

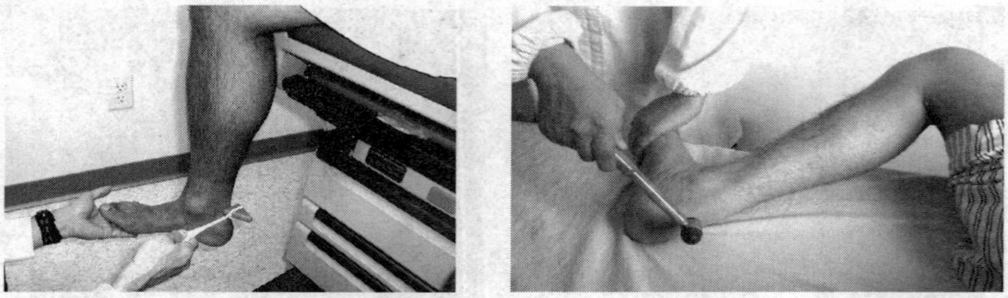

图 5－71　跟腱反射检查示意图

（6）Hoffmann 征　评估者以左手持评估对象腕关节上方，右手中指与示指持评估对象中指，使评估对象腕轻度过伸而其余各手指自然弯曲，然后用拇指迅速弹刮中指指甲，引起其余四指轻微掌屈，称 Hoffmann 征阳性，是深反射亢进的表现，也见于腱反射活跃的正常人，如图5－72所示。

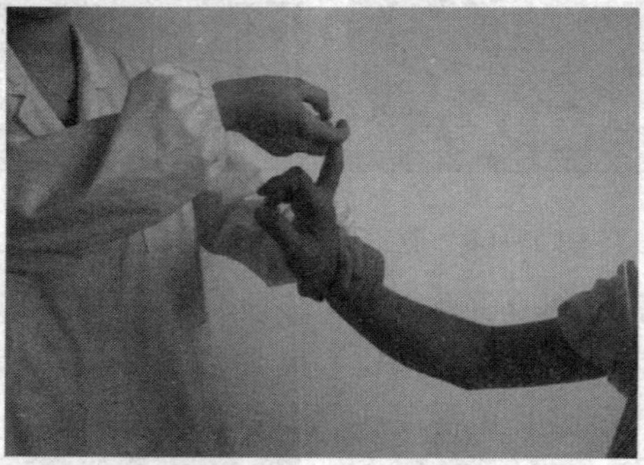

图 5－72　Hoffmann 征检查示意图

深反射减弱或消失是下运动神经元的重要体征，如末梢神经炎、神经根炎。也可见于周期性麻痹、重症肌无力、深昏迷、脑或脊髓急性损伤休克期等。深反射亢进是上运动神经元瘫痪的重要体征，见于脑血管病等。

（7）阵挛　是指深反射亢进时，用力使相关肌肉保持一段时间的紧张状态，该组肌肉即发生节律性收缩。包括①踝阵挛：评估时嘱评估对象仰卧，髋及膝关节稍曲，评估者一手放于腘窝处固定评估对象的小腿，一手持足掌部前端，突然向小腿方向用力使评估对象踝关节背屈，若出现足部屈伸交替动作即为阳性。②髌阵挛：评估者嘱评估对象下肢伸直，以拇指和示指固定髌骨上缘，用力向远端快速连续推动数次髌骨，若出现髌骨上下移动为阳性。阵挛的意义在于提示腱反射极度亢进。

（二）病理反射

病理反射指锥体束受损时，大脑失去对脑干和脊髓的抑制作用而出现的踝及趾背伸反射，称锥体束征。一岁半内的婴幼儿锥体束尚未发育完善，可出现上述反射。成人出现此类反射时则为病理性的。

1. 巴宾斯基（Babinski）征

评估方法同趾反射。阳性反应为拇趾缓慢背伸，其余四趾呈扇形分开，如图5－73所示。

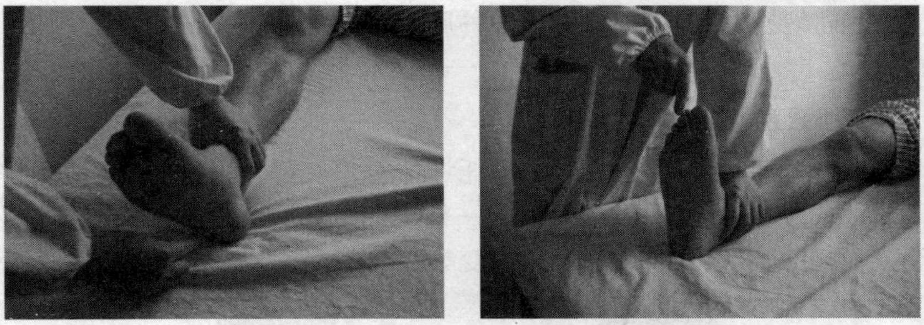

图 5－73　Babinski 征检查示意图

2. 奥本海姆（Oppenheim）征

评估者以拇指和示指沿评估对象胫前自上而下滑压，阳性表现同 Babinski 征，如图 5－74 所示。

3. 戈登（Gordon）征

评估者用手以一定压力挤压腓肠肌，阳性表现同 Babinski 征，如图 5－75所示。

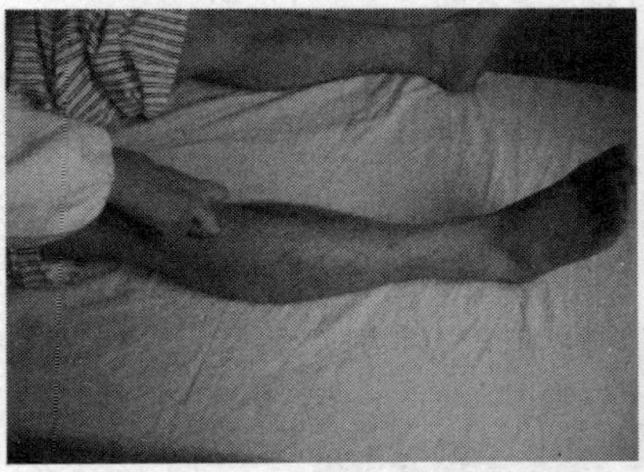

图 5－74　Oppenheim 征检查示意图

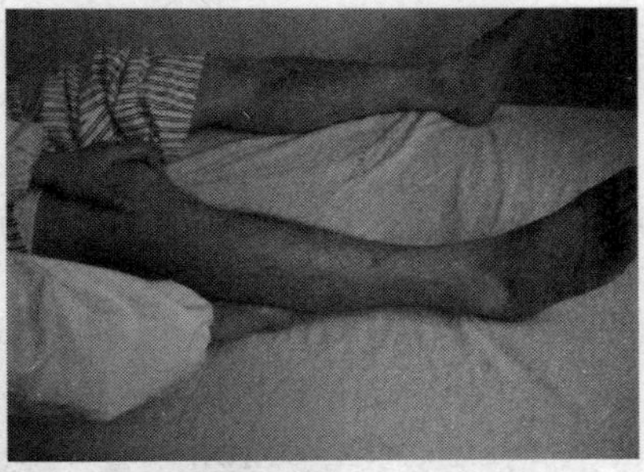

图 5－75　Gordon 征检查示意图

4. 查多克（Chaddock）征

评估者用竹签从外踝下方向前划至趾跖关节处，阳性表现同 Babinski 征，如图 5－76 所示。

病理反射的巴宾斯基征、奥本海姆征、戈登征、查多克征又称锥体束征，提示锥体束损伤。

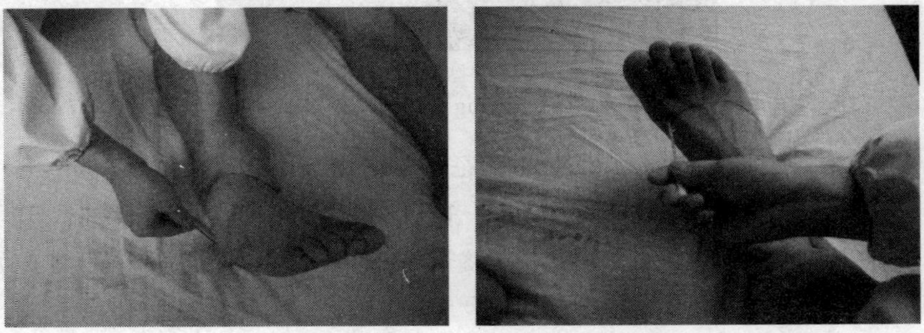

图 5－76　Chaddock 征检查示意图

> 脑膜刺激征包括颈强直、克匿格征及布鲁津斯基征，提示脑膜受到刺激。

上述各征临床意义相同，以 Babinski 征最常用，也最容易在锥体束损害时引出。

（三）脑膜刺激征

为脑膜受激惹的表现，见于各种脑膜炎、蛛网膜下腔出血、颅内压增高等。

1. 颈强直

评估对象仰卧，评估者以一手托评估对象枕部，另一手置于胸前作屈颈动作。颈强直表现为颈部僵直，被动屈颈时阻力增强，如图 5－77 所示。也可见于颈椎或颈部肌肉病变等。

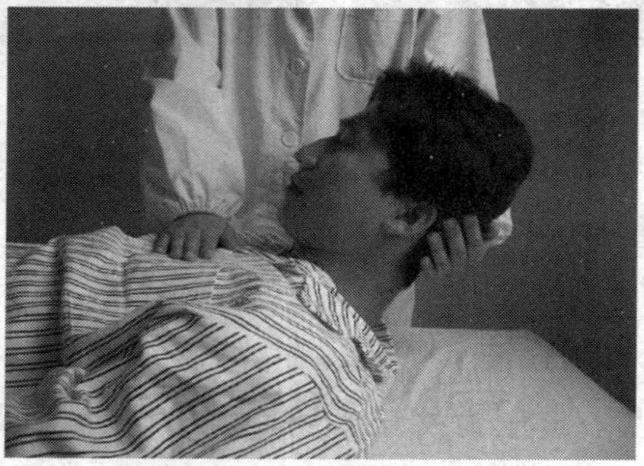

图 5－77　颈强直检查示意图

2. 克尼格（Kernig）征

评估对象仰卧，评估者先将其髋关节屈成直角，再用手抬高小腿，如在 135° 以内伸膝受阻伴疼痛与屈肌痉挛，则为阳性，如图 5－78 所示。

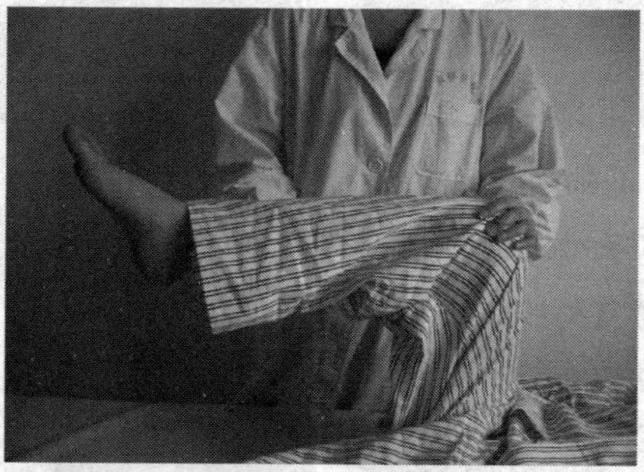

图 5－78　Kernig 征检查示意图

3. 布鲁津斯基（Brudzinski）征

评估对象仰卧，下肢自然伸直，评估者一手托评估对象枕部，另一手置于其胸前，当头前屈时，双膝和髋关节同时屈曲则为阳性，如图 5－79所示。

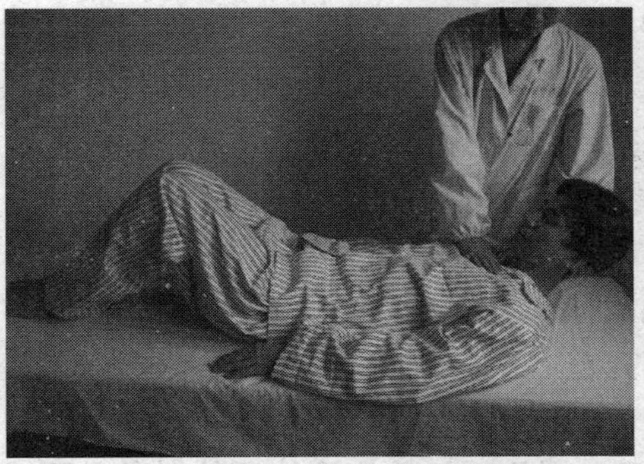

图 5－79　Brudzinski 征检查示意图

【小结】

神经反射评估：
- 生理反射：浅反射（角膜反射、腹壁反射、提睾反射）
- 深反射：（肱二头肌反射、肱三头肌反射、挠骨膜反射、膝腱反射、跟腱反射、Hoffmann 征、阵挛）
- 病理反射：巴宾斯基征、奥本海姆征、戈登征 、查多克征
- 脑膜刺激征：颈项强直、克尼格征、布鲁津斯基征

神经反射的评估注意两侧对比，在评估对象放松、无意的状态下进行。生理反射的改变不仅提示神经功能的损伤，也见于局部组织病变。病理反射主要见于锥体束损伤。脑膜刺激征是脑膜炎、蛛网膜下腔出血及颅内高压的表现，在临床护理中应能在紧急情况下做出判断，采取适宜的护理措施，为评估对象早日恢复健康，提供最佳诊治护理手段。

【练习题】

一、名词解释

1. 浅反射　　2. 深反射　　3. 病理反射

二、单选题

1. 不是生理反射的是________。

A. 角膜反射　　B. 腹壁反射

C. 跖反射　　D. 膝腱反射

E. 查多克征

2. 脑膜刺激征是________。

A. 巴宾斯基征　　B. 克匿格征

C. 戈登征　　D. 霍夫曼征

E. 拉赛格征

3. 跟腱反射是检查________。

A. 腓肠肌收缩功能　　B. 股四头肌肌腱功能

C. 肱二头肌收缩功能　　D. 肱三头肌收缩功能

E. 深反射功能

4. 外伤后角膜反射完全消失提示________。

A. 三叉神经病变　　　　　　B. 深昏迷
C. 浅昏迷　　　　　　　　　D. 面神经损伤
E. 锥体束损伤

5. 上运动神经元损伤出现________。
A. 浅反射消失　　　　　　　B. 深反射消失
C. 脑膜刺激征　　　　　　　D. 浅反射亢进
E. 深反射亢进

三、简答题

1. 脑膜刺激征有哪几项？如何评估评估对象是否出现脑膜刺激征？
2. 深反射包括哪些项目？其亢进的主要意义是什么？

第六章　实验室检查

你知道评估者是怎样收集评估对象的血液、尿液或粪便标本的吗？为什么要收集它们，收集它们有什么用吗？实验室检查是对评估对象的血液、体液、排泄物、分泌物等标本进行检测，以获得病原、病理变化及机体功能状态等客观资料，对协助诊断、推测预后、制定治疗方案等有其独特的作用。实验室检查的结果准确与否与护理人员对标本采集的正确与否有密切的关系，同时实验室检查的结果又可协助和指导护理人员观察、判断病情，作出护理诊断。因此护理人员要掌握标本采集的方法，熟悉实验室检查的目的、方法以及结果的临床意义。

第一节　血液检验

【学习要点】

1. 掌握血液标本采集和参考值。
2. 知道血液检验结果的临床意义。

【关键词】 红细胞　白细胞　血小板　凝血酶原时间

一、血液标本的采集和处理

（一）血液标本的种类

临床检验常用的血液标本有全血、血浆和血清。全血主要用于检查血细胞的成分；血清主要用于大部分临床生化检查和免疫学检查；还有部分临床生化检查和凝血因子等测定采用血浆标本。

（二）采血部位

1. 毛细血管采血

成人常用手指或耳垂采血，婴幼儿手指太小可用拇指或足跟采血。严重烧伤评估对象，可选择皮肤完整处采血。

2. 静脉采血

需血量较多时采用。凡位于体表的浅静脉均可作为采血部位，通常多在肘部静脉、腕部或手背静脉，婴幼儿在颈外静脉采血。

3. 动脉采血

多用于血气分析检验。常在股动脉穿刺采血，也可在肱动脉或桡动脉。

（三）采血时间

1. 空腹采血

空腹采血是指在禁食 8h 后空腹所采集的标本，一般在晨起早餐前采血，多用于临床生化检查。

2. 特定时间采血

因为人体生物节律在昼夜间有周期性变化，故在一天中不同时间所采集的血标本，检验结果也会随之有变化，如激素、葡萄糖等测定。

3. 急诊采血

不受时间限制，但应该在检验单上标明急诊和采血时间。

（四）采血注意事项

毛细血管采血的采血器以用带棱三棱针或专用的“采血针”为好，特别是后者有利于采血技术的质量控制，为避免交叉感染须严格实行一人一针制。应注意穿刺的深度要适当，切忌用力挤压，以免混入组织液，影响检验结果。

动脉采血采得的血标本必须与空气隔离，立即送检。避免接触空气后造成二氧化碳分压下降，氧分压升高。

严禁从输液的同一血管抽血，否则所测的结果不准确。

静脉采血应缩短止血带压迫时间，止血带的压迫时间过长，可以使局部静脉扩张、淤血，影响检查结果。

二、血液常规检验

血液常规检验是对评估对象周围血液中红细胞和白细胞数量及质量的检验，主要包括红细胞计数（RBC）、血红蛋白测定（Hb）、白细胞计数（WBC）及分类计数（DC）。

血常规检查主要包括红细胞计数、血红蛋白测定、白细胞计数及分类。

（一）红细胞计数与血红蛋白测定

【目的】测定单位体容积内血红蛋白的含量和红细胞的数量。

【标本采集方法】毛细血管采血或静脉采血。

【参考值】如表 6－1 所示。

表 6－1　血红蛋白和红细胞计数参考值

人群	参考值	
	红细胞计数（10^{12}/L）	血红蛋白（g/L）
成年女性	3.5～5.0	110～150
成年男性	4.0～5.5	120～160
新生儿	6.0～7.0	170～200

【临床意义】

1. 红细胞及血红蛋白减少

（1）生理性减少　见于3个月到1.5岁的婴幼儿，妊娠中、后期的孕妇及某些造血功能减低的老年人，均可使红细胞及血红蛋白减少。

（2）病理性减少　见于各种贫血。常见原因有：①红细胞生成不足，如缺铁性贫血和再生障碍性贫血；②失血，如急、慢性失血；③红细胞破坏过多，如溶血性贫血等。

贫血的分度

贫血是根据血红蛋白的浓度进行分度：轻度贫血，血红蛋白大于90g/L；中度贫血，血红蛋白在60～90g/L；重度贫血，血红蛋白在60～30g/L；极重度贫血，血红蛋白小于30g/L。

2. 红细胞和血红蛋白增多

（1）相对性增多　由于大量失水使血液浓缩所致，见于严重呕吐、腹泻、大量出汗、大面积烧伤、尿崩症等。

（2）绝对性增多　多由于组织缺氧致细胞代偿性生成增多，少数由造血系所致。

1）生理性增多：见于新生儿、高原居民或剧烈活动等。

2）病理性增多：见于严重的慢性心、肺疾病如阻塞性肺气肿、慢性肺源性心脏病及真性红细胞增多症等。

（二）白细胞计数及分类计数

【目的】测定每升血液内白细胞的数量和各类白细胞百分率。

【标本采集方法】毛细血管采血或静脉采血。

【参考值】

1. 白细胞计数

成人：$4\times10^9/L\sim10\times10^9/L$，新生儿：$15\times10^9/L\sim20\times10^9/L$，6个月～2岁：$11\times10^9/L\sim12\times10^9/L$。

2. 白细胞分类计数如表6－2所示

白细胞主要成分为中性粒细胞和淋巴细胞。

表6－2　各类白细胞参考值

细胞类型	百分率（%）	绝对值（$\times10^9/L$）
中性粒细胞（N）		
杆状核	0～5	0.04～0.5
分叶核	50～70	2～7
嗜酸粒细胞（E）	0.5～5	0.05～0.5
嗜碱粒细胞（B）	0～1	0～0.1
淋巴细胞（L）	20～40	0.8～4
单核细胞（M）	3～8	0.12～0.8

【临床意义】白细胞计数高于 $10\times10^9/L$ 称白细胞增多；低于 $4\times10^9/L$ 称白细胞减少。因白细胞数的增减主要受中性粒细胞的影响，故白细胞总数的增减常与中性粒细胞的增减有密切关系和相同意义。

白细胞总数的增减常与中性粒细胞的增减有密切关系和相同意义。

1. 中性粒细胞

（1）中性粒细胞增多

1）生理性增多：常见于新生儿、妊娠、分娩、饱餐、寒冷和剧烈运动后等，但多为一过性。

2）病理性增多：常见于①急性感染，为引起中性粒细胞病理性增多最常见的原因，尤其是化脓性球菌引起的局部或全身性感染；②广泛的组织损伤或坏死，如手术、创伤、大面积烧伤及急性心肌梗死等；③急性中毒，如昆虫毒、农药中毒，糖尿病酮症酸中毒及尿毒症等；④其他，如急性失血、急性溶血、白血病及恶性肿瘤等。

（2）中性粒细胞减少　见于①感染性疾病，病毒感染是常见原因，如流感、病毒性肝炎、水痘、风疹等，某些细菌感染如伤寒、副伤寒也是常见原因；②物理、化学因素，放射线、放射性核素、化学物品及化学药物均可引起粒细胞减少。化学药物如氯霉素、磺胺类药、抗甲状腺药及抗肿瘤药等；③血液系统疾病，如再生障碍性贫血、粒细胞缺乏症等；④其他，如脾功能亢进、系统性红斑狼疮、某些自身免疫性疾病等。

（3）中性粒细胞的核象变化　正常周围血液中的中性粒细胞以3叶的分叶核占多数，杆状核与分叶核的正常比值为1:13。

1）核左移：外周血中杆状核粒细胞 >5%，甚至出现更幼稚的细胞，称为核左移。常见于急性感染（尤其化脓菌引起急性急性感染）、急性中毒、溶血和粒细胞性白血病等。

2）核右移：外周血中中性粒细胞分叶过多，分叶在5叶以上的细胞 >3% 时称为核右移。主要见于巨幼细胞性贫血和应用抗代谢化学药物后。在疾病进展期出现中性粒细胞核右移，则提示预后不良。

2. 嗜酸粒细胞

（1）嗜酸粒细胞增多　主要见于支气管哮喘、荨麻疹、血管神经性水肿等变态反应性疾病，蛔虫病、钩虫病、血吸虫病等寄生虫病。

（2）嗜酸粒细胞减少　多见于伤寒、副伤寒、长期应用肾上腺皮质激素者。

3. 嗜碱粒细胞

（1）嗜碱粒细胞增多　常见于慢性粒细胞性白血病、慢性溶血及骨髓纤维化等。

（2）嗜碱粒细胞减少　无临床意义。

4. 淋巴细胞

（1）淋巴细胞增多　①生理性增多见于儿童期。②病理性增多常见于病毒、结核病、麻疹、流行性腮腺炎、传染性单核细胞增多症、百日咳、淋巴细胞性白血病、淋巴瘤等。

（2）淋巴细胞减少　主要见于放射病、免疫缺陷病及长期应用肾上腺皮质激素或烷化剂等。

5. 单核细胞

（1）单核细胞增多　生理性增多见于婴幼儿及儿童；病理性增多见于活动性肺结核、疟疾、单核细胞性白血病、恶性组织细胞病等。

（2）单核细胞减少　多无临床意义。

三、其他常用血液检验

（一）网织红细胞计数

网织红细胞（Retc）是一种尚未完全成熟的红细胞。其量的增减可反映骨髓红细胞增生的情况，也可间接反映骨髓的造血功能。

网织红细胞的增减可反映骨髓红细胞增生的情况。

【标本采集方法】毛细血管采血。

【参考值】如表6－3所示。

表6－3　网织红细胞参考值

人　群	百分数	绝对值（10^9/L）
成人	0.005～0.015	24～84
新生儿	0.02～0.06	96～288

【临床意义】

1. 网织红细胞增多

提示骨髓红细胞增生活跃，常见于溶血性贫血、急性失血性贫血；缺铁性贫血和巨幼红细胞性贫血治疗有效时，网织红细胞可迅速增多。

2. 网织红细胞减少

提示骨髓造血功能低下，主要见于再生障碍性贫血。

（二）血细胞比容测定

血细胞比容（Hct）又称血细胞压积（PCV），是指血细胞在血液中所占容积的比值。

【标本采集方法】静脉采血2mL，注入含双草酸盐抗凝剂的带盖试管内，充分摇匀。

【参考值】男性：0.40～0.50L/L（40～50Vol%）；

女性：0.37～0.48L/L（37～48Vol%）。

出血性疾病的检验主要包括血管、血小板、凝血因子及纤维蛋白溶解四个方面。

【临床意义】

1. 血细胞比容增高

（1）相对性增高见于各种原因所致的血液浓缩，如脱水、腹泻、烧伤等。

(2) 绝对性增高主要见于真性红细胞增多症。

2. 血细胞比容减低

见于各种贫血。

(三) 出血性疾病的检验

1. 毛细血管抵抗力试验(CRT)

此试验又称毛细血管脆性试验或束臂试验。CRT是在手臂局部加压，是静脉血流受阻，给毛细血管一定的负荷，检查一定范围内新出现的出血点数目来估计血管壁的完整性和脆性。血小板及凝血因子对测定结果也有影响。

【操作方法】在上臂束好血压计袖带，于肘下4cm处用色笔画直径为5cm的一个圆圈，仔细观察其内有无出血点，如有则给予标记之。给袖带充气使血压计的压力指数保持在收缩压与舒张压之间，一般不超过13.3kPa(100mmHg)，维持8min后解除袖带压力，再等5min后计算圆圈内新出现的出血点的数目。

【参考值】直径5cm的圆圈内新鲜出血点的数目：男性<5个；女性及儿童<10个。

【临床意义】新出血点的数目超过正常为阳性，提示毛细血管脆性增加，可见于：

(1) 毛细血管壁结构和功能缺陷　如过敏性紫癜、遗传性出血性毛细血管扩张症、维生素C缺乏、血管性紫癜等。

(2) 血小板质和(或)量异常　如特发性血小板减少性紫癜、再生障碍性贫血及血小板无力症等。

(3) 其他　如严重肝、肾疾病及服用大量抗血小板药物。

2. 血小板计数(BPC或PLT)

计数单位容积血液中血小板的含量。

【标本采集方法】毛细血管采血或静脉采血。

【参考值】$100\times10^9/L \sim 300\times10^9/L$

【临床意义】

(1) 血小板减少　BPC$<100\times10^9/L$称为血小板减少。见于：

1) 血小板生成障碍，如再生障碍性贫血、急性白血病、放射线损伤等；

2) 血小板破坏或消耗过多，如特发性血小板减少性紫癜、脾功能亢进、弥散性血管内凝血(DIC)；

3) 血小板分布异常，如脾肿大、血液稀释(输入大量库存血或大量血浆)。

(2) 血小板增多　BPC$>400\times10^9/L$称为血小板增多。见于：

1) 原发性增多：见于慢性粒细胞白血病、真性红细胞增多症、原发性血小板增多症等。

2）反应性增多：见于急性感染、急性溶血等。

3. 出血时间（BT）

将皮肤毛细血管刺破后，血液自然流出到自然停止所需的时间。了解血小板数量、功能及毛细血管壁的结构和功能状况。

【参考值】Ivy 法：2～6min，>7min 为异常。

TBT 法（出血时间测定器法）：6.9±2.1min，>9min 为异常（目前推荐使用）。

【临床意义】

（1）BT 延长　见于①血小板明显减少，如血小板减少性紫癜；②血小板功能异常，如血小板无力症和巨大血小板综合征；③毛细血管异常，如遗传性出血性毛细血管扩张症；④严重缺乏血浆某些凝血因子，如 DIC 等；⑤药物干扰，如服用乙酰水杨酸、双嘧达莫（潘生丁）等。

（2）BT 缩短　见于血栓前状态或血栓性疾病。

4. 凝血时间测定（CT）

测定离体的血液凝固所需的时间。了解内源性凝血机制的情况。

【标本采集方法】

（1）试管法：抽取静脉血 3mL，除去针头注入 3 支玻璃试管内，每管 1mL，记录即刻时间后送检。

（2）玻片法：毛细血管采血。

【参考值】试管法：6～12min；玻片法：2～5min。

【临床意义】

（1）CT 延长　见于血友病、严重的肝脏损害、阻塞性黄疸、弥散性血管内凝血、应用肝素、双香豆素等抗凝药物。

（2）CT 缩短　见于血液高凝状态、血栓性疾病等。

5. 血浆凝血酶原时间测定（PT）

了解外源性凝血机制有无异常。

【标本采集方法】抽取空腹静脉血 1.8mL，注入含 3.8% 枸橼酸钠溶液 0.2mL 的小试管内充分混匀，加塞后立即送检。

【参考值】11～3s，评估对象测定值超过正常对照值 3s 以上为异常。

【临床意义】

（1）PT 延长　见于先天性凝血因子减少、纤维蛋白原的缺乏、获得性凝血因子缺乏等。

（2）PT 缩短　见于 DIC 高凝期、血栓性疾病等。

【小结】

血液检验
1. 血液标本的采集和处理
2. 血液常规检验：以红细胞和白细胞检验为主
3. 其他常用血液检验：网织红细胞计数、血细胞比容测定和出血性疾病的检验

血液检验护理人员应清楚检查的目的，正确的采集血液标本，检验结果出来应明确评估对象的护理方向。

【练习题】

一、单选题

1. 正常成年男性的血红蛋白含量是________。
A. 110 ~ 150g/L　　B. 120 ~ 160g/L
C. 130 ~ 170g/L　　D. 170 ~ 200g/L
E. 90 ~ 110g/L

2. 正常成年女性的血红蛋白含量是________。
A. 110 ~ 150g/L　　B. 120 ~ 160g/L
C. 130 ~ 170g/L　　D. 170 ~ 200g/L
E. 90 ~ 110g/L

3. 白细胞高于________称白细胞增多。
A. 4×10^9/L　　B. 10×10^9/L
C. 6×10^9/L　　D. 20×10^9/L
E. 12×10^9/L

4. 中性粒细胞病理性增多最常见于________。
A. 急性感染　　B. 急性中毒
C. 慢性感染　　D. 组织损伤
E. 慢性溶血

5. 判断贫血治疗有效的早期指标是________。
A. 红细胞增高　　B. 血红蛋白增高
C. 红细胞比积增高　　D. 网织红细胞增高
E. 红细胞平均体积增高

6. 网织红细胞减少主要见于________。
A. 缺铁性贫血　　B. 失血性贫血
C. 溶血性贫血　　D. 再生障碍性贫血
E. 巨幼细胞性贫血

7. 网织红细胞增多提示________。
A. 骨髓红细胞增生活跃　　B. 骨髓红细胞增生低下
C. 骨髓造血功能衰竭　　D. 再生障碍性贫血
E. 骨髓造血功能旺盛

8. 中性粒细胞增多最常见的原因是________。
A. 广泛的组织损伤　　B. 剧烈运动

C. 急性中毒　　D. 急性溶血
E. 急性感染

9. 引起中性粒细胞减少的常见原因是________。
A. 急性感染　　B. 急性中毒
C. 病毒感染　　D. 广泛的组织损伤
E. 再生障碍性贫血

10. 血小板低于________称血小板减少。
A. $100\times10^9/L$　　B. $200\times10^9/L$
C. $300\times10^9/L$　　D. $50\times10^9/L$　　E. $400\times10^9/L$

11. 血浆凝血酶原时间延长见于________。
A. 纤维蛋白原的缺乏　　B. DIC 高凝期
C. 血栓性疾病　　D. 脑血栓形成
E. 心肌梗死

12. 下列检验结果哪项是错误的________。
A. 正常男性周围血红细胞数 $4.0\times10^{12}\sim5.5\times10^{12}/L$
B. 正常人周围血白细胞数 $4\times10^9\sim10\times10^9/L$
C. 正常人血小板计数 $10\times10^9\sim30\times10^9/L$
D. 正常成人周围血网织红细胞 0.5% ~1.5%
E. 血红蛋白 120g/L

二、简答题

1. 血液标本采集应注意什么？
2. 出血性疾病的检验主要包括哪些？

第二节　尿液检验

【学习要点】

1. 掌握尿液标本正确采集和参考值。
2. 知道尿液检验结果的临床意义。

【关键词】 尿量　尿外观　尿蛋白　尿糖

一、标本的采集与保存

1. 留尿的容器

要求清洁、干燥，容器口要大，一次性使用。细菌培养时则应使用有塞的无菌大试管。容器或试管上应贴上检验标签。

2. 留尿的种类

（1）随机尿　留取任何时间的尿液。其特点是采集方便不受限制，多用于门诊和急诊评估对象的临时检测。但是易受饮食、药物、运动、温度等因素的影响，有时结果不够准确。

尿的种类有随机尿、空腹尿、餐后尿、24h 尿、清洁中段尿。

（2）清晨空腹尿　指晨起后首次尿。尿液在膀胱内贮留时间较长（6h 以上）。

（3）餐后尿　指餐后 2h 留取的尿液。适合于糖尿病和蛋白尿阳性评估对象做定性检测使用。

（4）24h 尿　指留取 24h 内排出的全部尿液。

（5）清洁中段尿　用 0.1% 苯扎溴铵（新洁尔灭）清洗外阴和消毒尿道口，留取中段尿于消毒容器中，用于尿细菌培养等检验。

3. 留尿方法

（1）尿液的一般检验　通常留取新鲜尿液 10～100mL，女性尽量避免月经期采集标本。最好取中段尿，避免经血、白带、精液、粪便等混入。立即送检，夏季不超过 1h，冬季不超过 2h。

（2）尿液的细菌培养　使用抗生素之前或停用抗生素 5 天，留取中段尿于无菌瓶中及时送检。禁用防腐剂。

（3）尿液中所含物质的定量检验（多用 12h 尿或 24h 尿）　测定开始的当天中餐与晚餐限制液体摄入量在 200mL 以下，晚餐后不再饮水；次晨 8 时排尿弃去，收集此后 12h 或 24h 内的所有尿液，包括粪便排出时的尿液以及第 2 天上午 8 时最后排出的尿液。留尿时适当加防腐剂，尤其在气温高的季节与地区。

（4）婴幼儿尿液检验　给婴幼儿做外阴冲洗后，将容器紧贴于尿道口外或直接套住阴茎上适当固定后留尿，否则不易留取满意尿液标本。

二、尿液一般检验

（一）一般性状检查

1. 尿量

【参考值】　正常成人尿量为 1000～2000mL/24h。

【临床意义】

（1）多尿　成人尿量 >2500mL/24h 称为多尿。

1）暂时性多尿：见于饮水过多、应用利尿剂后、输注生理盐水或葡萄糖等。

2）病理性多尿：见于糖尿病、尿崩症、慢性肾炎和慢性肾盂肾炎后期。

尿量的改变有多尿、少尿、无尿。

（2）少尿或无尿　成人 <400mL/24h 或 <17mL/h 称为少尿；而 <100mL/24h称为无尿。

1）肾前性少尿：见于休克、大出血、严重脱水、心力衰竭等；

2）肾性少尿：见于急性肾小球肾炎、各种肾实质疾病所致的肾衰竭等；

3）肾后性少尿：见于各种原因所致的尿路梗阻，如结石、肿瘤等。

2. 外观

（1）正常尿液外观　呈淡黄色、透明。尿色的深浅与食物、药物、尿量的多少等有关。

（2）异常尿液外观

1）淡红色或红色：为肉眼血尿。每升尿液中含血量超过 1mL 时，即可呈淡红色、洗肉水样、血红色或混有凝血块。多见于泌尿系统感染、肾结石、肾结核、肾肿瘤等，也可见于出血性疾病。

2）云雾状混浊：为脓尿或菌尿。菌尿静置后不下沉，脓尿静置后可有白色云絮状沉淀。常见于泌尿系统感染如肾盂肾炎、膀胱炎等。

3）浓茶色或酱油色：为血红蛋白尿，见于溶血性贫血、阵发性睡眠性血红蛋白尿、血型不合的输血反应等。

4）深黄色：振荡后泡沫呈黄色，胆红素定性阳性为胆红素尿。常见于阻塞性黄疸和肝细胞性黄疸。尿液浓缩、服用痢特灵、大黄等药物后可为深黄色，但胆红素定性阴性。

5）乳白色混浊：为乳糜尿，见于丝虫病、肾周淋巴管阻塞等。

外观异常的尿液常见血尿、血红蛋白尿、脓尿、胆红素尿。

3. 气味

（1）正常气味　因尿内含有挥发性酸而呈芳香气味。长时间放置后，尿素分解可出现氨臭味。

（2）异常气味　刚排出的尿即有氨味，见于慢性膀胱炎或尿潴留等；烂苹果味见于糖尿病酮症酸中毒；蒜臭味见于有机磷农药中毒。

4. 酸碱反应（pH）

【参考值】正常尿液一般呈弱酸性，pH 约 6.5，波动在 4.5~8.0。

【临床意义】

（1）尿 pH 降低　见于酸中毒、糖尿病、高热、痛风及口服氯化铵、维生素 C 等酸性药物。

（2）尿 pH 增高　见于碱中毒、膀胱炎、肾小管性酸中毒及用碱性药物等。

5. 比重（SG）

【参考值】成人尿比重在 1.015~1.025。

【临床意义】

（1）尿少而比重增高　见于高热、脱水、周围循环衰竭等。

（2）尿多而比重增高　见于糖尿病。

（3）尿比重降低　见于慢性肾衰竭、尿崩症等，如比重低而固定在 1.010±0.003，称为等张尿，提示肾浓缩稀释功能丧失。

（二）化学检查

1. 尿蛋白

正常人尿蛋白含量甚微。若尿中蛋白质含量 >150mg/24h 尿，或尿

正常尿液检查中尿蛋白为阴性。

蛋白定性试验阳性称为蛋白尿。尿蛋白定性及定量试验有一定的相关性，其相关性见表6-4。

表6-4 尿蛋白检查结果

外 观	定 性	尿蛋白含量（g/24h）
无混浊	（-）	0.02~0.08
微混浊	（±）	<0.1
混浊	（+）	<0.5
颗粒状混浊	（++）	<3.0
絮状混浊	（+++）	<10.0
块状混浊	（++++）	>10.0

【参考值】尿蛋白定性试验阴性，定量试验0~80mg/24h尿。

【临床意义】

（1）生理性蛋白尿　尿蛋白定性一般不超过（+），见于剧烈运动、精神紧张、寒冷、直立较久等。

（2）病理性蛋白尿

1）肾小球性蛋白尿：见于原发性肾小球器质性病变及糖尿病、系统性红斑狼疮等继发性肾小球疾病，尿中以大分子清蛋白为主。

2）肾小管性蛋白尿：见于肾盂肾炎、间质性肾炎、肾小管性酸中毒等，尿中以小分子蛋白质为主。

3）混合性蛋白尿：指肾小球和肾小管同时受累所致的蛋白尿，如肾小球肾炎或肾盂肾炎后期，糖尿病肾病等。

4）溢出性蛋白尿：见于急性溶血、多发性骨髓瘤等。

2. 尿糖

正常尿液检查中尿糖为阴性。

正常人尿内葡萄糖含量甚微，尿糖定性试验为阴性。当血糖浓度>8.88mmol/L（160mg/dL），尿糖定性试验阳性，称糖尿。

【参考值】尿糖定性试验阴性，定量为0.56~5.0mmol/24h。

【临床意义】

（1）血糖增高性糖尿　最常见于糖尿病。尿糖可用来间接判断血糖情况，监测病情变化和观察疗效。其次见于甲状腺功能亢进、腺垂体功能亢进、嗜铬细胞瘤、库欣综合征等内分泌异常所致的继发性高血糖症。

（2）血糖正常性糖尿　又称肾性糖尿，因肾小管对葡萄糖重吸收的功能减退，肾糖阈值降低产生的糖尿，常见于慢性肾小球肾炎、肾病综合征等。

（3）暂时性糖尿

1）生理性糖尿：食糖过多或静脉注入大量葡萄糖后可出现暂时性血糖升高，尿糖阳性。

2）应激性糖尿：见于颅脑外伤、脑出血、急性心肌梗死时出现的暂时性血糖和尿糖增高。

（4）其他糖尿　肝功能严重破坏所致果糖或半乳糖性糖尿；妊娠期及哺乳期妇女产生的乳糖尿。

（三）显微镜检验

显微镜检验指用显微镜对新鲜尿液标本中的沉渣进行镜检寻找有无各种类型的细胞、管型和结晶等。

1. 红细胞

正常尿液中见不到或偶见红细胞，如平均 >3 个/HP，尿外观正常者，称为镜下血尿。常见于急慢性肾小球肾炎、肾结石、肾盂肾炎、急性膀胱炎、肾结核或出血性疾病等。

2. 白细胞和脓细胞

正常尿液中可由少量白细胞，如白细胞 >5 个/HP，称镜下白细胞尿，如白细胞变性坏死即为脓细胞尿。见于泌尿系统感染如肾盂肾炎、肾结核、膀胱炎或尿道炎等。

3. 上皮细胞

正常尿液中可见少量扁平上皮细胞和移行上皮细胞。尿中出现肾小管上皮细胞，常提示肾小管病变，见于急性或慢性肾小球肾炎、肾移植后排异反应期。

4. 管型

管型是蛋白质、细胞或碎片在肾小管、集合管中凝固而成的圆柱状蛋白聚体。管型的出现往往提示有肾实质损害。

（1）透明管型　正常人 0 至偶见/HP，老年人清晨浓缩尿中也可见到。剧烈运动、重体力劳动、利尿剂、发热、全身麻醉时可一过性增多。在慢性肾小球肾炎、肾病综合征及心力衰竭等可增多。

（2）细胞管型　管型内细胞及其碎片的含量超过管型体积的 1/3 时称为细胞管型。可按其所含细胞的种类分别称红细胞管型、白细胞管型、上皮细胞管型等，其临床意义同尿液中相应细胞增多的意义一致。

（3）颗粒管型　管型中崩解产物颗粒量超过管型体积的 1/3 时称为颗粒管型。见于急、慢性肾小球肾炎等。

（4）蜡样管型　其出现提示肾小管病变严重，预后差。见于慢性肾小球肾炎晚期、肾衰竭等。

（5）脂肪管型　见于肾病综合征、中毒性肾病等。

（6）肾衰竭管型　常见于慢性肾衰竭，提示预后不良。

【小结】

尿液检验
- 标本的采集和处理
- 尿液常规检验：一般检查、化学检查和显微镜检查

尿液的采集是尿液检验的关键环节之一，也是临床护理工作的基本

内容。其标本的正确采集、留取、保存、送检和尿量的准确记录，对保证检验结果的可靠性十分重要。

【练习题】

一、单选题

1. 镜下血尿是指尿沉渣离心后每高倍视野平均见到红细胞________。
   A. 1个　B. 2个　C. 3个　D. 4个　E. 5个
2. 一般尿蛋白含量达________时称为蛋白尿。
   A. >20mg/24h　B. >80mg/24h
   C. >100mg/24h　D. >150mg/24h
   E. >30mg/24h
3. 少尿是指24h尿量少于________。
   A. 800mL　B. 500mL　C. 400mL　D. 100mL　E. 80mL
4. 尿液呈浓茶色或酱油色常见于________。
   A. 肾盂肾炎　B. 泌尿系结石
   C. 急性溶血　D. 肝细胞性黄疸
   E. 肾结核
5. 某评估对象血糖及糖耐量试验均正常，尿糖呈阳性，诊断应考虑为________。
   A. 糖尿病　B. 肾糖阈值异常
   C. 大量进食糖类食物　D. 甲状腺功能亢进
   E. 应激性糖尿
6. 多尿是指成人24h尿量大于________。
   A. 1000mL　B. 1500mL
   C. 2000mL　D. 2500mL　E. 3000mL
7. 无尿是指成人24h尿量小于________。
   A. 10mL　B. 30mL
   C. 50mL　D. 100mL　E. 150mL
8. 正常成人普通饮食时尿比密为________。
   A. 1.010　B. 1.020
   C. 1.015~1.025　D. 1.010~1.025
   E. 1.015~1.020
9. 正常人尿液中可出现________。
   A. 透明管型　B. 细胞管型
   C. 颗粒管型　D. 蜡样管型　E. 脂肪管型
10. 尿液有烂苹果气味见于________。
   A. 泌尿系肿瘤　B. 尿潴留
   C. 糖尿病酮症酸中毒　D. 肾衰竭
   E. 泌尿系感染

二、简答题

做细菌培养的尿液标本应如何采集?

第三节　粪便检验

【学习要点】

1. 掌握粪便标本正确采集。

2. 知道粪便异常的临床意义。

【关键词】 一般性状　隐血试验

一、标本采集

(1) 粪便标本　应为自然排出、新鲜，必要时可经肛门指诊采集粪便，灌肠或服油类泻剂的粪便因过稀或有油滴而不宜作为检查标本。标本不可混有尿液、消毒剂、污水等，盛器应洁净干燥，如作粪便细菌培养应采用有盖的无菌容器。

(2) 粪便检验　一般留取花生仁大小（5g）粪便即可，但应挑取含有脓血黏液的粪便，外观无异常的粪便，可多部位取材；如做寄生虫卵检查留取鸡蛋大小（不少于30g），如孵化血吸虫毛蚴则应留取全部24h粪便。

(3) 阿米巴滋养体检查　应从粪便脓血及稀便处取材，立即送检，寒冷季节注意标本保温。

(4) 蛲虫卵检查　需用透明薄膜拭子于清晨排便前自肛门周围的皱襞处拭取标本并立即送检。

(5) 做化学法粪便隐血试验　评估对象应于前3天禁食瘦肉、动物血、肝类及大量绿叶蔬菜，并禁服铁剂及维生素C，有牙龈出血者应嘱其勿下咽血液，以避免出现假阳性。

(6) 标本采集　应在1h内检验完毕，否则可因pH改变及消化酶作用影响检查结果。

二、粪便常规检验

(一) 一般性状检查

1. 量

正常人每天排便1~2次，量100~300g，可因进食量、食物种类及消化器官功能状态而发生变化。

2. 颜色和性状

(1) 正常粪便　为黄褐色圆柱形软便，其颜色可因进食和服药不同而发生变化。

(2) 异常粪便

1）稀糊状或水样便：见于各种感染性和非感染性腹泻，最常见急性肠炎。伪膜性肠炎可出现大量含有膜状物的黄色稀便。艾滋病伴肠道隐孢子虫感染时可见大量稀水样便。

2）黏液便：小肠炎症时黏液均匀混在粪便中，大肠病变的黏液不易与粪便混合，直肠病变的黏液多附着于粪便表面。

3）米泔样便：粪便呈白色淘米水状，含黏液片块，量大、稀水样。见于重症霍乱、副霍乱。

常见的异常粪便有水样便、黏液便、米泔样便、柏油样便、白陶土样便、脓血便、鲜血便。

4）黑便或柏油样便：呈稀薄、黏稠、漆黑、发亮的粪便，形似柏油状。见于上消化道出血。服用活性炭、铋剂、铁剂时粪便也可呈黑色，但无光泽且隐血试验阴性。

5）白陶土样便：见于各种原因引起的阻塞性黄疸。

6）脓性及脓血便：提示肠道下段病变。见于痢疾、溃疡性结肠炎。阿米巴痢疾以血为主，血中带脓，呈暗红色果酱样；细菌性痢疾为黏液脓血便。

7）鲜血便：多附着于粪便表面，见于直肠癌、肛裂、痔疮等。

8）乳凝块便：乳儿夹杂着黄白色乳凝块的粪便，提示脂肪、蛋白质等消化不完全。见于婴儿消化不良。

9）硬结便：粪便呈圆球状或羊粪状，干硬秘结，多见于便秘者。

10）细条状便：粪便常呈细条状或扁条状，见于直肠癌及肠道狭窄。

3. 气味

（1）正常气味　一般为粪臭味，食肉者味重，素食者味轻。

（2）异常气味　恶臭味见于慢性肠炎、胰腺疾病及直肠癌溃烂等，血腥臭味见于阿米巴痢疾，酸臭味见于脂肪或糖类消化不良。

4. 寄生虫体

蛔虫、蛲虫、绦虫等较大虫体及片段肉眼可见，钩虫体须将粪便冲洗过滤后才能发现。服用驱虫剂者应检验粪便中有无排出的死虫体以判断驱虫效果，驱绦虫后应该仔细寻找绦虫头节。

（二）显微镜检验

1. 细胞

（1）红细胞　正常粪便中无红细胞，肠道下段炎症或出血时可见到，如细菌性痢疾、肠炎等。

（2）白细胞　正常粪便中无或偶见白细胞。肠炎时白细胞增多，数量一般 <15 个/HP；细菌性痢疾时白细胞满视野，成堆存在。

2. 寄生虫

患肠道寄生虫病时，从粪便中能见到相应的病原体。粪便中可见到的寄生虫卵有蛔虫卵、钩虫卵、鞭虫卵、血吸虫卵、姜片虫卵等。

（三）化学检验

粪便隐血试验（OBT）

【检测方法】

（1）化学方法　虽然简单易行，但缺乏特异性，为避免出现假阳性，评估对象应禁食动物血、瘦肉、肝脏、铁剂以及大量绿叶蔬菜3天，然后再留取标本送检。

（2）免疫学方法　灵敏度高特异性好，同时不受动物血红蛋白干扰，因而不需限制饮食。

【参考值】阴性。

【临床意义】粪便隐血试验对消化道出血诊断有重要价值。见于消化性溃疡活动期、胃癌、结肠癌，钩虫病、肠结核等。

【小结】

粪便检验 { 粪便标本的采集；粪便常规检验：一般检查、化学检查和显微镜检查 }

粪便检验的是临床常规检验之一，作为临床护理人员必须会正确采集标本，熟悉常见异常粪便的临床意义，及时采取相应的护理措施。

【练习题】

一、单选题

1. 便血，血色鲜红，不与粪便混合，仅黏附于粪便表面，提示________。
   A. 上消化道出血　B. 肛门或肛管疾病出血
   C. 小肠出血　D. 食管出血
   E. 十二指肠出血
2. 暗红色果酱样脓血便见于________。
   A. 上消化道出血　B. 急性细菌性痢疾
   C. 急性出血坏死性肠炎　D. 阿米巴痢疾
   E. 结肠癌
3. 黏液脓血便常见于________。
   A. 急性细菌性痢疾　B. 上消化道出血
   C. 急性出血坏死性肠炎　D. 阿米巴痢疾
   E. 急性胃肠炎
4. 阻塞性黄疸时，大便性状为________。
   A. 脓血便　B. 鲜血便
   C. 柏油样便　D. 白陶土样便
   E. 稀糊状便
5. 做粪便隐血试验检查的评估对象不需禁食________。
   A. 绿色蔬菜　B. 牛奶
   C. 动物血　D. 瘦肉
   E. 肝

二、简答题

粪便标本应如何采集?

第四节　肾功能检验

【学习要点】

1. 掌握肾功能检查标本的采集。

2. 掌握肾功能检查的参考值及异常的临床意义。

【关键词】 内生肌酐清除率　血清尿素氮　血肌酐测定　肾脏浓缩和稀释功能试验

一、肾小球功能试验

（一）内生肌酐清除率

内生肌酐清除率（Ccr）指肾在单位时间内把若干毫升血浆中的内生肌酐全部清除出去，相当于肾小球滤过率。

【标本采集方法】

（1）检验前连续3天低蛋白饮食（<40g/d），禁食肉类，避免剧烈运动。

（2）于第4天早晨8时排净尿液，收集此后24h尿量，容器加入甲苯3~5mL防腐。

（3）试验日抽取静脉血2~3mL，注入抗凝管内，充分混匀，与24h尿液同时送检。

【参考值】　成人80~120mL/min。

【临床意义】

内生肌酐清除率可反映肾小球的滤过率，判断肾小球损害的早期指标。

（1）判断肾小球损害的早期指标　成人Ccr<80mL/min，提示肾小球滤过功能已有损害，但血清尿素氮、肌酐测定仍可在正常范围。

（2）评估肾功能损害程度　轻度损害Ccr在70~51mL/min；中度损害Ccr在50~30mL/min；重度损害（肾衰竭）Ccr<30mL/min，其中肾衰竭早期为20~11mL/min，肾衰竭晚期为10~6mL/min，肾衰竭终末期为<5mL/min。

（3）指导治疗　肾小球滤过率下降时，凡由肾代谢或排出的药物均应根据Ccr降低的程度调节药物剂量和决定用药时间。

（4）观察肾移植术是否成功　肾移植术后Ccr应回升，若回升后又下降，提示可能有急性排异反应。

（二）血清尿素氮和肌酐测定

血清尿素氮（BUN）和血清肌酐（Scr）的浓度在一定程度上可反映肾小球滤过功能。但非早期判断指标。

【标本采集方法】抽取空腹静脉血3mL，注入干燥试管内，不抗凝，注意不要用力振荡，立即送检。

【参考值】BUN：成人 3.2～7.1mmol/L；婴幼儿 1.8～6.5mmol/L。
血清或血浆 Scr：男性 53～106μmol/L；女性 44～97μmol/L。

【临床意义】

1. 血肌酐和血尿素氮增高

见于各种原因引起的急、慢性肾功能衰竭，是反映肾实质损害的中、晚期指标，且慢性肾衰竭血 BUN 和 Cr 升高程度与病情严重性一致。

血肌酐和血尿素氮是反映肾功能损害的中晚期指标。

2. 鉴别肾前性和肾实质性少尿

(1) 肾前性少尿，如心力衰竭、脱水、休克、肝肾综合征等所致的肾前性少尿，BUN 升高，血肌酐升高不明显，多≤200μmol/L。

(2) 肾实质性少尿，血肌酐上升常 >200μmol/L，BUN 同时升高。

3. 蛋白质分解或摄入过多

见于上消化道大出血、大面积烧伤、甲状腺功能亢进、高蛋白饮食等，BUN 增高，但血肌酐多正常。

日常生活中如何判断肾功能好坏

肾功能好的人，精神好、脚步轻快、睡眠好、耳聪目明。相反，肾功能差的人，夜尿多，常常头昏眼花，腰痛腿软，眼圈发黑，容易脱发。另外，判断自己肾功能的好坏还要注意日常的尿量，一般正常人每天的排尿量在 1000～2000mL（相当于 2～4 个矿泉水瓶量），多于 2500mL 或少于 800mL 都可能是肾脏出现了问题。

二、肾小管功能试验

（一）酚红（PSP）排泄试验

测定酚红在尿液中排出量的变化，可以反映近端肾小管的排泌功能。

【标本采集方法】

(1) 检验前避免使用阿司匹林、青霉素、肾上腺素、酚酞、大黄等影响检测结果的药物。

(2) 检验前 2h 开始至结束，禁止吸烟、饮茶或咖啡等。

(3) 检验开始时嘱评估对象一次性饮水 300～500mL，20min 后排净尿液。

(4) 静脉注入 0.6% 酚红 1mL，为了保证用量准确，最好用少量生理盐水冲洗安瓿及注射器后将残量也注入血管。

(5) 静脉注射酚红后 15min、30min、60min、120min 分别收集评估对象尿液 4 次，将标本置于 4 个贴有编号的干燥清洁容器中送检。

【参考值】15min 排泄量≥25%，2h 排泄总量≥55%。

【临床意义】

判断肾衰竭的程度和肾小管排泄功能的指标，对肾盂肾炎、慢性肾小球肾炎等肾小管有明显损害的疾病检测意义较大，且排泄功能的降低与肾功能损害的严重程度呈正相关。

（二）肾脏浓缩和稀释功能试验

在日常或特定的饮食条件下，观察评估对象尿量和尿比重的变化，以判断肾浓缩与稀释功能，称为肾脏浓缩和稀释试验。反映远端肾小管的功能。

【标本采集方法】

（1）昼夜尿比重试验　试验当日评估对象正常进食，但每餐含水量不宜超过500～600mL，此外不再进餐、饮水。晨8时排尿弃去，自上午10、12时、下午2、4、6、8时各留尿1次，此后到次晨8时的尿液收集在一个容器内（共7次），分别测定尿量和比重。

（2）3h尿比重试验　试验当日评估对象正常饮食和活动，晨8时排尿弃去，以后每隔3小时留尿一次，直至次晨8时，分装于8个容器，分别测定尿量和比重。

【参考值】

（1）昼夜尿比重试验　24h尿总量1000～2000mL；昼尿量与夜尿量之比不应小于3～4:1；12小时夜尿量不应超过750mL；尿液最高比重应在1.020以上，最高比重与最低比重之差不应小于0.009。

（2）3h尿比重试验　白天尿量应占全天尿量的2/3～3/4，其中必有一次尿比重大于1.025，一次小于1.003。

【临床意义】

（1）少尿加高比重尿见于肾前性少尿。

（2）多尿，低比重尿，夜尿增多，或比重固定在1.010，表明肾小管浓缩功能严重障碍。见于慢性肾小球肾炎、慢性肾盂肾炎及高血压、肾动脉硬化等疾病引起严重肾功能损害。

【小结】

肾功能检验
- 肾小球功能：内生肌酐清除率、血尿素氮和血肌酐
- 肾小管功能：酚红排泄试验　肾脏浓缩和稀释功能试验

【练习题】

一、单选题

1. 内生肌酐清除率（Ccr）为________提示肾小球滤过功能已有损害。

   A. Ccr＜80mL/min　　B. Ccr＜70mL/min

   C. Ccr＜50mL/min　　D. Ccr＜30mL/min

   E. Ccr＜20mL/min

2. 正常成人的全血肌酐（Cr）的值为________。

   A. 88.4～176.8μmol/L　　B. 3.2～17.1μmol/L

C. 17.1～34.2μmol/L　　D. 3.2～7.1μmol/L
E. ＞178μmol/L

3. 正常人内生肌酐清除率为________。
A. 50～70mL/min　　B. 30～50mL/min
C. 70～80mL/min　　D. 80～120mL/min
E. ＜50mL/min

4. 能够较早反映肾小球滤过功能受损的指标是________。
A. 血浆尿素氮　　B. 血浆肌酐
C. 内生肌酐清除率　　D. 尿比密
E. 尿渗量

5. 尿液浓缩稀释试验用于反映________。
A. 肾小球滤过功能　　B. 近端肾小管功能
C. 远端肾小管功能　　D. 肾脏酸碱平衡功能
E. 肾血流量

6. 正常成人的血尿素氮为________。
A. 3.2～17.1mmol/L　　B. 3.2～7.1mmol/L
C. 30～50mmol/L　　D. 50～70mmol/L
E. ＞ 20mmol/L

7. 以下哪项尿标本是用于细菌培养的？________
A. 浓缩晨尿标本　　B. 随机尿标本 CDE
C. 12h 尿标本　　D. 24h 尿标本
E. 清洁中段尿

二、简答题

1. 测定内生肌酐清除率时标本应如何采集？
2. 昼夜尿比重试验的标本如何采集？

第五节　肝脏病常用实验室检查

【学习要点】

1. 能说出肝功能检查的参考值及标本采集。
2. 知道肝功能异常的临床意义。

【关键词】 血清蛋白　胆红素　转氨酶

一、蛋白质代谢功能试验

肝脏是合成蛋白质的重要器官。通过对血浆蛋白含量的检测及蛋白组分的分析，借以了解肝功能。

（一）血清总蛋白及清蛋白、球蛋白比值测定

【标本采集方法】空腹静脉抽血 2mL，注入干燥试管内送检，不抗凝。

【参考值】血清总蛋白（TP）60～80g/L

清蛋白（A） 40～50g/L

球蛋白（G）20～30g/L

清蛋白与球蛋白的比值（A/G）1.5～2.5:1。

血清总蛋白和清蛋白检测是反映肝功能的重要指标。

【临床意义】

（1）血清总蛋白及清蛋白降低　血清总蛋白 < 60g/L 或清蛋白 < 25g/L称为低蛋白血症，常见于肝细胞严重受损，如亚急性重症肝炎、慢性肝炎、肝硬化、肝癌等，其次见于某些肝外疾病，如长期营养不良、肾病综合征、甲状腺功能亢进及恶性肿瘤等。

（2）血清总蛋白及球蛋白增高　血清总蛋白 > 80g/L 或球蛋白 > 35g/L称为高蛋白血症，常见于慢性肝脏疾病，如慢性活动性肝炎、肝硬化等。其次见于某些肝外疾病如淋巴瘤、风湿热、系统性红斑狼疮、多发性骨髓瘤等。

（3）A/G 倒置　可以是清蛋白降低亦可以是球蛋白增高引起。见于严重肝功能损伤及 M 球蛋白血症，如肝硬化、原发性肝癌、原发性巨球蛋白血症等。血清蛋白和 A/G 的动态变化常可提示病情的发展和预后。清蛋白持续下降，A/G 比值减低，提示预后不良；清蛋白上升，A/G逐渐接近正常，提示病情好转。

（二）血清蛋白电泳

【标本采集】空腹静脉抽血 2mL，注入干燥试管内送检，不抗凝。

【参考值】

醋酸纤维膜法：	清蛋白	0.62～0.71（62%～71%）；
	α_1 球蛋白	0.03～0.04（3%～4%）；
	α_2 球蛋白	0.06～0.10（6%～10%）；
	β 球蛋白	0.07～0.11（7%～11%）；
	γ 球蛋白	0.09～0.18（9%～18%）。

【临床意义】

（1）肝病　清蛋白、α_1 球蛋白、α_2 球蛋白及 β 球蛋白减少，γ 球蛋白升高，且 γ 球蛋白增高的程度与肝炎严重程度成正比。

（2）肾病　肾病综合征和糖尿病肾病，可见 α_2 球蛋白和 β 球蛋白增高，清蛋白和 γ 球蛋白减低。

（3）其他　各种急、慢性炎症时，α_1 球蛋白、α_2 球蛋白及 β 球蛋白均增高。

（三）血氨测定

【标本采集方法】　静脉抽血 2mL，注入含肝素钠的抗凝管内 30min 内送检。

【参考值】　谷氨酸脱氢酶法　11～35μmol/L。

【临床意义】

（1）增高　肝肾功能衰竭是血氨增高的主要原因。见于肝性脑病、重症肝炎、肝癌、上消化出血及尿毒症等。

（2）降低　见于低蛋白饮食、贫血。

二、胆红素代谢试验

胆红素代谢试验用以判断胆红素代谢功能是否正常及鉴别黄疸的类型。

肝脏是胆红素代谢的重要场所。临床常用测定血中胆红素总量、结合和非结合胆红素含量，尿内胆红素及尿胆原含量，借以判断胆红素代谢功能是否正常及鉴别黄疸的类型。

（一）血清总胆红素、血清结合胆红素和血清非结合胆红素测定

【标本采集方法】空腹静脉抽血 2mL，注入不抗凝干燥试管中送检。

【参考值】血清总胆红素（STB）　3. 4 ~ 17. 1mol/L；

血清结合胆红素（CB）　0 ~ 6. 8μmol/L；

血清非结合胆红素（UCB）　1. 7 ~ 10. 2μmol/L。

【临床意义】

（1）判断有无黄疸及黄疸的程度　血清总胆红素在 17 ~ 34μmol/L 时，评估对象皮肤黏膜尚未见黄染称为隐性黄疸；34 ~ 170μmol/L 为轻度黄疸；170 ~ 340μmol/L 为中度黄疸；>340μmol/L 为重度黄疸。

（2）鉴别黄疸的类型　三种黄疸的鉴别如表 6 – 5 所示。

表 6 – 5　溶血性黄疸、肝细胞性黄疸及梗阻性黄疸的鉴别

胆红素代谢试验	溶血性黄疸	肝细胞性黄疸	梗阻性黄疸
UCB	明显增加	中度增加	轻度增加
CB	轻度增加	中度增加	轻度增加
CB/STB	<0. 2	0. 2 ~ 0. 5	>0. 5
尿中尿胆原	明显增加	正常或轻度增加	减少或缺如
尿胆红素定性	阴性	阳性	强阳性
粪中粪胆原	增加	减少	明显减少或消失

（二）尿内胆红素及尿胆原检验

【标本采集方法】

（1）取新鲜尿液 20 ~ 30mL，置于干燥清洁的容器中送检。做定量检测则需留 24h 尿液，尿胆原测定的容器宜用棕色容器内加盖并避光，且最好取晨尿。

（2）因磺胺类、普鲁卡因、苯唑青霉素以及卟胆原等药物会影响测试结果，检验前应避免使用。

（3）因饱餐、饥饿、剧烈运动等会影响检测结果，应避免上述情况。

【参考值】尿内胆红素定性　阴性；

尿胆原定性　　阴性或弱阳性；

尿胆原定量　　0.84～4.2μmol/L/24h 尿。

【临床意义】

（1）鉴别黄疸类型。

（2）观察病情变化　观察尿胆原含量的变化可了解溶血性黄疸的程度、治疗结果及预后；观察尿胆原及尿胆红素的动态变化可粗略估计引起梗阻性黄疸的疾病；肝细胞性黄疸时，观察尿胆原的变化可对肝脏疾病做出早期诊断及了解病情的进展。

三、血清酶学检验

（一）血清转氨酶测定

转氨酶是肝脏氨基酸代谢的关键酶之一。丙氨酸氨基转移酶（ALT）和天门冬氨酸氨基转移酶（AST）是肝功能检验中最重要的两种。

【标本采集方法】空腹静脉抽血 2mL，注入不抗凝干燥试管中送检。注意切勿溶血，采血前避免饮酒和剧烈运动。

【参考值】

	连续监测法（37℃）
ALT	10～40U/L
AST	10～40U/L
ALT/AST	≤1

【临床意义】

1. 肝脏疾病

ALT 和 AST 是肝脏疾病重要的检测指标，通过对 ALT、AST 及 ALT/AST 动态的观察可了解肝功能损伤的情况、肝脏疾病的变化及转归。

2. 急性心肌梗死

急性心肌梗死后 6～8h，AST 增高，18～24h 达高峰，4～5 天后恢复正常。如 AST 下降后又再次升高，提示梗死范围扩大或出现新的梗死。

3. 其他疾病

如肺梗死、肾梗死、胰腺炎等，转氨酶可轻度升高。

（二）血清碱性磷酸酶测定

碱性磷酸酶（ALP）大部分来自肝脏、毛细胆管及骨骼，小部分来自肾脏。当肝脏病变时 ALP 产生过多或因胆道梗阻均可使血清 ALP 升高。

【标本采集方法】同 ALT 测定。

【参考值】磷酸对硝基苯酚速率法（30℃）：成人 40～110U/L，儿童＜250U/L。

【临床意义】

1. 肝胆系统疾病

各种肝内、外胆管阻塞性疾病，ALP 明显增高，其增高程度与梗阻程度和持续时间成正比，且先于黄疸出现。

2. 骨骼疾病

如佝偻病、骨软化症、纤维性骨炎、骨折愈合期等 ALP 可升高。

3. 生长中儿童、妊娠中晚期血清可升高

（三）血清 γ－谷氨酰转移酶测定

因血清中 γ－谷氨酰转移酶（GGT）主要来自肝胆系统，故当肝细胞合成亢进或胆汁排出受阻，血清中 GGT 可升高。

【标本采集方法】同 ALT 测定。

【参考值】硝基苯酚连续监测法（37℃）：＜50U/L。

【临床意义】

1. 胆道阻塞性疾病

GGT 明显升高，其升高幅度与梗阻性黄疸的程度相平行。

2. 原发性或转移性肝癌

GGT 升高的幅度与癌组织大小呈正相关。

3. 病毒性肝炎、肝硬化

急性肝炎 GGT 中度升高；慢性肝炎、肝硬化的非活动期，酶活性正常，若 GGT 持续升高，提示病变活动或病情恶化。

4. 其他

脂肪肝、胰腺疾病等 GGT 可轻度升高；酒精性肝炎、药物性肝炎 GGT 明显或中度以上升高。

【小结】

肝功能检验
- 蛋白质：血清总蛋白、清蛋白是反映肝功能的重要指标
- 胆红素：可判断黄疸的类型
- 血清酶学：酶活性可反映肝脏的病理状态

在肝功能检查中，护理人员除了熟悉标本的采集外，还要熟悉肝功能的异常的临床意义，以便及时调整护理计划。

【练习题】

单选题

1. 关于肝细胞性黄疸评估对象的胆红素代谢检查，下列________是错误的。

   A. 总胆红素增加　　B. 结合胆红素中度增加

C. 非结合胆红素中度增加　D. 尿胆红素阴性
E. 尿胆原多为中度增高

2. 关于溶血性黄疸评估对象的胆红素代谢检查，下列________是错误的。
A. 总胆红素增加　B. 非结合胆红素明显减少
C. 结合胆红素轻度增加　D. 尿胆原明显增加
E. 尿胆红素阴性

3. 隐性黄疸是指________。
A. 血清总胆红素在1.7～17.1μmol/L
B. 血清总胆红素17.1～34.2μmol/L
C. 血清总胆红素在34.2～171μmol/L
D. 血清直接胆红素1.7～17.1μmol/L
E. 血清直接胆红素17.1～34.2μmol/L

4. 测定血清总蛋白、白蛋白、球蛋白比值的临床意义是________。
A. 了解糖代谢　B. 了解脂肪代谢
C. 了解蛋白代谢　D. 了解核酸代谢
E. 了解肝脏排泄功能

5. 血清蛋白球蛋白的比值（A/G）为________。
A. 1:1　B. 10:2
C. 3:1　D. （1.5～2.5):1
E. (2.5～3.5):1

第六节　浆膜腔穿刺液检验

【学习要点】

1. 知道浆膜腔穿刺的方法。
2. 能说出浆膜腔穿刺液的参考值。

【关键词】 渗出液　漏出液

一、标本采集方法

人体的胸腔、腹腔、心包腔统称浆膜腔，在生理状态下，腔内有少量的液体起润滑作用。病理状态下，腔内有多量液体贮留，称为浆膜腔积液。

浆膜腔穿刺液的检验用于漏出液和渗出液的鉴别。

浆膜腔积液标本采集是通过浆膜腔穿刺方法获得。采集标本后立即送检，以免细胞变性、破坏影响结果。采集的标本分别置于3～4个无菌试管中，每管1～2mL，及时送检。做细胞计数检验时，在试管中加入少量草酸钾抗凝剂，混匀后送检。比重测定，标本量应在60mL以上，结核杆菌培养标本量以10mL为宜。

二、检验项目

（一）一般性状检验

1. 外观

漏出液多为淡黄色、稀薄、透明的液体，渗出液呈深黄色，较混浊，但因病因不同可呈其他颜色。黄色脓性见于化脓菌感染；血性积液见于急性结核性胸、腹膜炎及恶性肿瘤等；绿色见于铜绿假单胞菌感染；乳白色见于丝虫病。

2. 比重

漏出液比重多 < 1.018，渗出液因含有多量蛋白及细胞，比重多 > 1.018。

3. 凝固性

漏出液一般不易自凝，渗出液因含较多纤维蛋白原、细菌及组织碎片，静置后较易凝结。

（二）化学检验

1. 黏蛋白定性试验

漏出液多为阴性反应；渗出液多呈阳性反应。

2. 蛋白定量测定

漏出液蛋白总量多 < 25g/L；渗出液蛋白含量常在 30g/L 以上。

3. 葡萄糖测定

漏出液中葡萄糖含量与血糖浓度近似，渗出液中所含的糖因被细菌分解而减少。

（三）显微镜检验

1. 细胞计数

漏出液中细胞数较少，常 $< 100 \times 10^6/L$；渗出液中细胞数多，常 $> 500 \times 10^6/L$。

2. 细胞分类

漏出液中主要为淋巴细胞和间皮细胞。渗出液中细胞较多，中性粒细胞为主见于化脓性和结核性积液的早期；淋巴细胞为主见于结核性及肿瘤积液；嗜酸粒细胞增多见于变态反应和寄生虫病。

3. 肿瘤细胞检验

在浆膜腔积液中检出恶性肿瘤细胞是诊断癌肿的重要依据。

（四）细菌学检验

将浆膜腔积液离心沉淀，取沉淀物涂片作各种染色，查找病原菌，必要时可进行细菌培养。

漏出液与渗出液的鉴别如表6-6所示。

表6-6 漏出液与渗出液的鉴别

鉴别要点	漏出液	渗出液
原因	非炎症所致如心力衰竭、肝硬化等	炎症、肿瘤或理化因素刺激
外观	淡黄色、浆液性	可为草黄色、脓性、血性等
透明度	清亮或微混	多混浊，可有絮状沉淀
比重	<1.018	>1.018
凝固	不自凝	能自凝
黏蛋白定性	阴性	阳性
蛋白定量	<25g/L	>30g/L
葡萄糖定量	与血糖相似	常低于血糖
细胞计数	常 $<100\times10^6/L$	常 $>500\times10^6/L$
细胞分类	以淋巴细胞、间皮细胞为主	因病因不同，以中性粒细胞或淋巴细胞为主
细菌检测	无	可检出病原菌

【小结】

浆膜腔穿刺液检验
- 标本采集：通过浆膜腔穿刺方法获得
- 化验项目：一般性状检查、化学检查、显微镜检查
- 渗出液和漏出液鉴别

浆膜腔穿刺液的检验可为寻找疾病的病因、鉴别诊断及治疗有重要的意义。

【练习题】

一、单选题

1. 漏出液中的主要细胞是________。
   A. 中性粒细胞　　B. 嗜酸粒细胞
   C. 淋巴细胞　　D. 淋巴细胞及间皮细胞
   E. 巨噬细胞
2. 渗出液中淋巴细胞增多见于________。
   A. 结核、梅毒及肿瘤积液　　B. 化脓性胸膜炎
   C. 肺吸虫病　　D. 结核性渗出性胸膜炎早期
   E. 变态反应性疾病
3. 渗出液中嗜酸粒细胞增多见于________。
   A. 慢性病变　　B. 化脓性心包炎
   C. 低蛋白血症　　D. 结核性渗出性胸膜炎
   E. 变态反应性疾病

二、简答题

渗出液和漏出液如何鉴别？

第七节　临床常用生化检验

【学习要点】

1. 能说出常用生化检验项目的参考值。

2. 知道常用生化检验异常的临床意义。

【关键词】电解质　血脂　血糖

一、血清电解质测定

【标本采集方法】

（1）抽取空腹静脉血 3mL（单项测定需采血 2mL），注入干燥试管内送检，不抗凝。

（2）注意切勿溶血，尤其是血清钾测定。并注意测定试管内勿混入草酸钾、柠檬酸钠等抗凝剂及其他杂质。

【参考值】血清钾　3.5～5.5mmol/L；

血清钠　135～145mmol/L；

血清氯　95～105mmol/L；

血清总钙　2.25～2.75mmol/L；

离子钙　1.10～1.34mmol/L；

血清磷　成人：0.97～1.61mmol/L，儿童 1.29～1.94mmol/L。

血清电解质测定主要包括钾、钠、氯、钙和磷。

【临床意义】

1. 血清钾

（1）血钾增高　血清钾 >5.5mmol/L 称为高钾血症。常见于：

1）摄入过多，如补钾过快、过多，输入大量库存血等；

2）排钾减少，如急、慢性肾功能不全、长期应用抗醛固酮类药物或保钾利尿剂等；

3）钾从细胞内移出过多，如严重溶血、严重烧伤、代谢性酸中毒、组织损伤等。

（2）血钾降低　血清钾 <3.5mmol/L 称为低钾血症。见于：

1）摄入不足，如长期低钾饮食、禁食、饥饿等；

2）排出过多，如频繁呕吐、长期腹泻、长期服用排钾利尿剂等；

3）细胞外钾内移，胰岛素注射过量、代谢性碱中毒等。

2. 血清钠

（1）血钠增高　血清钠 >145mmol/L，称为高钠血症。由于水摄入不足、丢失过多及摄盐过多等所致，但临床较少见。

（2）血钠降低　血清纳 <135mmol/L 为低钠血症。见于：

1）钠丢失过多，如大量出汗、长期呕吐及腹泻、慢性肾功能不全多尿期及大量应用利尿剂等；

2）摄入不足，如长期低盐饮食、饥饿及不适当输液等。

3. 血清氯化物

血氯增减的临床意义与血钠大致相同。

4. 血清钙

（1）血钙增高　血清总钙 > 2.75mmol/L 为高钙血症。见于：

1）骨钙破坏释放加速及肾小管对钙重吸收增加，如原发性甲状旁腺功能亢进症、转移性骨癌和多发性骨髓瘤等；

2）摄入钙过多，如静脉输入钙过量、服用维生素 D 过多等。

（2）血钙降低　血清总钙 < 2.25mmol/L 为低钙血症。见于甲状旁腺功能减退、维生素 D 缺乏、肾脏疾病如急、慢性肾衰竭和肾性佝偻病、急性坏死性胰腺炎等。

5. 血清无机磷

（1）血清无机磷增高　血清无机磷 > 1.61mmol/L 为升高。见于甲状旁腺功能减退、骨折愈合期、多发性骨髓瘤、肾功能衰竭及补充过量的维生素 D 等。

（2）血清无机磷降低　血清无机磷 < 0.97mmol/L 为降低。见于甲状旁腺功能亢进、佝偻病、肾小管疾病及糖尿病等。

二、血清脂质和脂蛋白检验

（一）血清总胆固醇（TC）测定

血脂测定主要包括总胆固醇、甘油三酯、高密度脂蛋白和低密度脂蛋白。

【标本采集方法】

（1）素食或低脂饮食 3 天。

（2）空腹静脉抽血 2mL，注入干燥不抗凝试管内送检。

【参考值】2.86～5.98mmol/L。

【临床意义】

1. TC 增高

常见于：

（1）遗传及心脑血管疾病　如家族性或非家族性高胆固醇血症、冠状动脉粥样硬化性心脏病。

（2）内分泌及代谢性疾病　如高脂血症、糖尿病、甲状腺功能减退症等。

（3）肾脏疾病　如肾病综合征等。

（4）其他　长期高脂饮食、吸烟、饮酒、肥胖等。

2. TC 降低

常见于严重肝病、甲状腺功能亢进、严重贫血、营养不良及恶性肿瘤等。

（二）血清甘油三酯（TG）测定

【标本采集方法】同血清胆固醇测定。

【参考值】0.56～1.70mmol/L。

【临床意义】

1. TG 增高

见于冠心病、原发性高脂血症、糖尿病、肥胖病、肾病综合征、胆道阻塞及高脂饮食等。

2. TG 降低

见于严重肝病、甲状腺功能亢进、肾上腺皮质功能减退症及营养不良等。

（三）血清高密度脂蛋白胆固醇（HDL－C）测定

【标本采集方法】 同血清胆固醇测定。

【参考值】 ≥1.04mmol/L 为合适水平，＜0.91mmol/L 为减低。

【临床意义】 HDL 被认为是抗动脉粥样硬化因子，其水平与冠心病的发病呈显著负相关。HDL 降低见于动脉粥样硬化、糖尿病、肾病综合征等。

（四）血清低密度脂蛋白胆固醇（LDL－C）测定

【标本采集方法】同血清胆固醇测定。

【参考值】≤3.12mmol/L 为合适水平，3.15～3.61mmol/L 为边缘升高，＞3.64mmol/L 为升高。

【临床意义】LDL 水平增高与冠心病发病呈正相关。LDL 增高还可见于甲状腺功能减退症、肾病综合征、阻塞性黄疸、肥胖症等。

高血脂评估对象的合理饮食

（1）饮食清淡，粗细搭配。平时多吃绿叶蔬菜、瓜果，少吃动物脂肪及含胆固醇的食物，晚餐宜少，少吃甜食。

（2）常吃抑制血小板凝聚、防止血栓形成的食物，如黑木耳、大蒜、洋葱、香菇、山楂、柠檬等。

（3）多吃溶血栓的食物。如西红柿、红葡萄、柑橘、生姜等。

（4）多吃降血脂的食物。如黑木耳、洋葱、香芹、胡萝卜、苹果、猕猴桃、山楂、玉米等。

（5）多饮水，稀释血液。

三、空腹血糖测定

【标本采集方法】

（1）评估对象晚餐后一般不再进食，不吸烟。

（2）次晨空腹抽取静脉血 1mL，注入干燥不抗凝试管中送检。亦可注入含抗凝剂的试管中混匀后送检。

【参考值】邻甲苯胺法：3.9～6.4mmol/L；

酶法：3.9～6.1mmol/L。

【临床意义】

1. 血糖增高

当空腹血糖浓度＞7.0mmol/L，称为高血糖症。引起血糖增高的常见原因有：

（1）生理性增高　见于饱餐、高糖饮食、精神过度紧张、大量吸烟及剧烈运动等。

（2）病理性增高见于

空腹血糖和OGTT测定主要用以糖尿病的诊断。

1）内分泌及代谢性疾病，糖尿病最多见，其次如皮质醇增多症、甲状腺功能亢进症、垂体瘤等；

2）应激性高血糖，如颅内压增高、颅脑损伤、脑出血、急性心肌梗死等；

3）其他，如高热、呕吐、严重脱水、全身麻醉等。

2. 血糖降低

空腹血糖浓度＜3.9mmol/L为减低，当空腹血糖浓度＜2.8mmol/L时称为低血糖症。常见原因有：

（1）生理性减低　见于饥饿、长期剧烈运动后、妊娠期等。

（2）病理性减低

1）内分泌疾病，如胰岛素及降糖药使用过量、胰岛B细胞增生或肿瘤；

2）对抗胰岛素的激素分泌不足，如生长激素及肾上腺皮质激素缺乏；

3）肝糖原贮存缺乏，如重症肝炎、急性肝坏死、肝癌等；

4）其他，如急性酒精中毒、严重营养不良等。

四、口服葡萄糖耐量试验

口服葡萄糖耐量试验（OGTT）是检测体内血糖调节机制的一种方法。临床上主要用于诊断症状不明显或空腹血糖升高不明显的可疑糖尿病评估对象。

【标本采集方法】

（1）受试前3d正常饮食（每日糖类摄入量＞150g），受试前晚餐后禁食。

（2）受试前8h内禁止吸烟、饮酒或咖啡等刺激性饮料；停用胰岛素及肾上腺皮质激素类药，注意避免剧烈运动和精神紧张。

（3）次晨抽取空腹静脉血2mL后，将75g葡萄糖溶于250mL温开水中，嘱评估对象5min内饮完或进食100g馒头，从摄入葡萄糖前及服糖0.5h、1h、2h及3h各抽取静脉血1mL，并在每次抽血后留取尿标本同时送检。

【参考值】空腹血糖 3.9～6.1mmol/L。口服葡萄糖后 0.5～1h，血糖达高峰（一般为 7.0～9.0mmol/L），峰值＜11.1mmol/L，2h 血糖（2hPG）＜7.0mmol/L，3h 恢复至空腹血糖水平。各次尿糖均为阴性。

【临床意义】

（1）诊断糖尿病　两次空腹血糖＞7.0mmol/L，或有糖尿病症状＋随机血糖＞11.1mmol/L，或 OGTT 中 2hPG＞11.1mmol/L，可诊断为糖尿病。

（2）糖耐量异常（IGT）　空腹血糖＜7.0mmol/L，2hPG 为 7.8～11.1mmol/L，为糖耐量减低。常见于 2 型糖尿病、甲状腺功能亢进症、皮质醇增多症、肥胖症及肢端肥大症等。

【小结】

生化检验
- 电解质：钾、钠、氯、钙、磷
- 血脂：胆固醇、甘油三酯、高密度脂蛋白、低密度脂蛋白
- 血糖：空腹血糖、糖耐量

临床生化检验对一些代谢性疾病的病因、鉴别诊断及治疗有重要的意义。

【练习题】

一、单选题

1. 血清钠正常参考值是________。

A. 135～142mmol/L　　B. 140～150mmol/L

C. 130～140mmol/L　　D. 135～145mmol/L

E. 145～155mmol/L

2. 成人血清钾正常参考值是________。

A. 3.0～5.0mmol/L　　B. 3.5～4.5mmol/L

C. 3.5～5.5mmol/L　　D. 4.0～5.5mmol/L

E. 4.5～5.5mmol/L

3. 血清钙正常参考值是________。

A. 1.95～2.45 mmol/L　　B. 2.15～2.55 mmol/L

C. 2.25～2.75 mmol/L　　D. 2.35～2.85 mmol/L

E. 2.15～2.65mmol/L

4. 血清钾低于下列________称为低钾血症。

A. 3.2mmol/L　　B. 4.0mmol/L

C. 3.0mmol/L　　D. 3.5mmol/L

E. 2.5mmol/L

5. 高血钾症是指________。

A. ＞5.0mmol/L　　B. ＞6.0mmol

C. ＞5.8mmol　　D. ＞5.3mmol

E. ＞5.6mmol

6. 血清钾增高见于________。
   A. 使用氯噻嗪类利尿药
   B. 大量出汗
   C. 肾上腺皮质功能减退
   D. 使用肾上腺皮质激素
   E. 醛固酮增多症
7. 血清钙增高见于________。
   A. 甲状旁腺功能减退　　B. 维生素 D 缺乏症
   C. 阻塞性黄疸　　D. 骨质软化症
   E. 甲状旁腺功能亢进
8. 血清总胆固醇升高的疾病不包括________。
   A. 高血压　　B. 冠状动脉粥样硬化
   C. 糖尿病　　D. 肝硬化
   E. 甲状腺功能减退症

二、简答题

葡萄糖耐量实验标本如何采集?

第七章　心电图检查

心电图就是利用心电图机（如图7－1）在体表记录心脏每一次心动周期所产生电激动变化的连续性曲线图。心电图检查作为临床上应用广泛的检查手段，对各种心律失常的诊断与鉴别诊断具有肯定价值，不同的心律失常有其特征性心电图改变；对心肌梗死的诊断不但可靠而且实用；还可用于房室肥大、心肌缺血、药物作用和电解质失常的协助诊断；心电图和心电监护还广泛应用于手术麻醉、用药观察、危重评估对象抢救以及运动和航天等多个领域。

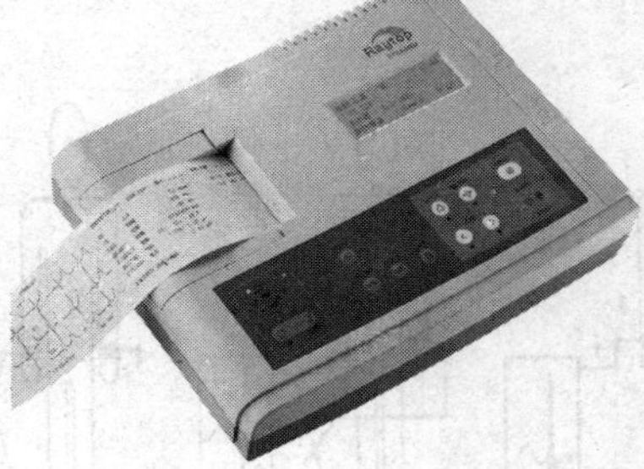

图7－1　心电图机

第一节　心电图基本知识

【学习要点】

1. 掌握心电图导联、导联轴及心电图各波段的组成与命名。
2. 学会心电图的描记。

【关键词】 导联　导联轴　组成与命名

当你或你身边的人出现突发心慌、胸闷时，医生首先想到的应给评估对象做什么检查？当然是心电图检查。当你接诊这样的评估对象时，又该如何以最快的速度准确地为评估对象连接好心电图机呢？这就需要你熟练掌握心电图的基本知识及心电图机的操作。

一、心电图导联与导联轴

（一）心电图导联

在人体不同部位放置电极，并通过导连线与心电图机电流计的正负极相连，这种记录心电图的电路连接方法称为心电图导联。目前广泛采纳的国际通用导联体系为常用12导联体系。

心电图常规做Ⅰ、Ⅱ、Ⅲ、aVR、aVL、aVF、V_1、V_3、V_5，12个导联。

(1) 标准导联(双极肢导联):Ⅰ、Ⅱ、Ⅲ。

(2) 加压单极肢导联:aVR、aVL、aVF。

(3) 胸导联:V_1、V_2、V_3、V_4、V_5、V_6。

(二) 常用心电图各导联的连接方式

1. 肢体导联

肢体导联指电极放置在肢体的导联,又分为标准导联(双极肢体导联)Ⅰ(L_1)、Ⅱ(L_2)、Ⅲ(L_3)和加压单极肢体导联 aVR、aVL、aVF 两种类型。

(1) 标准导联　是最早使用的一种双极肢体导联,反映两个肢体之间的电位差,Ⅰ导联反映左上肢与右上肢之间的电位变化(正极在左上肢);Ⅱ导联反映左下肢与右上肢之间的电位变化(正极在左下肢);Ⅲ导联反映左下肢与左上肢之间的电位变化(正极在左下肢),如图 7-2 所示。

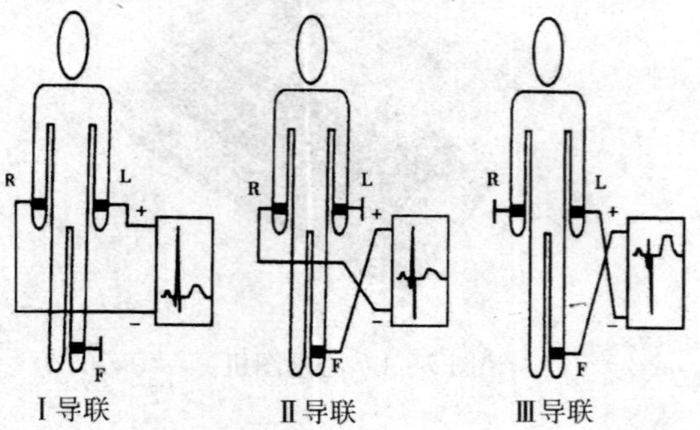

图 7-2　标准导联

记住每个肢体导联的正极在哪个肢体上。

(2) 加压单极肢体导联(如图 7-3)　aVR 导联是加压单极右上肢导联,探测右上肢与无干电极之间的电位差(正极在右上肢);aVL 导联是加压单极左上肢导联,探测左上肢与无干电极之间的电位差(正极在左上肢);aVF 导联是加压单极左下肢导联探测左下肢与无干电极之间的电位差(正极在左下肢)。

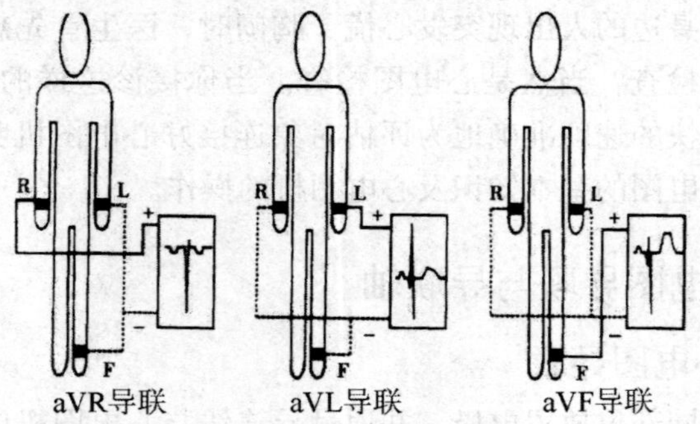

图 7-3　加压单极肢体导联

2. 胸导联

参照表7-1及图7-4。

表7-1　胸导联正负电极的安放位置

导　联	正电极位置	负电极位置
V_1	胸骨右缘第4肋间	中心电端
V_2	胸骨左缘第4肋间	中心电端
V_3	V_2与V_4连线的中点	中心电端
V_4	左锁骨中线第5肋间	中心电端
V_5	左腋前线平V_4水平	中心电端
V_6	左腋中线平V_4水平	中心电端

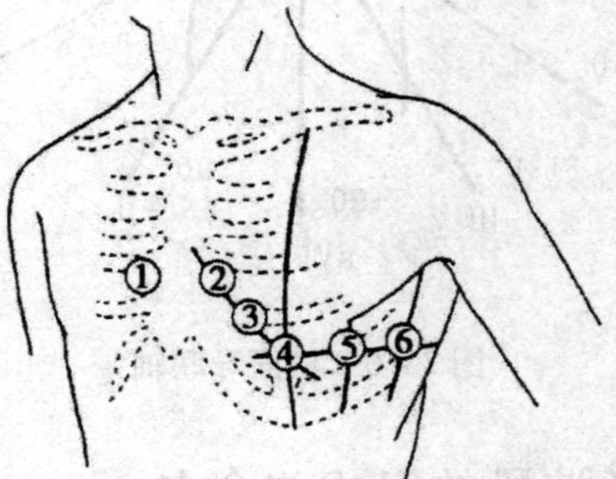

图7-4　胸导联

（三）导联轴

导联轴是指某一导联正、负电极之间假想的连线。标准导联Ⅰ、Ⅱ、Ⅲ和加压单极肢体导联aVR、aVL、aVF的这6条导联轴均位于额面（即从被检查者立位的前面看其上下左右所构成的平面）。胸导联的V_1、V_2、V_3、V_4、V_5、V_6的这6条导联轴基本上均位于同一水平面或称为横面（即被检查者立位时其前后左右所构成的平面）。各导联轴的表示方法如下。

导联轴是由导联的连接方式生成的。

1. 额面导联轴

（1）标准导联的导联轴　Ⅰ、Ⅱ、Ⅲ的导联轴可以画一个等边三角形来表示。等边三角形的3个顶点R、L、F分别代表右上肢、左上肢和左下肢，R与L的连线代表Ⅰ导联轴，RF为Ⅱ导联轴，LF为Ⅲ导联轴（如图7-5）。

（2）加压单极导联的导联轴　aVR、aVL、aVF的导联轴，等边三角形的中心O相当于中心电端（零电位点），RO、

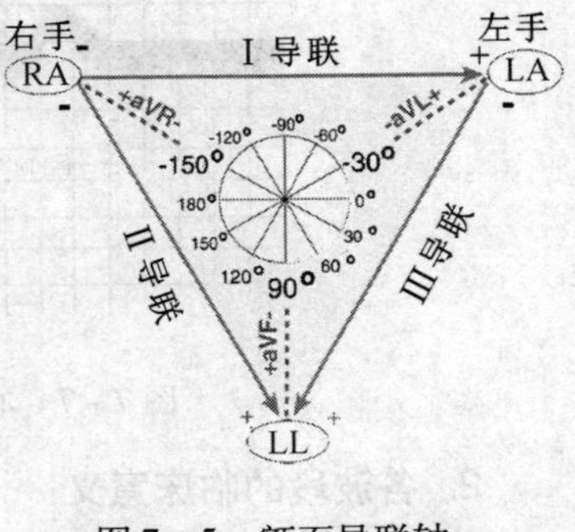

图7-5　额面导联轴

LO、FO 分别为 aVR、aVL、aVF 的导联轴（图 7－5）。

2. 横面导联轴

V_1～V_6 导联的 6 条导联轴，O 点为中心电端，OV_1～OV_6 分别为 V_1～V_6导联轴，OV_1～OV_6 段均为正，其相反方向段均为负（图7－6）。

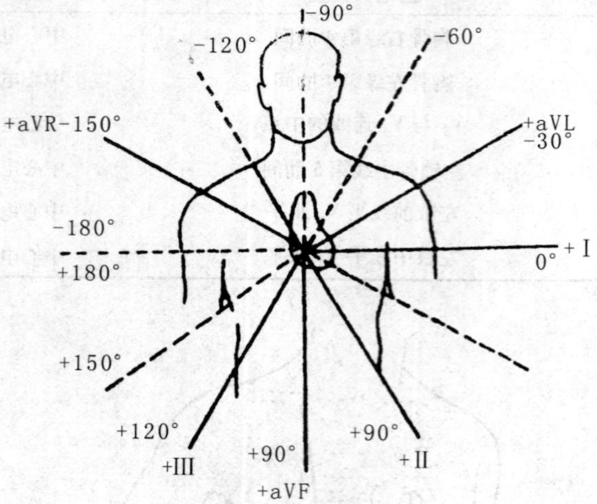

图 7－6　横面导联轴

二、心电图各波段的组成与命名

（一）心电图各波段的组成及意义

1. 各波段的组成

如图 7－7 所示，典型心电图图形主要包括 P 波、P－R 间期、QRS 波群、S－T 段、T 波、Q－T 间期、U 波。

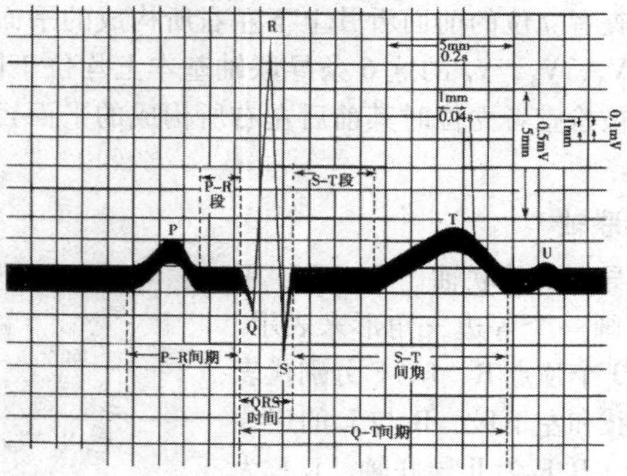

图 7－7　心电图各波段的组成与命名

Ⅱ 导联上 P 波最清楚。

2. 各波段的临床意义

（1）P 波　为心房除极波，代表左右心房除极的电位变化和时间长短。

（2）P－R 间期　指从 P 波起点至 QRS 波群起始点的直线距离，代表激动从心房传到心室所需用的时间。

（3）QRS 波群　为心室的除极波，代表左右心室除极的电位变化及时间长短。

（4）S－T 段　指 QRS 波群终点至 T 波起点之间的一段基线，代表心室缓慢复极的电位变化。

（5）J 点　QRS 波群与 S－T 段的交界点称为 J 点。

（6）T 波　指 QRS 波群后一个较宽而平缓的波，代表心室快速复极的电位变化和时间长短。

（7）Q－T 间期　指 QRS 波群起始点至 T 波终点之间的直线距离，代表心室除极和复极所需要的总时间。

（8）U 波　紧跟在 T 波后一个较小的波，其发生机理不清，可能与心肌激动的“后继电位”有关。

（二）各波形的命名原则

1. P 波

最早出现，波幅较小的波，无论形态是直立、倒置、低平、双向等均统称为 P 波。

2. QRS 波群

因 QRS 波群在不同的导联上有显著差别，所以需要统一命名：在 QRS 波群中，第一个向上的波称为 R 波；R 波之前向下的波称为 Q 波；R 波之后向下的波称为 S 波；S 波之后再出现向上的波称为 R′波；R′波之后再出现向下的波称为 S′波；整个波群全部向下称为 QS 波。根据 QRS 波群中各波振幅的相对大小，可分别用英文字母的大、小写形式来表示 QRS 波群的形态，波幅＜5mm 的用小写 q、r、s；波幅≥5mm 的用大写 Q、R、S，如图 7－8。

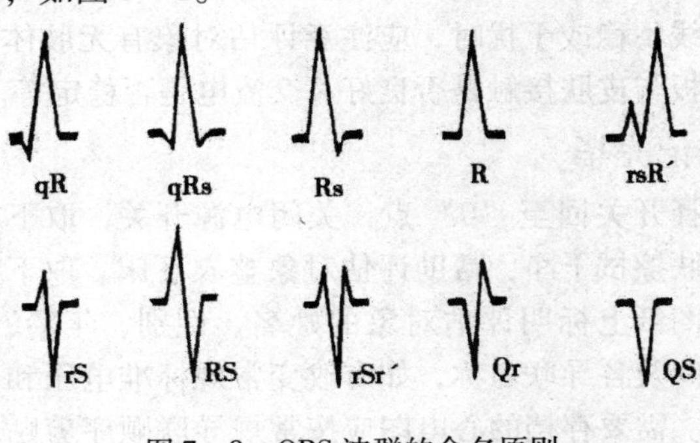

图 7－8　QRS 波群的命名原则

3. T 波

无论形态是直立、倒置、低平、双向等均统称为 T 波。

连接肢体导联时，红、黄、绿、黑颜色分别对应右上肢、左上肢、左下肢、右下肢。

连接胸导联时，红、黄、绿、褐、黑、紫颜色分别对应在 V_1 ~ V_6 相应部位。

4. U 波

紧跟在 T 波后一个较小的波，在 V_3 导联较明显。

三、心电图描记

（一）受检者准备

核对受检者姓名。除急诊外一般应避免饱餐、吸烟、饮酒、情绪激动时做检查。受检者取平卧位，暴露电极安放部位，取下金属饰品及手表，呼吸平稳、肌肉放松，避免躯体与四肢移动或接触铁床。保持适宜室温。对女性受检者应适当遮挡。向评估对象做好解释工作，消除评估对象的紧张、恐惧感。

（二）安置导联

在受检者两上肢腕关节上方屈侧和两下肢内踝上部擦净皮肤后涂导电糊，也可涂乙醇或盐水，电极板紧贴皮肤并固定，保持松紧适度。分别将有红、黄、绿、黑颜色标记的导线与右上肢、左上肢、左下肢、右下肢各部位的电极板连接。胸部按 $C_1 \sim C_6$ 标记或红、黄、绿、褐、黑、紫颜色标记的导线分别安置在 $V_1 \sim V_6$ 相应部位。

（三）描记前准备

接通心电图机电源和地线（使用蓄电池或充电电源时可不用地线），开启心电图机电源开关，将描记笔调至记录纸中间，调节灵敏度控制器及抗干扰开关，设定常规走纸速度 25mm/s，定准电压为 10mm/mV。

（四）记录心电图

按导联选择键，依次记录Ⅰ、Ⅱ、Ⅲ、aVR、aVL、aVF、$V_1 \sim V_6$ 导联或同步记录 12 个导联的心电图。一般各导联记录 3～5 个心动周期即可。当心律不规则时可加长记录Ⅱ导联或 V_5 导联，必要时需屏气记录；如有急性下壁心肌梗死，应及时加做右胸导联及 $V_7 \sim V_9$ 导联。如描记中出现基线不稳或干扰时，应注意评估对象有无肢体移动、呼吸是否平稳、电极板与皮肤接触是否良好、交流电是否稳定等。

（五）描记完毕

将导联选择开关回至“0”点，关闭电源开关，取下电极，并将评估对象局部皮肤擦拭干净，帮助评估对象整衣下床。取下描记好的心电图纸，在心电图纸上标明评估对象的姓名、性别、年龄、科别、床号、描记日期、时间及各导联名称，如有改变常规标准电压和走纸速度的导联应特别注明。需要存档的心电图应按常规导联顺序剪贴于心电图报告单上。

【小结】

心电图基本知识 { 心电图导联与导联轴 / 心电图各波段的组成与命名 / 心电图描记 }

心电图就是利用心电图机在体表记录心脏每一次心动周期所产生电激动变化的连续性曲线图。掌握心电图的基本知识，尤其心电图导联与导联轴、心电图各波段的组成与命名，是学习好心电图的基础。

【练习题】

一、选择题

（一）A 型题

1. QRS 波群只表现为一个向下的大波时，其命名应该是________。
   A. S 波　B. Q 波　C. QS 波　D. qS 波　E. q 波
2. 在心电图上 P 波反映的是________。
   A. 窦房结除极　B. 窦房结复极
   C. 心房除极　D. 心房复极
   E. 房室结除极
3. QRS 波群的统一命名时，R 波之前向下的波称为________。
   A. S 波　B. P 波　C. QS 波　D. qS 波　E. q 波
4. 关于胸导联电极的安放，下列________不正确。
   A. V_1——胸骨右缘第四肋间
   B. V_2——胸骨左缘第四肋间
   C. V_3——V_2 与 V_4 连线中点
   D. V_4——左第 5 肋间锁骨中线处
   E. V_5——左第 5 肋间腋前线处
5. QRS 波群的统一命名时，首先出现的位于参考水平线以上的正向波称为________。
   A. S 波　B. Q 波　C. QS 波　D. qS 波　E. P 波
6. 胸骨左缘第四肋间在________。
   A. V_1　B. V_3　C. V_2　D. V_4　E. V_5
7. QRS 波群的统一命名时，R 波之后向下的波称为________。
   A. S 波　B. P 波　C. QS 波　D. qS 波　E. q 波
8. 以下心电图波段中，由心室激动产生的波是________。
   A. QRS 波　B. P 波　C. T 波　D. U 波　E. S－T 段
9. 以下心电图波段中，由心房除极产生的波是________。
   A. R 波　B. P 波　C. T 波　D. U 波　E. S 波
10. 心电图代表房室传导时间的是________。
    A. P－R 间期　B. P 波　C. T 波
    D. U 波　E. S－T 段

二、简答题

临床上常用的心电图 12 导联如何连接?

第二节　正常心电图

【学习要点】

1. 掌握心电图测量方法及正常值范围。

2. 知道心电轴的测量方法及临床意义、临床应用范围、分析方法。

【关键词】 测量方法　正常值　心电轴

要想判断一个人的心电图正常与否，首要的是掌握正常的心电图，之后将你拿到的心电图与正常的对比就是了，不在正常范围就是异常。万变是离不开正常这个“宗”的。

一、心电图的测量

常规纸速时，一小格宽为0.04s，高为0.1mV。

（一）心电图记录纸的特点

心电图记录纸中有纵横线交错而成的方格，小方格各边边长均为 1mm，纵横每 5 个小方格被粗线隔为一个大方格，每个大方格中有 5 个小方格，如图 7－9 所示。

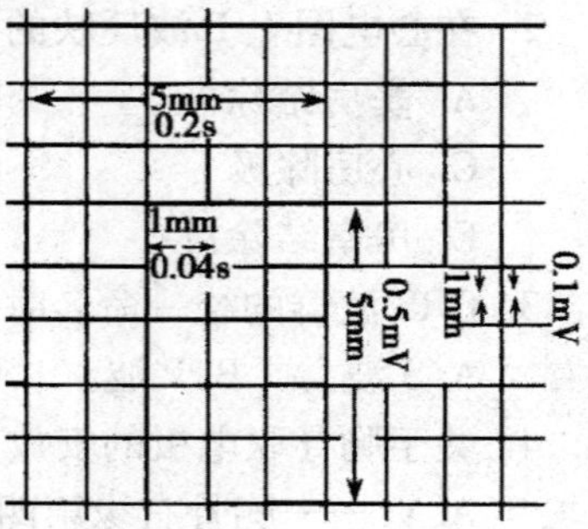

图 7－9　心电图记录纸

1. 横线

代表时间，用以计算各波和各间期所占时间。通常记录纸的走纸速度为 25mm/s，故每一小方格的宽度代表 0. 04s，每一大方格（5 个小方格）的宽度代表 0. 20s。

2. 纵线

代表电压，用以计算各波振幅的高度与深度。当输入 1mV 电压能使定准电压曲线移动 10mm（10 个小方格）的高度时，每一小方格的高度代表 0. 1mV。若在描记时发现波形振幅过大，可将定准电压调整为 1mV 等于 5mm（5 个小方格）的高度（即电压减半），此时每一小方格的高度则代表 0. 2mV。

（二）各波段电压及时间的测量原则

测量心电图各波段电压及时间，首先要核对标准电压数值及走纸速度，并选择基线平稳、波形大而清楚的导联进行测量。测量的方法应遵循以下原则。

1. 各波振幅（电压）测量

测量向上波形的振幅，应从基线（等电位线）的上缘垂直测到波形的顶点；测量向下波形的振幅，应从基线的下缘垂直测到波形的低端。

若为双向的波，其上下振幅的绝对值之和为其电压数值。

2. 各波时间的测量

应从波形起始部位内缘测量至波形终末部位的内缘。

3. 各间期的测量

（1）P－R（或P－Q）间期　应选择P波明显的导联（常用Ⅱ导联），从P波的起点测至QRS波群的起点。

（2）S－T段　选择等电位线较为平直的导联，在J点后的0.04s处测量。S－T段抬高的测量，应从等电位线的上缘垂直测至抬高的S－T段的上缘；S－T段压低的测量，则从等电位线的下缘垂直测至压低的S－T段的下缘。

（3）Q－T间期　应选择T波较为清晰的导联，从QRS波群的起点测至T波的终点。心律不规则时，应取3～4个心动周期中Q－T间期的平均值。

心律规则时，心率＝60/P－P或R－R间距。

（三）心率的计算

1. 公式法

测量P－P或R－R间距的时间（以s为单位）去除60，所得的数值即为心率。如测得的R－R间距的时间为0.80s，则心（室）率＝60/0.80＝75次/min。

2. 查表法

为了免去计算秒数的麻烦，可测量P－P或R－R间距的小方格数，再乘以4而得出的数值为依据，在心率推算表1与2项数字中，查其对应的数值即为心率。例如测得的R－R间距为20个小方格的宽度，则20乘以4，等于80，找到80对应的数值为75，那么心（室）率即为75次/min。表格中两项数值可以互用，即以其中一项为R－R间距，另一项则为心率次数（心率推算表7－2）。

表7－2　心率推算表

1	2	1	2	1	2	1	2	1	2	1	2
77.5	77.5	67	89.5	56	107	45	133	34	176	23	261
77	78	66	91	55	109	44	136	33	182	22	273
76	79	65	92.5	54	111	43	139	32	187	21	286
75	80	64	94	53	113	42	143	31	193	20	300
74	81	63	95	52	115	41	146	30	200	19	316
73	82	62	97	51	117.5	40	150	29	207	18	333
72	83	61	98.5	50	120	39	154	28	214	17	353
71	84.5	60	100	49	122.5	38	158	27	222	16	375
70	86	59	101.5	48	125	37	162	26	230	15	400
69	87	58	103	47	127.5	36	166.5	25	240	14	428
68	88	57	105	46	130	35	171.5	24	250	13	461

P 波在Ⅰ、Ⅱ、aVF 导联中直立，aVR 导联中倒置为窦性 P 波。

（四）心电轴

1. 心电轴

心电轴是指心脏电激动过程中产生的心电向量综合成一个总的向量，也称为平均心电轴。临床上通常代表左、右心室除极过程中产生的总向量。

2. 心电轴的测量

常用的测量方法有目测法、振幅法及查表法，在这里我们只了解目测法。

目测法是最简易的方法，目测Ⅰ与Ⅲ导联 QRS 波群的主波方向，大致估计心电轴是否偏移。如Ⅰ与Ⅲ导联主波均向上，表示电轴不偏（尖朝天，则不偏）；如Ⅰ导联主波向上，Ⅲ导联主波向下，表示电轴左偏（口对口向左走）；如Ⅰ导联主波向下，Ⅲ导联主波向上，表示电轴右偏（尖对尖向右偏）；如图 7－10 所示。

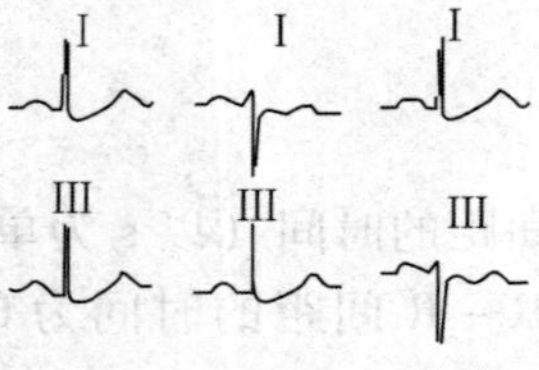

图 7－10　目测法

3. 心电轴的临床意义

正常人的心电轴可在 0°～－90°变动。0°～－30°为轻度左偏，见于横位心（肥胖体型、妊娠晚期、大量腹水等）及左室肥大。达－30°以上为显著左偏，见于左前分支阻滞及下壁心肌梗死。－90°～＋110°为轻度右偏，见于垂位心（儿童、瘦长体型者）、右室肥大、侧壁心肌梗死；大于＋110°以上为显著右偏，见于左后分支阻滞和重度右室肥大，如图 7－11所示。

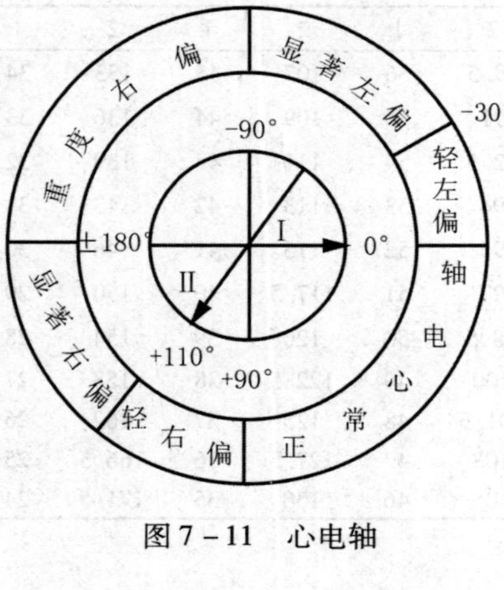

图 7－11　心电轴

二、心电图各波段正常值范围及临床意义

心电图各波段正常值范围及临床意义，如图 7－12 所示。

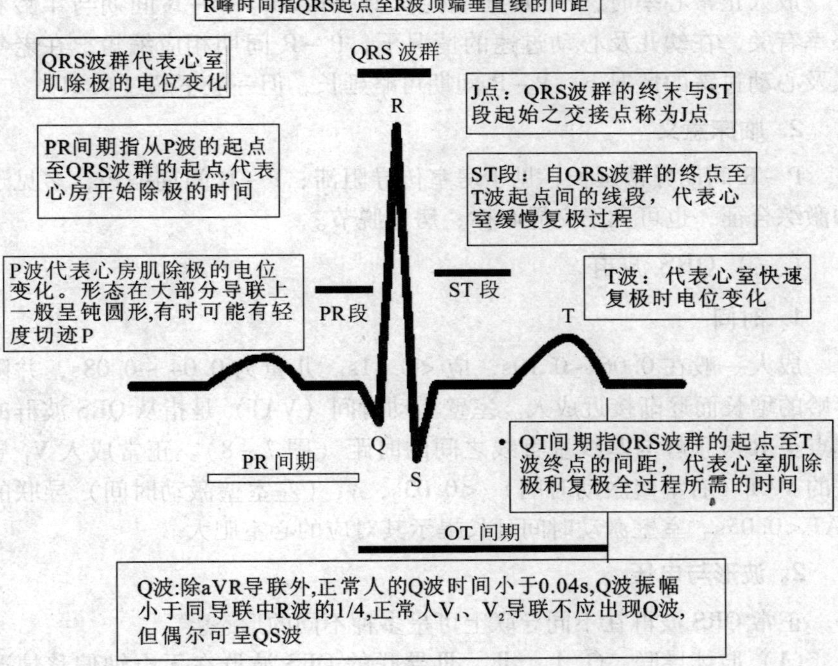

图 7－12　心电图各波段正常值范围及临床意义

（一）P 波

1. 形态

多呈钝圆形，可有轻度切迹，但切迹双峰间距 <0.04s。

2. 方向

Ⅰ、Ⅱ、aVF、V_4～V_6 导联中均为直立，aVR 导联中倒置，其余导联出现直立、双向、倒置、低平均可。

3. 时间

0.06～0.11s。

4. 电压

肢体导联 <0.25mV，胸导联 <0.20mV。

5. 临床意义

如 P 波在Ⅰ、Ⅱ、aVF、V_4～V_6 导联中均为倒置，在 aVR 导联中直立，称为逆行 P 波，提示心脏激动起源于房室交界区；P 波 >0.11s 提示左心房肥大；P 波电压 >0.25mV，提示右心房肥大。

P－R 间期异常延长，见于房室传导阻滞。

P－R 间期异常延长，见于房室传导阻滞。

（二）P－R 间期

1. 正常范围

成人正常心率时，P－R 间期为 0.12～0.20s。P－R 间期与年龄和心率有关，在幼儿及心动过速的情况下，P－R 间期相应缩短；在老年人及心动过缓的情况下，P－R 间期可略延长，但一般不超过 0.21s。

2. 临床意义

P－R 间期异常延长，见于房室传导阻滞；P－R 间期缩短，多见于预激综合征，也可见于交界心律，房室脱节。

（三）QRS 波群

1. 时间

成人一般在 0.06～0.10s，应＜0.11s。儿童为 0.04～0.08s，并随年龄的增长而逐渐接近成人。室壁激动时间（VAT）是指从 QRS 波群的起点至 R 波顶峰与基线垂直线之间的时距（图 7－8）。正常成人 V_1 导联的 VAT（右室壁激动时间）＜0.03s，V_5（左室壁激动时间）导联的 VAT＜0.05s。室壁激动时间延长提示其对应的心室肥大。

2. 波形与电压

正常 QRS 波群在不同导联上可呈多种不同的形态。

（1）肢体导联　①Ⅰ、Ⅱ、Ⅲ导联的 QRS 波群在无电轴偏移情况下，其主波（指振幅最大的波）一般向上，$R_{Ⅰ}$＜1.5mV；②aVR 导联的 QRS 波群的主波向下，可呈 QS、rS、rSr′、Qr 型，其中 R_{aVR}＜0.5mV，否则常提示右心室肥大；③aVL 与 aVF 导联的 QRS 波群可呈 Qr、Rs、R 或 rS 型，R_{aVL}波＜1.2mV，R_{aVF}波＜2.0mV，否则提示左心室肥大。

正常 R_{V1}＜1.0mV；R_{V5}＜2.5mV。

（2）胸导联　在 V_1、V_2 导联 QRS 波群多呈 rS 型，R_{V1}波＜1.0mV；V_3、V_4 导联的 R 波与 S 波的振幅大体相等呈 RS 型；V_5、V_6 导联可呈 qR、qRs、Rs 或 R 型，R_{V5}＜2.5mV。在正常人的胸导联中，V_1～V_6 表现为 R 波逐渐增高，S 波逐渐变小，V_1 的 R/S＜1，V_3 的 R/S 约等于 1，V_5 的 R/S＞1。$R_{V1}+S_{V5}$＜1.2mV，$R_{V5}+S_{V1}$＜3.5mV（女）或＜4.0mV（男），电压增高常见于心室肥大。

（3）Q 波　除 aVR 导联外，正常人的 Q 波时间应＜0.04s，Q 波振幅小于同等导联 R 波的 1/4。正常人 V_1、V_2 导联不应有 Q 波，但偶可呈 QS 型。V_3 导联极少有 q 波，V_5、V_6 导联常可见正常范围的 q 波。超过正常范围的 Q 波称为异常 Q 波，最常见于心肌梗死。

（4）低电压　在肢体导联中，每一个 QRS 波群的电压（向上与向下波形其电压的绝对值相加）均＜0.5mV，或在胸导联中，每一个 QRS 波群的电压均小于 0.8mV，均称为低电压。低电压可见于肺气肿、心包积液、胸腔积液或积气、高度水肿等，偶尔也见于正常人。

（四）S－T段

1. 正常范围

S－T段为一等电位线，可向上或向下有轻度偏移。在任何导联中，S－T段下移均应<0.05mV；S－T段上移，在肢体导联及胸导联的 V_4～V_6 均应<0.1mV，在 V_1、V_2 导联应<0.3 mV，在 V_3 导联应<0.5mV。

2. 临床意义

S－T段下移超过正常范围提示心肌缺血；S－T段上移超过正常范围常见于心肌梗死（表现为弓背向上性的上移）、急性心包炎（表现为弓背向下性的上移）。

（五）T波

1. 方向

正常情况下，T波的方向多与QRS波群主波方向一致，否则称为T波倒置。正常T波在Ⅰ、Ⅱ、V_4～V_6 导联应为向上，上升缓慢，下降较快，前后肢不对称；在aVR导联向下；在其他导联呈现向上、双向或向下均可。T波在 V_1 导联向上，在 V_2～V_6 导联就不应向下。

2. 电压

在以R波为主的导联中，T波不应低于同导联R波的1/10，否则称为T波低平。胸导联的T波有时可高达1.2～1.5mV，但 V_1 导联的T波一般不超过0.4 mV。

3. 临床意义

T波低平或倒置常见于心肌缺血、低血钾等；T波显著增高则见于心肌梗死超急性期及高血钾。

（六）Q－T间期

1. 正常值范围

心率在60～100次/分时，Q－T间期应为0.32～0.44s。Q－T间期长短与心率快慢密切相关，心率越快，Q－T间期越短，反之则越长。

2. 临床意义

当R－R间期为1s（心率60次/分）时，Q－T间期>0.44s即属延长。Q－T间期延长可见于心肌缺血与损伤、低血钙、奎尼丁中毒等。当R－R间期为0.6s（心率100次/分）时Q－T间期<0.30s即属缩短。Q－T间期缩短常见于高血钙、洋地黄效应等。

（七）U波

1. 正常值范围

U波是在T波之后出现的小波，多与T波方向一致，振幅很低小，在肢体导联不易辨认，在胸导联较易见到，尤其 V_3 导联较为明显，但不超过0.2 mV，时间为0.16～0.25s。

2. 临床意义

U波明显增高见于血钾过低、服用奎尼丁等；U波倒置见于高血钾、冠心病及心肌梗死等。

三、心电图的分析方法及临床应用

（一）心电图阅读分析方法

1. 一般阅读

将各导联心电图浏览一遍，检查导联标记有无错误、导联有无接错、基线有否移动、定标电压是否准确、有无交流电压干扰、走纸速度是否正常稳定、有无电压倍数增减的导联或电极板接触不良等引起的伪差。

2. 确定心律和心率

根据P波出现的规律和形态确定是否为窦性心律，若无P波，注意有无其他波取代之，并分析哪一种异位心律起主导作用。通过测量P－P或R－R间期间距，计算出心房率和心室率。

3. 判断心电轴

根据Ⅰ、Ⅲ导联QRS波群的主波方向和振幅，确定心电轴有无偏移。

4. 观察与测量

通过观察与测量各导联的P波、QRS波群、S－T段、T波、U波的形态、方向、时间及电压，测量P－R间期、Q－T间期，判定是否属于正常。

5. 做出诊断

根据心电图特征，结合临床其他资料如年龄、性别、症状、体征、临床诊断、用药情况等进行综合分析，做出心电图诊断。心电图诊断包括：心律类型、心率、有无心电轴偏移、心电图是否正常（若有异常应对具体类型做出诊断）。

（二）临床应用范围

心电图仅反映心脏电活动，不能诊断心脏疾病的病因，也不能反映心脏收缩力强弱及心功能状态，因此，在临床应用中有其局限性。但是对某些疾病或情况有特殊的诊断价值。

1. 心律失常

对各种心律失常的诊断最有价值，尤其是听诊不能确诊的心律失常，如早搏和阵发性心动过速的性质、房室传导阻滞、束支传导阻滞等。

2. 心肌梗死

对心肌梗死的诊断准确性较高，既能确定诊断，又能明确梗死部位、范围、病期。

3. 冠状动脉供血不足

对急、慢性冠状动脉供血不足的评估对象，可用普通心电图检查或加做心脏负荷试验心电图协助诊断。

4. 房室肥大与心肌损伤

通过测量心电图各波段电压和时间的变化，协助诊断各房室肥大及心肌缺血与损伤的情况。

5. 药物与电解质失常的影响

某些药物（如洋地黄、奎尼丁等）和电解质失常（如低血钾、高血钾等）对心脏有一定影响，通过心电图图形的变化可协助诊断与观察。

【小结】

正常心电图
- 心电图的测量
- 各波段正常值范围及临床意义
- 心电图的分析方法及临床应用

诊断疾病时，心电图检查是必要的，也是重要的。但绝对不是心电图正常就没有心脏病，心电图不正常就一定有心脏病，单纯依赖心电图检查并不可靠。正常人都可能出现小的波动，因此确诊需要医生结合临床综合判断。

【练习题】

一、A 型选择题

1. 有关窦性 P 波的描述，下列哪项是错的________。
   A. 在大部分导联呈钝圆形，可有轻度切迹
   B. P 波方向在Ⅱ导联可向下
   C. P 波时限小于 0.11s
   D. 心率在正常范围时，成人 P－R 间期为 0.12～0.20s
   E. P 波方向在 aVR 导联向下
2. 下列哪项提示 P 波异常________。
   A. Ⅱ导联 P 波直立　　B. Ⅲ导联 P 波双向
   C. aVR 导联 P 波倒置　　D. aVL 导联 P 波不明显
   E. V_5 导联 P 波倒置
3. 关于心电图的价值，下列哪项不正确________。
   A. 能确诊心律失常　　B. 能确诊心肌梗死
   C. 辅助诊断房室肥大　　D. 辅助诊断电解质失常
   E. 能反映心动能状态
4. 根据Ⅰ、Ⅲ导联 QRS 主波方向估测心电轴、下列哪项不正确________。

A. Ⅰ导联主波向上，Ⅲ导联主波向下为电轴左偏
B. 二者主波向上，电轴不偏
C. 二者主波向下，电轴显著右偏
D. Ⅰ导联主波向下，Ⅲ导联主波向上，电轴右偏
E. Ⅰ导联正负波代数和为0，Ⅲ导联主波向上，电轴为+90

5. 当心电图机走纸速度为25mm/s，则心电记录纸上每小格两横线间（1mm）表示________。
A. 0.1s　　B. 0.2s
C. 0.01s　　D. 0.02s
E. 0.04s

6. 常规心电图上平均R－R间期为20小格，其心率为________。
A. 30次/分钟　　B. 60次/分钟
C. 75次/分钟　　D. 80次/分钟
E. 110次/分钟

7. 心电图检查国内一般采用纸速为________。
A. 15mm/s　　B. 25mm/s
C. 35mm/s　　D. 50mm/s
E. 75mm/s

8. 关于心电图的测量法，不正确的是________。
A. 等电位线上缘至R波顶端垂直距离为R波电压
B. P波内缘始末点间水平距离为P波时限
C. P－R间期为自P波的超点水平测至QRS波群终点
D. Q－T间期为从QRS波群起点测至T波的终点
E. 60除以P－P间期或R－R间期为每分钟心率

9. 以下正常心电图的各指标中不正确的是________。
A. P波宽度<0.12s，P波振幅在肢体导联<0.25mv，在胸导联<0.20mV
B. P－R间期为0.12s～0.20s，QRS间期为0.06～0.10s
C. Q波<0.04s，振幅<同导联R波1/4
D. S－T段在任何导联下移可超过0.05mV
E. Q－T间期正常范围可在0.32～0.44s

10. 正常S－T段的偏移范围，下列哪项不正确________。
A. 任何导联S－T段下移不应超过0.05mV
B. V_1～V_2导联S－T段上移不应超过0.3mV
C. V_3导联S－T段上移不应超过0.5mV
D. V_4～V_5导联S－T段上移不应超过0.1mV
E. 肢体导联S－T段上移不应超过0.3mV

二、简答题

请画一幅正常心电图并注明各波段名称及正常值。

第三节　异常心电图

【学习要点】

1. 知道房室肥大、心肌缺血、心肌梗死。

2. 知道常见心律失常：期前收缩、阵发性心动过速、房颤、室颤、房室传导阻滞心电图变化及特征。

3. 能基本识别房颤、室颤的心电图。

【关键词】 房室肥大　心肌梗死　心律失常

在临床上遇到的异常心电图甚多，尤其是心律失常的类型可有几十种，但有些异常心电图并非常见，本节仅重点介绍较为常见的房室肥大等心电图特征。对于常见多发的典型异常心电图也应有所了解。

一、心房与心室肥大

（一）心房肥大

由于 P 波的前 1/3 由右房除极、中 1/3 为左右房同时除极、后 1/3 为左房除极所引起，所以右心房肥大以 P 波电压增高为主，而无时间延长；左心房肥大以 P 波时间延长为主，而电压无显著增高。如果双房肥大，则 P 波不仅电压增高，而时间也可延长。

右心房肥大：P 波电压≥0.25mV。

左心房肥大：P 波时间 >0.11s。

1. 右心房肥大

心电图表现如图 7－13 所示。

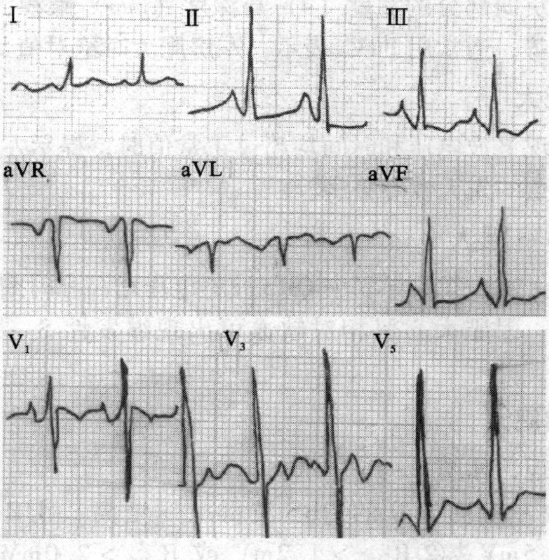

图 7－13　右心房肥大

（1）P 波高而尖　电压≥0.25mV，在Ⅱ、Ⅲ、aVF 导联表现最显著。因常见于肺源性心脏病、肺动脉高压等，故又称为“肺型 P 波”。

（2）V_1 导联 P 波特点　V_1 导联 P 波直立时，电压≥0.15mV；如 P

波呈双向时，其振幅的代数和≥0.20mV。

2. 左心房肥大

心电图表现如图 7－14 所示。

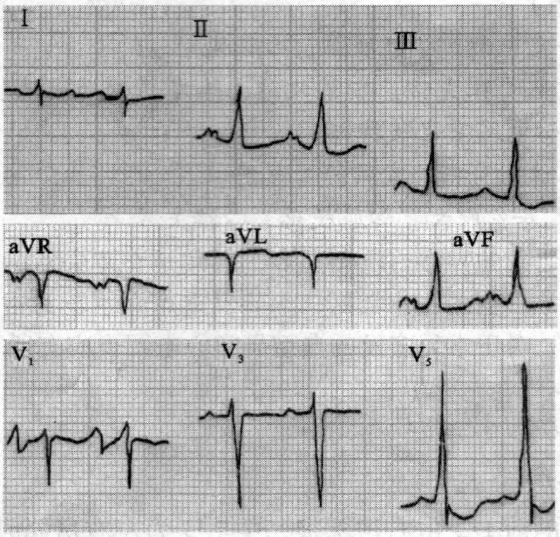

图 7－14　左心房肥大

（1）P 波增宽　时间＞0.11s，其顶端常伴有切迹呈双峰型，峰间距≥0.04s，此改变在Ⅰ、Ⅱ、aVL 导联较为明显。因常见于风湿性心脏病二尖瓣狭窄，故称为“二尖瓣型 P 波”。

（2）V_1 导联 P 波特点　V_1 导联 P 波呈先正后负的双向，负向波较宽，测量 P 波负向部分的宽度（s）与深度（mm）乘积，称为 V_1 导联的 P 波终末电势，通常用 $PtfV_1$ 表示，左房肥大时绝对值≥0.04mm·s。

3. 双房肥大

心电图表现 P 波电压和时间均超过正常值时，提示左、右心房均肥大，多见于严重的先天性心脏病。

（二）心室肥大

当心室肥大时，某些导联中 QRS 波群电压增高和时间延长；也可表现心电轴偏移；因肥大心肌相对缺血可出现继发性 S－T 波和 T 波的变化。

左心室肥大：R_{V5}＞2.5mV。

1. 左心室肥大

心电图表现，如图 7－15 所示。

（1）反映左室面导联的 QRS 波群电压增高　①$R_{Ⅰ}$＞1.5mV 或 $R_{Ⅰ}$＋$S_{Ⅲ}$＞2.5mV；②R_{aVL}＞1.2mV 或 R_{aVF}＞2.0mV；③R_{V5}（或 R_{V6}）＞2.5mV，R_{V5}＋S_{V1}＞3.5mV（女）～4.0mV（男）。

（2）QRS 时间延长　可达 0.11s，但不超过 0.11s；左室壁激动时间（VAT_{V5}）＞0.05s。

（3）心电轴偏左　一般在－30°左右；如达－45°，应注意是否有左室肥大合并左前分支传导阻滞。

（4）S－T段及T波改变　在以R波为主的导联中S－T段下移 >0.05 mV，T波低平、双向或倒置。在以S波为主的导联中（如 V_1 导联）可出现直立的T波。当QRS波群电压增高伴有S－T段及T波改变时，提示左室肥大伴心肌劳损。

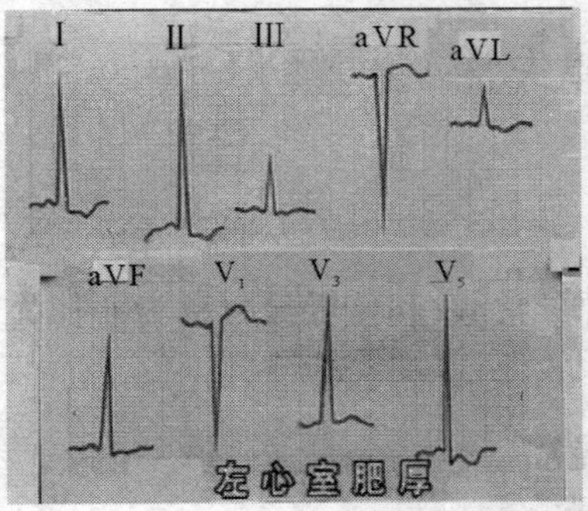

图7－15　左心室肥大

2. 右心室肥大

因右心室壁厚度仅为左心室壁的1/3，所以右心室壁厚度达到一定程度时才显示出右心室肥大图形。诊断参考指标如图7－16所示。

右心室肥大：R_{V1} > 1.0mV，心电轴右偏。

（1）反映左室面导联的QRS波群电压增高：①R_{aVR} >0.5mV或aVR导联R/S >1；②V_1（或 V_3R）导联R/S >1；③R_{V1} >1.0mV或 $R_{V1}+S_{V5}$ >1.2mV。

（2）QRS时限多正常，但右室壁激动时间（VAT_{V1}）>0.03s。

（3）心电轴 > +90°（重症可 > +110°）。

（4）S－T段及T波改变：V_1～V_3 导联可表现S－T段下移伴T波双向或倒置。

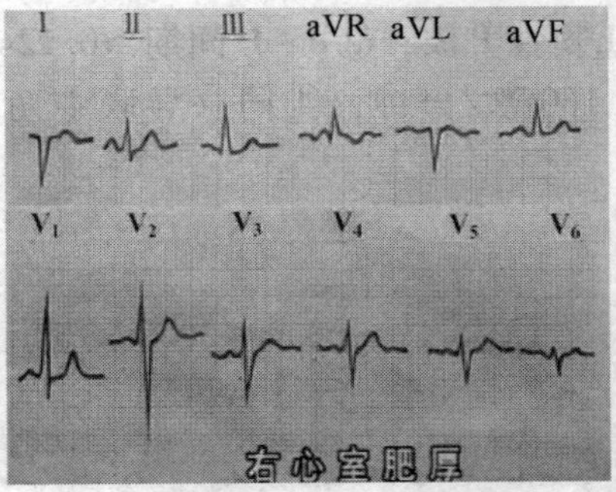

图7－16　右心室肥大

3. 双侧心室肥大

左、右心室均发生肥大时，心电图可有以下表现。

（1）大致正常心电图图形　由于两心室的综合心电向量均增大而相互抵消所致。

（2）一侧心室肥大心电图图形　以单独表现左心室肥大为多，右心室肥大易被掩盖。因左心室壁正常就比右心室厚，故双侧心室增大时仅表现左心室肥大。

（3）双侧心室肥大心电图图形　同时具有左、右心室肥大心电图特征，此类图形相对少见。

二、常见心律失常

（一）概　述

1. 定义

心脏激动的起源异常或/和传导异常称为心律失常。

2. 分类

（1）激动起源异常。

1）窦性心律失常。

2）异位心律：期前收缩；心动过速；扑动与颤动；逸搏与逸搏心律。

（2）激动传导异常。

1）传导阻滞；

2）干扰与脱节；

3）传导途径异常。

（二）窦性心律失常

窦房结发出激动异常称为窦性心律失常。

1. 窦性心动过速

当窦房结发出的激动超过 100 次/分钟以上时，称为窦性心动过速，如图 7－17。

心电图特点：①窦性 P 波；②P－P 间期≥0.12s；③频率 >100 次/分钟，一般不超过 160 次/分钟；④同一导联中两个 P－P 间距之差 <0.12s。

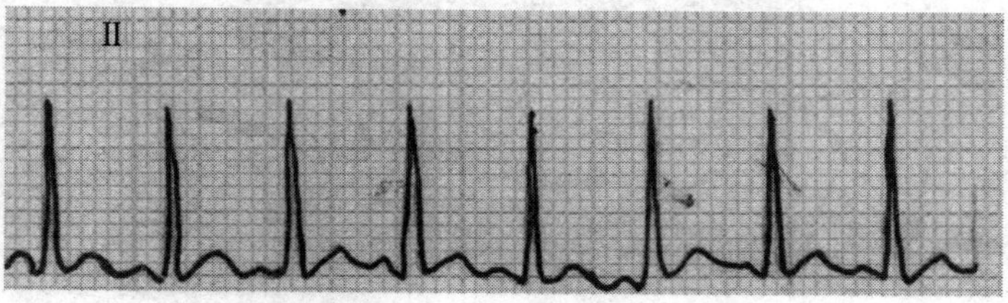

图 7－17　窦性心动过速

2. 窦性心动过缓

由于窦房结内发出的激动过于缓慢，以致心率小于 60 次/分钟，称为窦性心动过缓。

心电图特点：①窦性 P 波；②P－P 间期≥0. 12s；③频率＜60 次/分钟；④同一导联中两个 P－P 间距之差＜0. 12s。

3. 窦性心律不齐

窦房结内发出的激动不规则，心律快慢不均。

心电图特点：①窦性 P 波；②P－P 间期≥0. 12s；③频率在 60～100 次/分钟；④同一导联中两个 P－P 间距之差＞0. 12s。

窦性心律失常虽然心律不正常，但是一定是窦性 P 波。

（三）期前收缩

1. 定义

定义是指起源于窦房结以外的异位起搏点提前发出的激动，又称过早搏动，简称早搏。是最常见的心律失常，如果＞5 次/分，称为频发性。

2. 分类

（1）房性期前收缩；

（2）房室交界性期前收缩；

（3）室性期前收缩。

3. 心电图特征

（1）房性期前收缩。①提前出现 P′－QRS－T 波群。② P′形态不同于窦性 P 波，P′－R 间期≥0. 12s。③房性早波的 QRS 波群形态与窦性 QRS 波群相似。④大多数的代偿间歇不完全，既期前收缩前后两个窦性 P 波的间距小于正常 P－P 间距的 2 倍，如图 7－18。

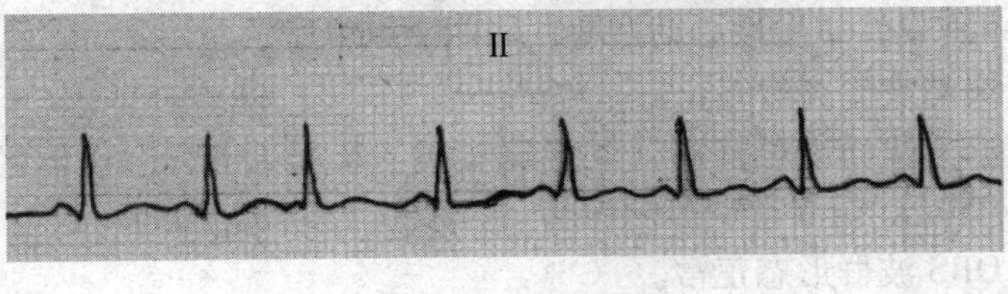

图 7－18　期前收缩

（2）房室交界性期前收缩，如图 7－19 所示。

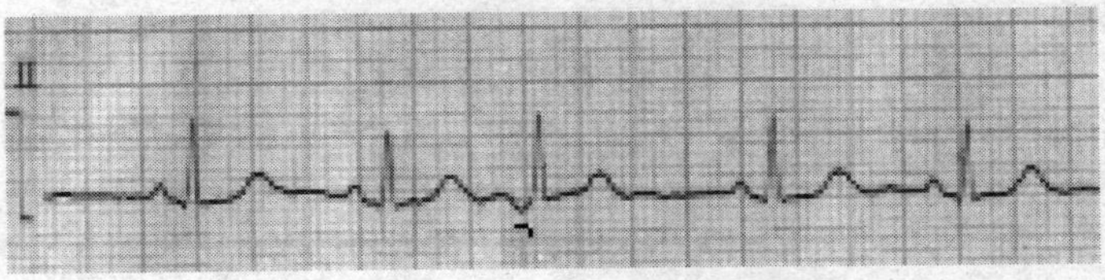

图 7－19　房室交界性期前收缩

1）提前出现的 QRS－T 波群。

2）逆性 P 波：$P_{Ⅱ、Ⅲ、avF}$倒置，P_{avR}直立。若逆性 P 波出现在 QRS 波群前，则 P－R 间期＜0. 12s，QRS 波群形态与窦性相同；若逆性 P 波出现在 QRS 波群后，则 R－P 间期＜0. 20s，QRS 波群形态与窦性相同；逆性P波可与QRS相重叠。

3）多为完全代偿间歇，即期前收缩前后两个窦性P波的间距等于正常P－P间距的两倍。

（3）室性期前收缩，如图7－20所示。

1）期前出现的QRS－T波群前无P波或有无相关的P波。

2）期前出现的QRS－T波群宽大畸形，时限≥0.12s，T波方向多与QRS的主波方向相反。

3）多出现完全代偿间歇。

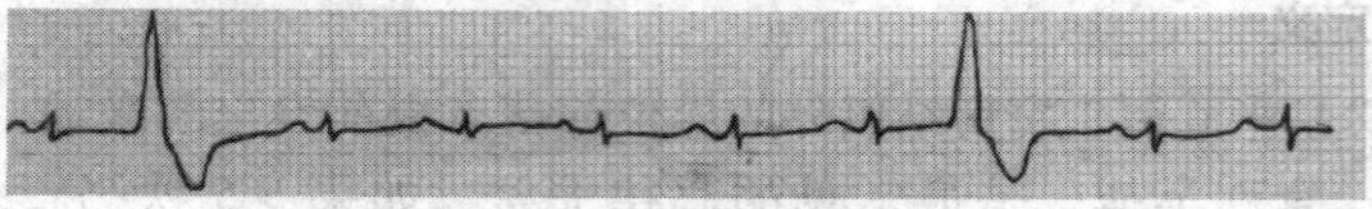

图7－20　室性期前收缩

（四）异位心动过速

1. 定义

异位节律点的兴奋性增强或折返激动引起的快速异位心律（期前收缩连续出现3次或以上），又称阵发性心动过速。

2. 分类

（1）阵发性室上性心动过速。

（2）阵发性室性心动过速。

3. 心电图特征

（1）阵发性室上性心动过速，如图7－21所示。

1）突然发生突然终止。

2）心率快而绝对整齐（同导联中R－R间期相差<0.01s），一般为160～250次/分钟。

3）QRS波群形态正常。

4）有房性P波者为阵发性房性心动过速，有逆性P波者为阵发性房室交界性心动过速，因P波常常不容易辨认故称阵发性室上性心动过速。

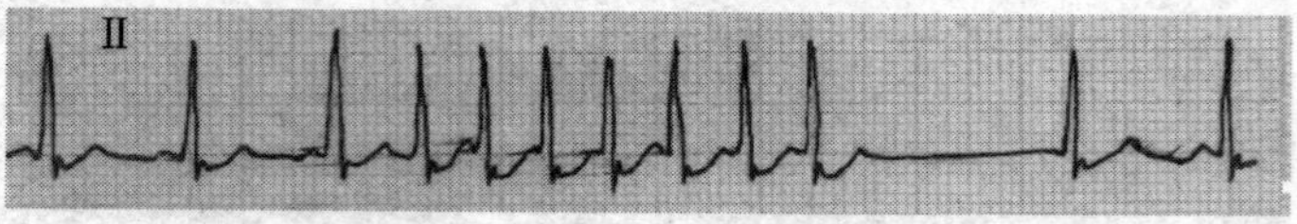

图7－21　阵发性室上性心动过速

（2）阵发性室性心动过速，如图7－22所示。

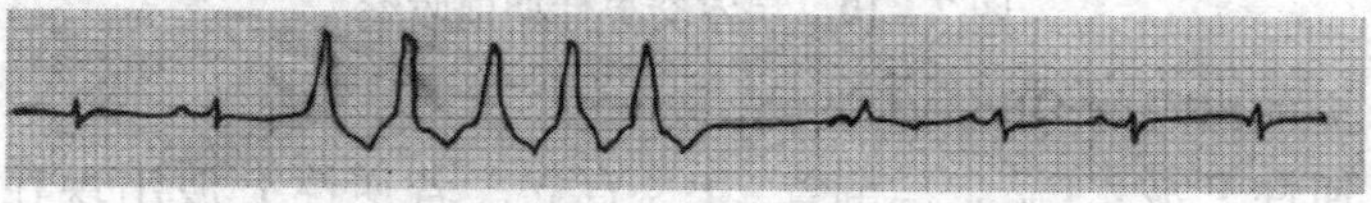

图7－22　阵发性室性心动过速

1）突然发生突然终止。

2）心率快而略不整齐（同导联中 R－R 间期相差 <0.03s），一般为 140～200 次/分钟。以 <200 次/分钟为多。

3）QRS 波群形态宽大畸形，时限 >0.12s，有继发 ST－T 改变。

4）常无 P 波。

（五）扑动与颤动

1. 心房扑动

（1）P 波消失，代以形态和间距相同，连续出现的扑动波（F 波），等电线消失。

（2）F 波的频率在 250～350 次/分钟，大多不能全部下传，而以固定的房室比例传导，常见为 2:1～4:1。

（3）QRS 波群形态正常，如图 7－23。

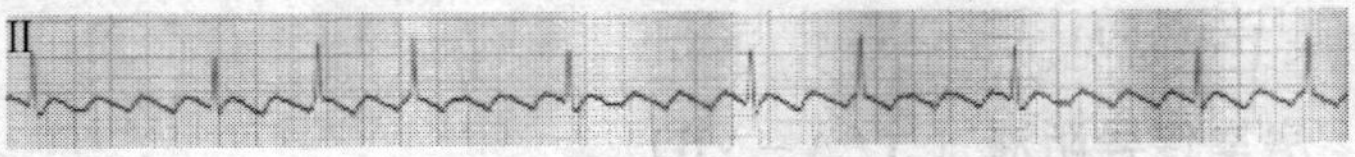

图 7－23　心房扑动

2. 心房颤动

（1）P 波消失，代之以形态不一、大小不等、快慢不均，频率为 350～600 次/分钟的心房颤动波（f 波）。

（2）QRS 波群形态和时限一般正常。

（3）R－R 间隔不等，心室率一般为 60～180 次/分钟，若心室率大于 120 次/分钟，称快速型房颤，如图 7－24。

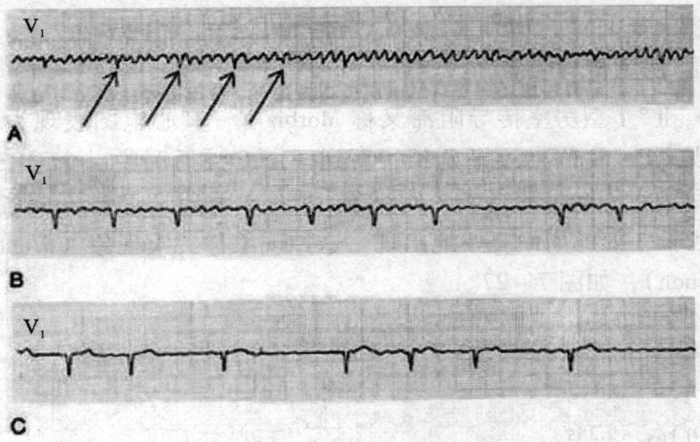

图 7－24　心房颤动

3. 心室扑动（VF）简称室扑

（1）P－QRS－T 波群消失，代以形态和间距相同，连续出现的规整大波动，不能辨认出 QRS 波群，为正弦曲线。

（2）频率为 150～250 次/分钟，如图 7－25。

4. 心室颤动（Vf）简称室颤

（1）P－QRS－T 波群消失，代以形态和间距不同，极不规整的波动。

（2）频率为 250～500 次/分钟，如图 7－25。

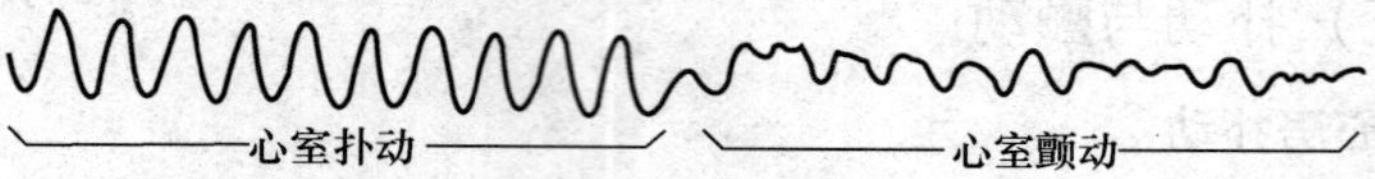

图 7－25　心室扑动及颤动

（六）房室传导阻滞

房室传导阻滞：是指由于房室传导系统某个部位（有时两个以上部位）的不应期延长，激动向心室传布的过程中，传导延缓或传导中断的现象。临床上最常见。

1. Ⅰ°房室传导阻滞（Ⅰ°A－VB）

（1）PR 间期延长：①在成人 P－R≥0.20s（老年人 P－R≥0.22s），或对两次检验结果进行比较，同一评估对象 P－R 间期动态变化>0.04s。②P－R 间期可随年龄、心率而变化，故诊断标准需相适应。

（2）每个 P 波都能下传心室，引起 QRS－T 波群，如图 7－26。

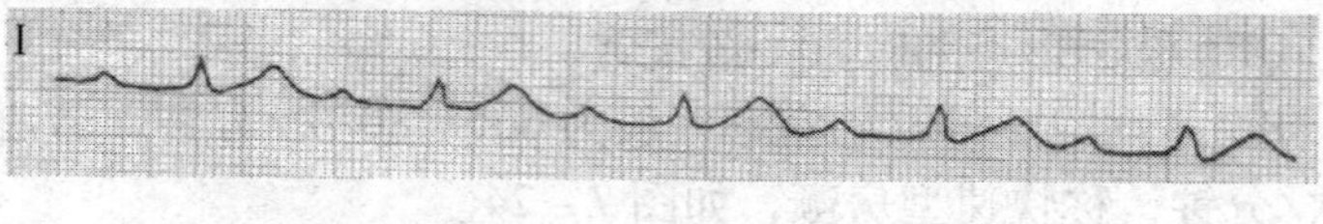

图 7－26　Ⅰ°型房室传导阻滞

2. Ⅱ°房室传导阻滞

（1）Ⅱ°Ⅰ型房室传导阻滞又称 MorbizⅠ　其心电图表现为 P 波规则地出现，P－R 间期逐渐延长，直到一个 P 波后漏脱一个 QRS 波群，漏搏之后房室传导阻滞得到一定恢复，P－R 间期又趋缩短，之后又重复逐渐延长，如此周而复始地出现，这种现象称文氏现象（Wenckebach phenomenon），如图 7－27。

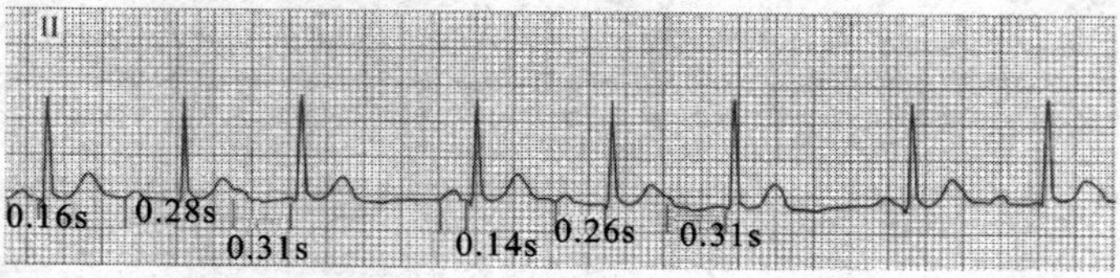

图 7－27　Ⅱ°Ⅰ型房室传导阻滞

（2）Ⅱ°Ⅱ型房室传导阻滞又称 MorbizⅡ，如图 7－28。

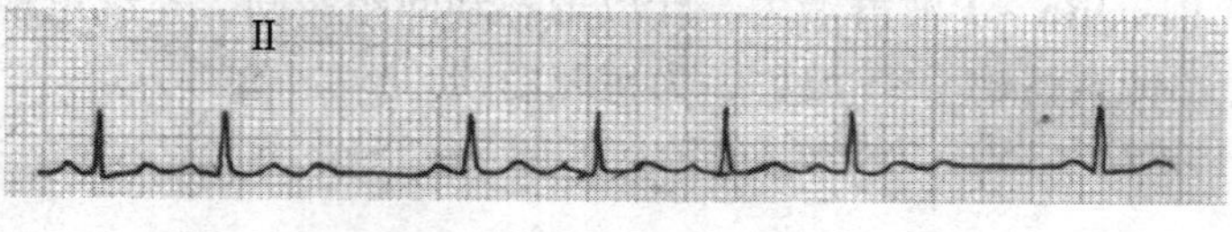

图 7－28　Ⅱ°Ⅱ型房室传导阻滞

1）PR间期恒定（正常或延长），部分P波后无QRS波群（心室漏搏）。

2）心室漏搏使房室之间呈比例传导。2:1、3:2、4:3…（P波个数与QRS波群个数之比）。

（3）Ⅲ°房室传导阻滞（Ⅲ°A－VB），如图7－29。

1）P波与QRS波群无关，无固定的P－R间期。

2）房率＞室率（房率、室率均齐，室率常在60次/分以下）。

3）心房激动可为窦性或房性心律，心室激动可为房室交界性或室性心律。

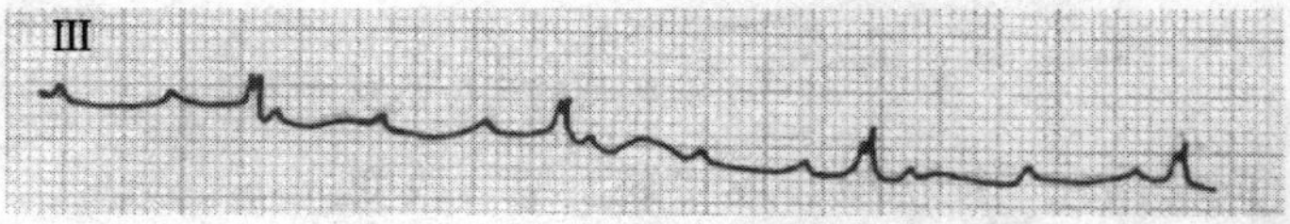

图7－29　Ⅲ°房室传导阻滞

三、心肌梗死

（一）定　义

心肌梗死是心脏因冠状动脉堵塞，使其相应供血部分的心肌发生缺血、损伤以至坏死的改变。

（二）心肌梗死的分期

心肌梗死的分期见图7－30。

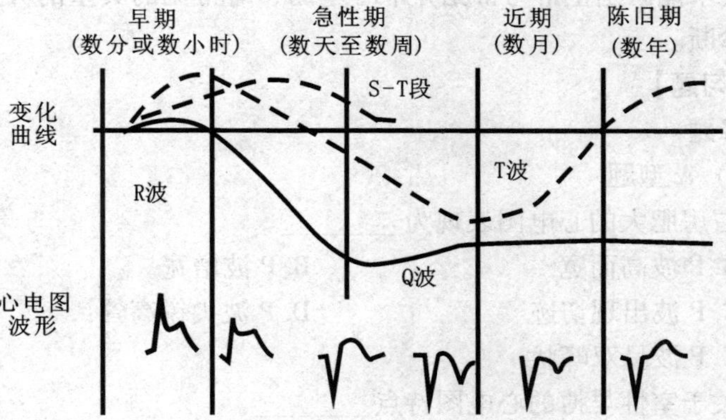

图7－30　心肌梗死的分期

（三）心肌梗死的定位诊断

心肌梗死的定位诊断见图7－31。

（四）心肌梗死的诊断条件

（1）异常Q波：Q波时限≥0.04s，振幅在胸导联＞1/4R。

（2）在不应出现Q波的导联上出现了q波或Q波。如$V_{1\sim3}$不应出现qrs型或$V_{1\sim2}$呈rS型，$V_{5\sim6}$呈R型，则$V_{3\sim4}$不应出现QS型或qR型。

(3) 胸导联自右向左 R 波电压递减，或局限性 R 波振幅降低。

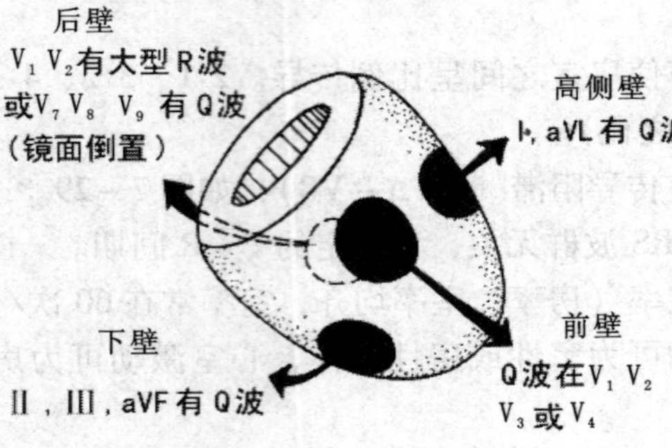

图 7－31　心肌梗死的定位诊断

(4) 同时伴有“损伤型”或“缺血型”改变。

(5) 虽无异常 Q 波，但 ST 段抬高伴 T 波倒置，并继以 ST－T 演变持续一周以上者，应高度怀疑。

【小结】

异常心电图 { 心房与心室肥大；常见心律失常；心肌梗死 }

心电图检查作对各种心律失常的诊断与鉴别诊断具有肯定价值，不同的心律失常有其特征性心电图改变；对心肌梗死的诊断不但可靠而且实用；还可用于房室肥大、心肌缺血、药物作用和电解质失常等的协助诊断；要求能区别正常与常见异常心电图、对常见的典型的异常心电图能识别诊断。

【练习题】

选择题

（一）A 型题

1. 右房肥大的心电图表现为________。
   A. P 波高而宽　　B. P 波增宽
   C. P 波出现切迹　　D. P 波尖锐高耸
   E. P 波呈双峰状
2. 关于室性早搏的心电图特点________。
   A. 提前出现的宽大 QRS 波
   B. 宽大 QRS 波前无 P 波
   C. 其 T 波方向与 QRS 主波方向相反
   D. 代偿间期不完全
   E. QRS 波时间 >0.10s
3. 心肌梗死时，梗死区导联上表现除外，________。
   A. ST 段弓背向上抬高　　B. 病理性 Q 波
   C. 无 Q 波　　D. T 波倒置

E. 常见梗死部位在左冠脉的前降支

4. 二度Ⅰ型房室传导阻滞，文氏现象的心电图特征是________。

A. P－R 间期进行性缩短　　B. R－R 间距进行性缩短

C. 固定的房室 3:1 传导

D. P－R 间期进行性延长，伴 QRS 波脱漏

E. P－R 间期进行性延长

5. 房性早搏的 QRS 波可能是________。

A. 正常形态　　B. 无 QRS 波

C. 右束支阻滞型　　D. 室性融合波

E. 其前无 P 波

6. 下列________不是室性期前收缩的心电图表现。

A. 期前出现的 QRS－T 波前无相关的 P 波

B. 期前出现的 QRS 波宽大畸形

C. QRS 时限 >0. 12s

D. T 波方向多与 QRS 的主波方向相反

E. 代偿间歇多不完全

7. 频发性期前收缩是指期前收缩在________。

A. 3 次/分钟以上　　B. 5 次/分钟以上

C. 8 次/分钟以上　　D. 10 次/分钟以上

E. 15 次/分钟以上

8. 一风湿性心脏病评估对象，心脏听诊：心率 128 次/分钟，心律绝对不齐，心电图示：R－R 间期绝对不等，P 波消失，代之以 f 波，其频率为 500 次/分钟，该评估对象是________。

A. 室颤　　B. 房颤

C. 室性期前收缩　　D. 房性期前收缩

E. 交界性期前收缩

9. 男，55 岁，心慌不适就诊，心电图示：QRS 波群宽大畸形，其前无相关 P 波，T 波与主波方向相反，评估对象有冠心病史，最可能的诊断是________。

A. 室颤　　B. 房颤

C. 室性阵发性心动过速　　D. 房性期前收缩

E. 室上性阵发性心动过速

10. 女，25 岁，心慌胸闷，心电图示：心率 190 次/分钟，律齐，QRS 波形态、时限正常，血压正常，最可能的诊断是________。

A. 室颤　　B. 房颤

C. 室性阵发性心动过速　　D. 房性期前收缩

E. 室上性阵发性心动过速

二、简答题

简述急性心肌梗死时心电图特征。

第八章　影像检查

影像检查借助于不同的成像手段，使人体内部器官和结构显示出影像，提供了丰富的组织与器官的形态学、功能状况及病理变化的信息，使人们可以全面深入的认识人体发生的生理、生化和病理过程。所以，有人就说，影像检查是一种特殊的"视诊"。了解不同影像检查方法的特点、应用原理、诊断效果、临床应用价值以及检查前准备，有助于评估者更好地理解影像检查的临床意义及其与护理的关系。

第一节　X线检查

【学习要点】

1. 知道X线检查的基本原理。
2. 说出X线检查的临床应用和检查前的准备。

【关键词】 透视　摄片　造影

1895年11月8日，德国物理学家伦琴在进行阴极管实验时偶然发现了具有很高能量，肉眼看不见，但能穿透不同物质，能使荧光物质发光的射线。因为当时对这种射线的性质还不了解，因此称之为X射线。X线发现后，首先被应用到医学诊断上，第二年就提出了用于治疗的设想，在这100多年中，X线在医学领域中发挥了巨大的作用。

一、X线的特性

1. 穿透性

X线波长很短，具有很强的穿透力，能穿透一般可见光线不能穿透的物质。这是X线成像用于诊断和治疗的基础。

2. 荧光效应

X线虽然不是可见光线，但照射到某些荧光物质上（如硫化锌镉及钨酸钙等）可激发荧光物质产生肉眼可见的荧光。这是X线透视检查的基础。

3. 摄影效应

当X线穿过一定物体再照射到涂有溴化银的胶片上时，可使胶片中的溴化银感光，而产生潜影，将胶片经过显影、定影处理，能显示出因感光程度不同而形成的黑、灰、白不同层次的影像。已感光的部位呈黑色；未感光的部位呈白色；感光较少的部位呈灰色。这是X线摄片的基础。

4. 电离作用与生物效应

X 线穿过任何物质都可使该物质发生电离，进入人体可使组织细胞生长受到抑制，甚至破坏，此称为生物效应。组织细胞受损的程度与吸收的 X 线量成正比。这是放射防护和放射治疗的基础。

二、X 线成像原理

X 线之所以能使人体内部器官和结构在荧光屏上或胶片上形成影像，不仅与 X 线的物理特性有关，而且与人体组织密度和厚度的差别有关，当 X 线透过人体不同组织结构时，被吸收的程度不同，所到达荧屏或胶片上的 X 线量即有差异。这样，在荧屏或 X 线片上就形成明暗或黑白对比不同的影像，如图 8－1。

X 线成像的三个基本条件：① X 线具有一定的穿透力；② 被穿透的组织结构存在着密度和厚度的差异；③ 穿透人体的 X 线经过显像过程即可获得黑白对比的 X 线影像。

1. 自然对比

X 线检查时，利用人体组织器官本身的密度、厚度差别，在荧光屏和胶片上形成黑白对比的影像，此称为自然对比。当 X 线穿过人体各种不同组织结构时，密度越高、组织越厚的部位吸收 X 线越多；密度越低、组织越薄的部位吸收 X 线则越少。按人体组织结构自然存在的密度差别可分为四大类：①高密度组织，如骨骼和钙化组织等；②中等密度组织，如软骨、皮肤、肌肉、神经、淋巴、血管、实质器官、体液等；③较低密度组织，如皮下脂肪、肾周围脂肪层等；④气体：包括含气的肺组织、胃肠道内的气体。各类组织与 X 线影像的关系如表 8－1 所示。

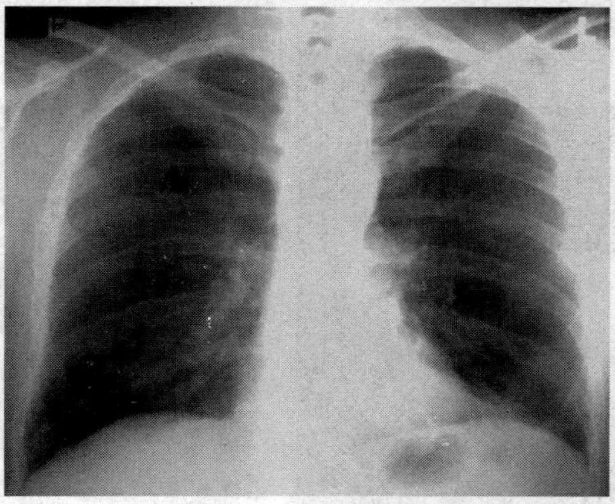

图 8－1　正常胸片（正位）

表 8－1　人体组织的密度与 X 线影像的关系

人体组织密度	透视影像	摄片影像
高密度组织	暗	白色
中等密度组织	灰	灰色
较低密度组织	微亮	灰黑色
低密度组织	亮	黑色

普通X线检查，包括透视和摄片。

2. 人工对比

人体中有许多重要结构和器官是由软组织组成的，周围也为软组织结构所环绕。它们密度相近，自然对比较差，因而不能使其显影。另有一些软组织器官如心脏、血管、脑、肾等，中间含有腔道，充满体液，密度也接近，即使能显出其外形也不能显示其内腔。只有借助一些比组织器官密度更高的物质或比组织器官密度更低的物质，引入被检查组织器官，形成人工的密度差异，才能使这些组织器官在X线下显像，称为人工对比。这种检查方法称为造影检查，所引入体内的物质称为造影剂。

三、X线检查方法

(一) 普通检查

普通检查包括透视和摄片，在临床X线诊断工作中，透视、摄片常是相辅进行的，这两种方法各有优、缺点，应取长补短，以发挥它们的最大作用。

1. 透视

透视是利用X线的穿透性和荧光效应的特性，将检查部位置于X线管与荧光屏之间，当X线穿透人体与荧光屏相遇时，依据人体组织器官的密度和厚度的差异在荧光屏上形成由明暗不同的点（像点）构成的影像，如图8-2、图8-3所示。

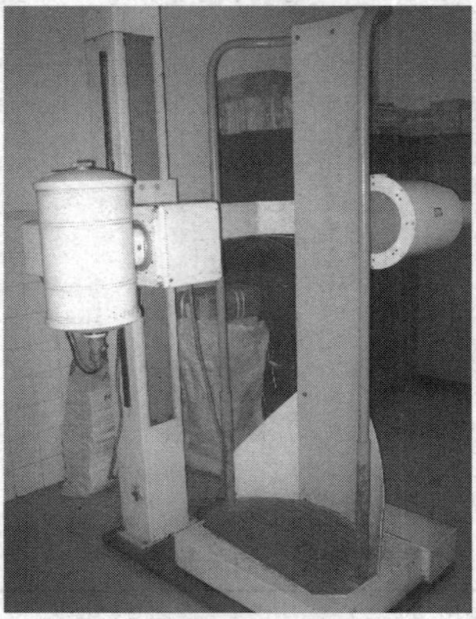

图8-2 X线透视（X线管和荧光屏）

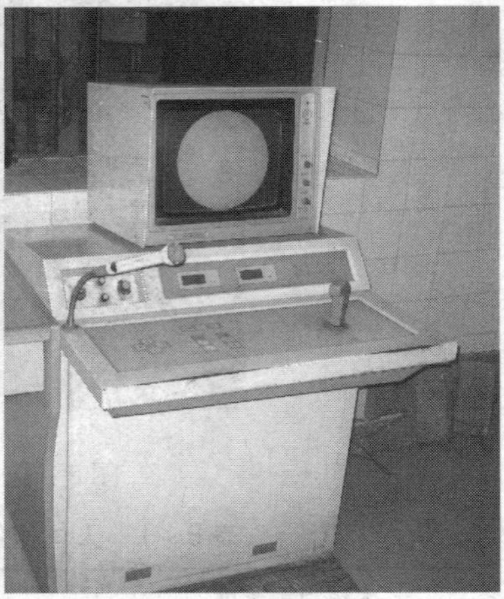

图8-3 X线透视（操作台）

透视的主要优点是设备简单，操作方便，费用低廉，可立即得出结论，可转动受检者体位进行多方位地观察，而且，透视不仅可以观察器官的形态，还可以观察器官的活动状况，如心脏冠状动脉的搏动，膈肌的运动以及胃肠的蠕动等。

透视的主要缺点是荧光亮度较低，透视的影像清晰度较差，对早期比较小的病变以及结构复杂的部位都不容易观察清楚；透视不能留下客观图像记录，不便于病情随访观察；X 线照射对被检查者身体有一定损害，透视的 X 线辐射剂量要比摄片的 X 线辐射剂量大得多。

2. 摄片

摄片是利用 X 线穿透性和感光效应的特性，将透过人体的 X 线作用于胶片上，由于各组织器官的密度、厚度不同，对胶片的感光程度也就不同，于是形成了 X 线投影像，如图 8－4、图 8－5 所示。

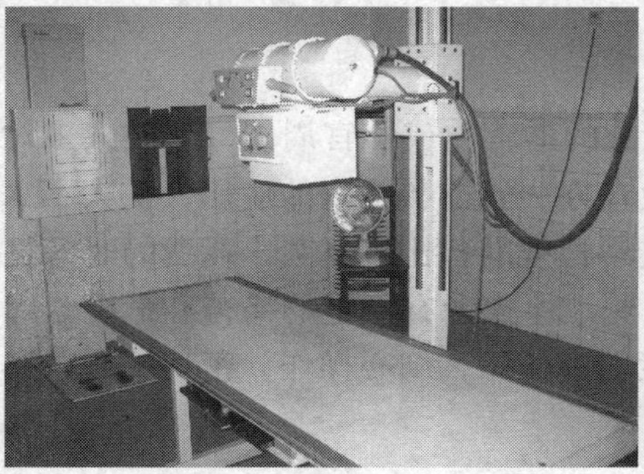

图 8－4　X 线摄影装置

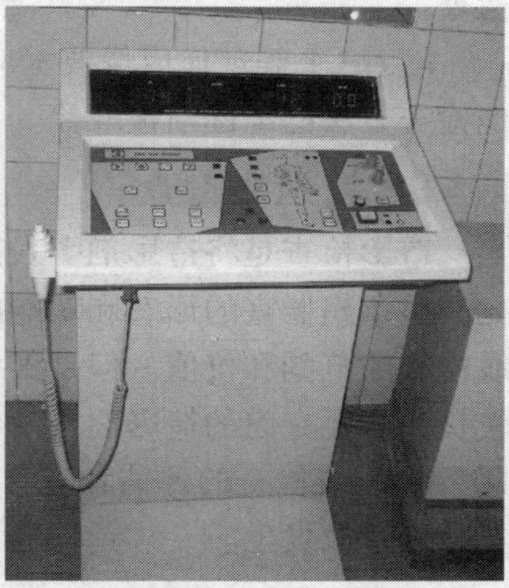

图 8－5　X 线摄影操作台

摄片的优点是图像清晰，能显示较细微的病变；胶片可长期保存，便于病情随访观察，并可走出暗室，在日光下读片；X 线辐射剂量比透视少得多。

摄片的缺点是检查范围受胶片大小的限制；一张照片仅为该部位一定方向、一瞬间的影像，不利于观察动态变化。

（二）特殊检查

1. 体层摄影

体层摄影又称为断层或分层摄影，是利用特殊装置将人体某一层面结构或病变组织在 X 线胶片上显示较清晰，而使其他层面的组织变得相对模糊的检查方法。可用于普通摄片难以明确显示、组织重叠较多或部位较深的脏器检查。

2. 软 X 线摄影

软 X 线摄影又称钼靶 X 线摄影，是利用人体各种组织对软 X 线的吸收有显著差别，使密度相差不大的软组织良好显影的检查方法，多用于乳房检查，可显示乳房内肿块边界、性质及周围软组织情况，对乳房的良、恶性肿瘤的鉴别有一定意义。

3. 放大摄影

放大摄影是有目的的增加人体与胶片距离，将影像直接放大的一种摄片方法。适用于观察组织微细结构。

4. 高千伏摄影

高千伏摄影是利用高电压（如 120～140kV）增加 X 线的穿透力进行摄片。主要用于观察心脏后、纵隔、大血管内病变等。

5. 荧光摄影

荧光摄影又称荧光缩影或间接摄影。是将透视荧光屏上的影像用普通照相机照下来，照出的片子比实际缩小的检查方法。常用于集体健康检查。

随着 CT 等现代成像技术应用以来，除软 X 线摄影还在应用外，其他检查方法已经逐渐被取代。

（三）造影检查

造影检查是将造影剂引入欲检查的器官内或器官周围，形成人工对比，显示出器官的形态和功能的检查方法。造影检查的应用，扩大了 X 线检查的范围和价值。但是 X 线造影检查准备比较复杂，耗费的时间比较长，需要专门的造影剂与设备，对被检查者有一定的痛苦和危险。因此参加 X 线检查的评估者应有高度的责任感，细心操作，密切配合，避免意外事故发生。

1. 造影剂分类

（1）高密度造影剂　又称为阳性造影剂，为原子序数高、比重大的物质。常用的有钡剂和碘剂。钡剂主要用于食管及胃肠造影，如图 8－6，碘剂种类繁多，分有机碘和无机碘制剂两类。

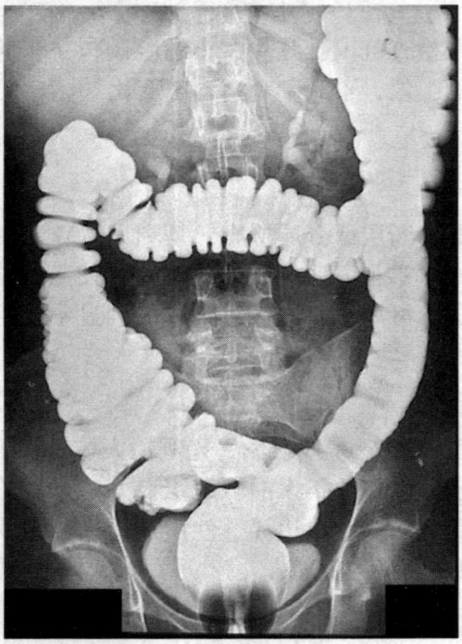

图 8－6　结肠造影检查影像

（2）低密度造影剂　又称为负性造影剂，为原子序数低、比重小的气体，如二氧化碳、氧气、空气等。

2. 造影方法

（1）直接引入法　是将造影剂直接引入检查部位，使检查部位在X线下显像。包括：①口服法，如食道、胃肠钡餐检查等；②灌注法，如钡灌肠、支气管造影、逆行胰胆管造影、子宫输卵管造影等；③穿刺注入或导管输入法，如心血管造影、关节腔造影、经皮肝穿刺胆道造影等。

（2）间接引入法　先将造影剂引入某一特定组织或器官内，通过吸收或血液运行再聚集于欲造影的某一器官，使此器官在X线下显像。包括：①生理排泄法，如静脉胆道造影、静脉肾盂造影等；②生理积聚法，如口服胆囊造影。

四、X线检查前准备及注意事项

（一）普通透视和摄片前准备

1. 透视前准备

应简要地向被检查者说明透视的目的、部位及要求，使评估对象有一定的思想准备，并消除恐惧心理；检查前应尽量脱去厚层衣物，摘掉透视部位影响X线穿透的物品，如金属饰物、膏药、敷料等，以免与机体影像混淆造成误诊。

2. 摄片前准备

摄片前向被检查者解释摄片的目的、方法和注意事项，以取得被检查者的配合；摄片时充分暴露检查部位；胸部摄片时须屏气，应指导被检查者练习屏气1～2次；腹部摄片前应清洁肠道，以免气体或粪便影响摄片质量；急性外伤评估对象摄片时应减少搬动；危重评估对象摄片时必须有临床评估者监护。

（二）造影检查前准备及注意事项

因造影检查部位、应用造影剂种类及造影方法不同，所需要的准备及注意事项也有差别，护理人员应熟悉各种造影的具体要求，协助被检查者做好各项准备，并及时处理检查中出现的问题。

1. 常规准备

造影检查前应了解被检查者有无造影检查的禁忌证，如严重心血管、肾脏病变或过敏体质等。有报道认为被检查者在紧张、恐惧的不良心理状态下进行检查易发生反应，因此，造影检查前应简要地向被检查者介绍检查的目的、方法及注意事项及可能经历的痛苦，从身心两方面提高被检查者对检查的耐受力，并备齐各种急救药品和设备。

2. 碘过敏试验

凡需用碘造影剂进行造影时，应提前做碘过敏试验，常用的方法有：①口服试验：检查前 2 天开始服用碘剂（复方碘溶液、复方碘片、碘化钾溶液等），并观察被试验者的反应，如出现结膜红肿、恶心、呕吐、手脚麻木及皮疹等症状，视为阳性；②皮内试验：用 3% 碘剂 0. 1mL 进行皮内试验，观察 20min，若皮肤局部出现红肿、硬结，直径达 1cm 以上者，应视为阳性；③静脉注射实验：检查前 1 日用同剂型碘造影剂 1mL 进行静脉注射，观察 15min，若出现胸闷、心慌、气急、咳嗽、恶心、呕吐、头晕、头痛、荨麻疹等，应视为阳性。

3. 碘过敏反应的处理

根据过敏反应程度采取相应措施：①轻度反应：如全身灼热感、头晕、面部潮红、胸闷、气急、恶心、呕吐、皮疹等，经吸氧或短时休息可好转，也可给予肾上腺素 1mg 皮下注射，或异丙嗪 25mg 肌注，或苯海拉明 25mg 肌注；②重度反应：如喉头水肿、支气管痉挛、呼吸困难、周围循环衰竭、心律失常，甚至心搏骤停等，应立即停止检查，给予吸氧、抗过敏和对症治疗等抢救措施，对心搏骤停者立即进行心肺复苏。

4. 支气管造影

检查前 1 日做碘过敏试验；痰量过多者，于检查前 1 日行体位引流排痰。为了减少支气管内分泌物，造影前 15min 可遵医嘱给被检查者肌肉注射阿托品或 654 - 2 5 ~ 10mg；检查前 6h 及检查后 2h 应禁食；严重咳嗽者可遵医嘱给予镇咳药物。过于紧张者可遵医嘱给予少量镇静剂。

5. 胃肠钡餐造影

造影前 3d 内禁止服用含重金属药物和影响胃肠道功能的药物，如钙、铁、镁剂和阿托品、吗丁啉等；造影前应禁食、禁饮 10h 以上；对幽门梗阻评估对象，造影前先进行透视观察，如发现有胃容物应尽量抽净，以免影响造影效果。

6. 钡灌肠造影（结肠造影）

钡灌肠造影是将硫酸钡从肛门灌注到被检查者的结肠及回肠末段使其在 X 线下显影的逆行性肠道检查方法。对疑有结肠穿孔者列为禁忌证。造影前 1 日应进半流质少渣饮食，下午至晚间应饮水 1000mL 左右。造影前 2h 应进行清洁灌肠，检查当日晨应空腹；对于需要做气钡双重造影者，在检查前 1 日晚应服缓泻剂导泻；准备排便器，为造影检查结束时评估对象急于排便备用。

7. 心血管造影

心血管造影系将造影剂快速注入心脏和大血管，显示其内部结构影像及功能情况的检查方法。由于此检查比较复杂且有一定痛苦和危险，所以必须事先做好充分准备及必要的安全抢救措施。检查前 1 日备皮、做碘过敏试验；禁食6h以上。

8. 脑血管造影

检查前查出血和凝血时间；检查前1d备皮、做碘过敏试验；检查前4~6h禁食。

计算机体层成像与磁共振成像

计算机体层成像，简称CT（Computed Tomography），系应用X线对人体选定的层面进行扫描，取得信息，经计算机处理而获得的重建图像，显示的是断面解剖图像。虽然CT具有较高的诊断价值，应用范围较广，但是设备比较昂贵，检查费用偏高，对于人体的某些部位检查，尤其是定性检查，还存在一定不足，所以不宜将CT检查作为常规检查手段，应合理选择应用并做好检查前准备。

磁共振成像（MRI）是利用人体内固有的原子核（氢质子）在强磁场下发生共振所产生的信号，经计算机处理进行图像重建的一种无辐射、非创伤性影像技术。从20世纪40年代起磁共振作为一种物理现象逐步应用于医学领域。

【小结】

X线是一种肉眼看不见，但能穿透不同物质，能使荧光物质发光的射线。

X线检查{普通检查（透视、摄片）、特殊检查、造影}临床应用、检查前准备

【练习题】

一、填空题

X线成像与人体组织具有密度和厚度的差别有关，密度高的部分，吸收X线________，透视时呈________色，摄片时呈________色；密度低的部分，吸收X线________，透视时呈________色，摄片时呈________色。

二、A型选择题

1. X线的特性对人体有损害作用________。
   A. 穿透性　　B. 荧光效应
   C. 摄影效应　　D. 电离效应
   E. 以上均不是
2. 人体组织中密度最高的是________。
   A. 骨骼　　B. 肌肉
   C. 脂肪　　D. 气体
   E. 液体
3. 属于常规检查的是________。
   A. 透视、摄片　　B. 体层摄影

C. CT　　D. MRI
E. 造影

4. 透视检查前的准备以下错误的是________。
A. 向被检查者说明透视的目的、部位及要求
B. 应尽量脱去厚层衣物
C. 不必摘掉影响X线穿透的物品
D. 指导评估对象检查中做好配合的姿势
E. 摘掉影响X线穿透的物品

5. 硫酸钡主要用于________。
A. 支气管造影　　B. 胆囊造影
C. 消化道造影　　D. 静脉肾盂造影
E. 肾脏造影

6. 摄片的优点不包括________。
A. 可作永久性记录　　B. 可作研究对比
C. 影像清晰　　D. 可进行器官运动状态的观察
E. 能显示较细微的内容

7. X线透视的优点不包括________。
A. 经济简便　　B. 可随意变动病人体位
C. 可作复查时前后比较　　D. 能及时得出诊断性结论
E. 可观察器官的运动功能

8. 某患者肺部X线有现为高密度点状或结节状阴影，病灶应属于________。
A. 渗出　　B. 增生
C. 纤维化　　D. 钙化
E. 肿块

9. 消化性溃疡确诊的主在依据是下列哪项________。
A. 龛影　　B. 痉挛性切迹
C. 激惹现象　　D. 局部压痛
E. 局部黏膜水肿

10. 下列哪项是消化性溃疡的特点________。
A. 龛影位于胃轮廓内　　B. 龛影位于胃轮廓外
C. 黏膜皱壁中断　　D. 胃壁僵硬
E. 蠕动消失

三、简答题

1. X线透视与摄片检查各有何优缺点？
2. 碘过敏反应的判断方法及处理原则。

第二节　超声检查

【学习要点】

1. 知道超声检查的基本原理。

2. 说出超声检查的临床应用和检查前准备。

【关键词】　超声波　临床应用　准备

超声检查是影像检查的一个重要组成部分，是将超声波发射到人体内，利用超声波的物理特性和与人体器官组织声学特性相互作用后产生的声学信息，在超声诊断仪器上以波形、曲线或图像的形式显示和记录，从而对人体组织的物理特征、形态结构、功能状态作出判断的一种非创伤性检查方法。

一、概　述

（一）超声波的物理特性

超声波是指一种高频率的机械波，当物体振动超过 2 万次每秒即 2 万赫兹（Hz）则产生人耳听不到的声波即超声波。临床应用的超声波振动频率在百万赫兹（即兆赫，MHz）以上，常用的频率在 1～20MHz，低于 1 MHz 的超声波分辨率差，则不能用于临床诊断。超声波在人体内的传播主要具有物理特性。

1. 指向性

超声波由于频率极高，波长很短，故在介质中呈直线传播，具有很好的指向性，此特点与一般声波不同，而与光波相似。超声波的频率越高，波长越短，在介质中传播的指向性也越强。超声波的指向性是对人体脏器进行定向探测及病灶定位的基础。

2. 反射、折射、绕射与散射

介质有一定的声阻抗，声阻抗等于该介质密度与超声速度的乘积。当超声波通过两种声阻抗不同的相邻介质界面时，只要两种介质的声阻抗差别大于 0.1%，就会在界面上产生反射与折射，声阻抗差越大，反射越强。超声波遇到平滑而光整的大界面是可发生全反射。遇到粗糙不规则或远小于波长的小界面时会发生散射；界面约等于波长时，超声波可绕过障碍物继续传播为绕射，如图 8－7 所示。

3. 吸收与衰减

吸收与衰减是指超声波在介质中传播时，随着传播距离的增加，入射声波随之减少的现象。传播距离越深远，声波能量则越来越小，介质对声波的这种作用称为吸收，声能由大变小的现象称为衰减。声波衰减的主要原因与介质对超声的吸收、反射、折射、散射等有关。

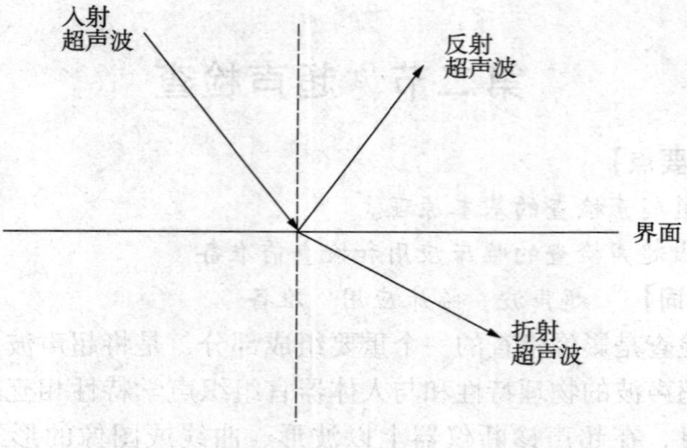

图 8－7　超声的入射、反射和折射

4. 多普勒效应

超声波在传播过程中，遇到活动界面时，反射回声的频率会发生变化，即界面是向着声源（探头）而来，反射回声的频率高于声源发出的超声波频率；反之，当界面是远离声源（探头）而去，反射回声的频率则低于声源发出的超声波频率，此现象称为多普勒效应。利用此效应可用于探查心脏活动、胎儿活动及血流动力学的变化。

（二）人体脏器的声学特性

超声波在人体内可以传播，但人体是由多种组织构成的复合有机体，各种组织具有不同的声学特性，可形成各种不同的回声图像，这是超声波用于医学检查的基础。人体各种组织结构的声学特性如表 8－2 所示。

表 8－2　人体组织结构声学特性

类　型	组织结构	反射类型	声像图特点	常见部位
无回声型	液体	无发射	液性暗区	血液、胆汁、尿、脑脊液、胸腹水、囊肿液、心包积液、羊水等
低回声型	较均质组织	少反射	均匀细小的弱回声光点	脾、肾实质、子宫、肌肉、淋巴结、脂肪等
等回声型	部分实质脏器	中等反射	均匀的回声光点	肝脏、胰腺等
强回声型	结构复杂排列不规则	多反射	粗大而不均匀的强回声光点或光斑、小光团、光带	乳腺、心内膜、心外膜、大血管壁、器官包膜及某些肿瘤等
全反射型	含气软组织或坚实致密结构	全反射	明亮的强反射，其后方形成为无回声或很弱的回声区域	肺、胃肠、骨骼、结石

（三）超声诊断设备及成像原理

1. 超声诊断设备

超声诊断仪的基本结构由探头（换能器）、主机、显示器和记录装置组成（图8－8）。探头是具有压电效应的晶体材料制成，具备发射超声和接收超声（回声）的双重功能。近年来，由于介入性超声的广泛应用，体腔探头和术中探头应运而生，例如，食管探头、胃及十二指肠探头、腹腔探头、阴道探头、宫腔探头以及直肠、尿道探头等，扩大了诊断范围，也提高了诊断和治疗水平。

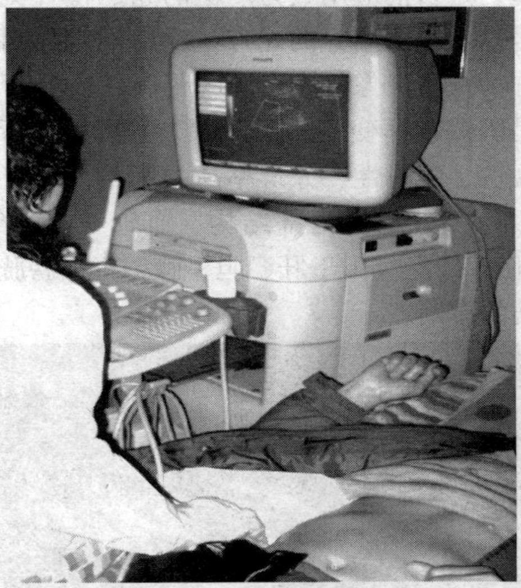

图8－8 超声检查装置

2. 超声诊断成像的基本原理

超声波的物理特性和人体组织的声学特性是诊断成像的基本原理。超声探头发射的超声波具有一定频率和能量，它通过皮肤或体表各种透声窗进入人体，人体结构都有其特定的声阻抗和衰减特性，当超声波通过声学特性不同的介质和它的界面时，则发生反射、散射、绕射、衰减及多普勒效应，这些带着人体组织声学特性信息的超声波回声，可以被探头再接收。根据回声被接收的时间早晚、能量大小及频率高低，经过一系列复杂的声能与电能转换，模拟信息与数字信息的转换，则可在荧光屏上显示出不同类型和特点的声像图。根据声像图特点并结合其他临床资料可对某些疾病作出明确诊断。

二、超声诊断的临床应用及检查前准备

（一）超声诊断的临床应用

根据超声诊断仪器性能及反射信号显示方式，将超声诊断仪分为A型、B型、M型、D型等。

超声检查方法分为A型、B型、M型、D型等。

1. A型超声

属幅度调制型，将人体界面的反射回声信号显示为上下垂直变化的波形，以波幅的高低代表界面反射信号的强弱，所形成的图形为回声图。回声

强，显示的波幅高；回声弱，波幅低。若声束在未遇到界面的均匀介质内传播，则无回声，显示为无波形的平段。现代超声诊断已很少单独使用 A 型超声诊断仪，其多作为一种功能附加于其他超声诊断仪之中。

2. B 型超声

属辉度调制型，是目前应用最为广泛的超声检查类型，它将人体的界面反射回声信号显示强弱不等的光点，反射回声强则光点亮，反射回声弱则光点暗，称为灰阶成像。光点间的距离代表界面深度和相互间的距离。它得到的是脏器或病变的断层图像，并可以进行动态观察。B 型超声诊断具有直观性、实时性，分辨率高的优点，可清晰显示脏器边缘轮廓及毗邻关系，以及软组织内部结构、血管与其他管道分布情况等（图 8－9）。目前临床广泛应用于肝、胆、脾、肾、膀胱、子宫、心脏及大血管等脏器疾病的诊断。

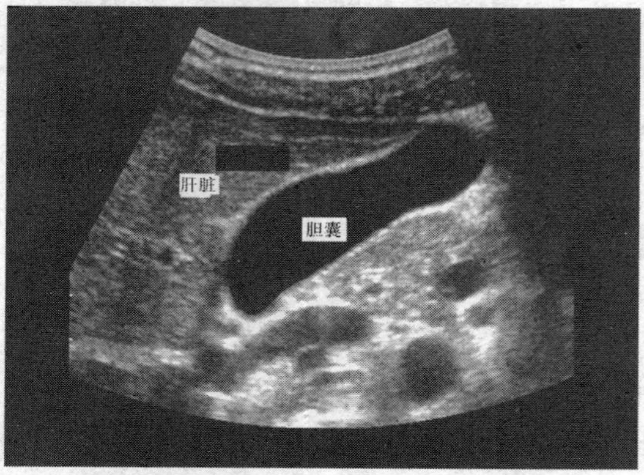

图 8－9　正常肝脏、胆囊声像图

3. M 型超声

属于 B 型超声的一种特殊显示法，仍为辉度调制型，是利用单声束探测活动界面，同时以慢扫描的方法将回声光点的上下位移展开，从而构成时间—距离曲线。其图像纵轴代表回声界面至探头的距离，即人体组织深度；横轴代表扫描时间。主要用于探测心脏房室壁、心瓣膜和大血管的运动，称为 M 型超声心动图。M 型超声诊断常与扇形扫描心脏实时成像相结合使用，更具有直观性与准确性。

4. D 型超声

利用超声波的多普勒效应，根据回声发生的频移，以及频移与相对运动的关系，检测活动脏器或组织的形态和功能状态。目前采用彩色编码技术，将彩色多普勒与 B 型超声诊断叠加成像，称之为彩色多普勒超声成像。通常用红色表示面向探头的血流，蓝色表示背离探头的血流，绿色表示涡流，红色或蓝色越亮表示血流速度越快，反之，速度越慢；绿色比例的多少与涡流的多少成正比关系。常用于检测血流的方向、速度、性质、分布范围、有无反流及异常分流等，目前已成为诊断心脏及大血管疾病和观察胎儿活动的重要手段。

随着计算机、信息技术、电子技术等高科技的迅速发展和临床诊断和治疗的需求，超声图像质量和分辨率越来越高，超声诊断范围和信息量不断扩充。当前超声诊断已从单一器官扩大到全身，从静态到动态，从定性到定量，从模拟到全数字化，从单参数到多参数，从二维到三维显示，多普勒彩色血液显示代替了创伤性导管检查。此外，介入性超声学的广泛应用，大大扩充了超声诊断治疗范围，其特点是在实时超声引导或监视下，完成各种穿刺活检、抽吸引流、X 线造影及注药治疗等。

（二）超声检查前准备及注意事项

腹部超声检查一般空腹进行。盆腔超声检查需保持膀胱充盈。

1. 腹部检查

包括肝脏、胆囊、胆道、脾脏、胰腺、肾脏及胃等，需空腹进行。检查前 2 天不食豆制品、牛奶、糖类等易于产气食品，必要时采取肠道排气措施。检查的前 1 天晚餐进清淡饮食，晚餐后即禁食，次日晨排便后进行检查。必要时检查前需饮水 400～500mL，使胃充盈作为透声窗，以使胃后方的胰腺及腹部血管等结构充分显示。检查前 2 天内应避免进行胃肠钡剂造影和胆道造影，因造影剂可干扰超声检查结果；对便秘或肠胀气者，前一天晚服缓泻剂，第二天必须排便后进行检查。

2. 盆腔检查

包括子宫、卵巢、膀胱、前列腺等检查，在检查前 2h 需饮水 400～500mL，保持膀胱充盈，将肠管抬高，便于显示盆腔内部结构。在妇科超声检查中，随着经阴道超声检查的普及，检查前不需憋尿，检查更简便、省时。

3. 心脏及大血管检查

受检者在检查前需适当休息 10～15min；婴幼儿对检查不合作者，可用水合氯醛灌肠，待安静入睡后再行检查。

4. 超声引导下穿刺

向受检者解释检查的必要性、检查步骤及有关的并发症，征得受检者或其亲属同意并签字后方可进行检查；疑有出血者需检测血常规，出凝血时间、凝血酶原时间及活动度；禁食 8～12h。

【小结】

- 超声检查
  - 超声波物理特性
  - 人体组织结构声学特性
  - 超声诊断
    - A 型
    - B 型
    - M 型
    - D 型
    - （以上）临床应用、检查前准备

超声检查是将超声波发射到人体内，利用超声波的物理特性和与人体器官组织声学特性相互作用后产生的声学信息，在超声诊断仪器上以波形、曲线或图像的形式显示和记录，从而对人体组织的物理特征、形态结构、功能状态作出判断的一种非创伤性检查方法。

【练习题】

一、填空题

1. 超声检查的主要方法有________、________、________、________。

2. 人体组织结构声学类型有________、________、________、________、________。

二、选择题

1. 目前临床最常应用的超声诊断法是________。

A. A 型　B. B 型　C. M 型　D. D 型

2. 关于超声检查的优点错误的描述是________。

A. 操作简便　B. 无创伤、无痛

C. 可多次重复、能及时获得结果　D. 费用昂贵、不能普及

三、简答题

B 型超声检查的适应证有哪些？

第九章　资料分析与护理诊断

【学习要点】

1. 知道健康资料的分析与整理。

2. 说出护理诊断的类型和排序。

3. 掌握护理诊断表述方式。

4. 能够将收集到的资料进行分析整理，准确提出护理诊断，并正确进行表述。

【关键词】 护理诊断　PSE 公式

第一节　资料分析

健康评估是收集资料的过程，对评估获取的资料首先需要进行整理和分析，然后作出护理诊断。

一、资料归类

评估收集到的资料涉及护理对象的各个方面，需要进行适当的整理分类，以便评估者能迅速、准确地从中发现问题。

（一）按马斯洛（Maslow）的需要层次论归类

把所收集的资料按照生理需要、安全需要、爱与归属的需要、尊重与被尊重的需要和自我实现的需要五个方面进行归类整理。这种分类方法提醒评估者从人的生理、心理、社会各个角度去收集资料，其缺点是与护理诊断没有直接的对应关系。

（二）按北美护理诊断协会（NANDA）分类法Ⅱ的 13 个领域归类

即促进健康、营养、排泄、活动/休息、感知/认知、自我感知、角色关系、性、应对/应激耐受性、生活准则、安全/防御、舒适、成长/发展。对异常的资料按照分类对应很快找出相关的护理诊断。

（三）按北美护理协会（NANDA）人类反应型态分类

将收集的资料按照交换、沟通、关系、赋予价值、选择、移动、感知、认知、感觉 9 种反应类型分类对应，从某型态中直接导出护理诊断，目前临床多采用这种方法。

（四）按 Majory Gordon 的 11 个功能性健康型态归类

即健康感知与健康管理、营养与代谢、排泄、活动与运动、睡眠与休息、认知与感知、自我概念、角色与关系、性与生殖、压力与应对、价值与信念。每个型态下都有其相对应的护理诊断，评估者发现某型态中资料出现异常，只需从这一型态下所属的护理诊断中分析选择即可，不必从所有护理诊断中去挑选，此种方法临床应用也较广泛。

实际上，多数评估表格已经按照相应分类方法进行归类设计，所以经过系统评估的资料不需再花太多的时间进行分类，而重要的是资料的分析和判断。

二、资料分析

资料分析的目的是找出护理问题，明确护理诊断，为护理计划的制订提供依据。

（一）资料核实

1. 核实资料的完整性

将资料进行分类的同时寻找可能被遗漏的资料，利用观察、交谈、身体评估等方法对资料进行补充。

2. 核实主观资料和客观资料

主观资料是护理对象的主诉，是评估对象自己对健康问题的体验和认识。包括评估对象的知觉、情感、价值、态度、信念、对个人健康状态和生活状况的感知。主观资料可来源于评估对象本人、家人或对其健康有重要影响的人。客观资料是指评估者经视、触、叩、听、嗅、实验室或器械检查等所获得的有关护理对象健康状况的结果，是能被观察到或检测出来的资料。资料分析时对主观资料存在疑问应用客观资料加以核实。

3. 澄清含糊不清的资料

如评估对象诉“解黑便”，评估者应进一步了解明确解黑便的次数、量、具体颜色、性状及可能引起的原因等。

4. 核实可疑的不正常值

对有疑点的不正常资料重新调查、确认。

（二）找出异常问题

运用评判性思维方法对收集的资料进行系统分析研究，按照分类资料的类型和关系，将整理的资料与正常值进行比较，找出异常情况。要求评估者必须熟练掌握各种正常范围，根据所学医学基础知识、护理学知识、人文科学知识，结合评估对象的个体差异、年龄、社会背景等因素的不同进行全面分析比较，找出具有临床意义的异常情况或问题。

（三）分析相关因素和危险因素

通过资料分析找出了评估对象存在或潜在的问题，分析任务尚未结束，还需对引起问题的原因进行进一步的深究，找出其相关因素和危险因素。如评估对象主诉“我昨晚几乎一夜都没睡”，评估者应进一步问为什么没睡好，从主观资料中找出原因，也可以从客观资料中找出原因。这些原因就是睡眠不好的相关因素。对于危险因素，主要是指护理对象目前虽处于正常范围内，但存在着促使其向异常转化的因素。如全麻术后评估对象有可能因舌后坠、分泌物或呕吐物误吸而发生窒息，舌后坠、分泌物或呕吐物误吸则是引起窒息的危险因素。找出危险因素可以帮助评估者预测护理对象今后可能发生的问题，并提前加以预防。找出相关因素和危险因素可以指导评估者准确制定护理措施。

第二节　护理诊断的提出

NANDA1990 年将护理诊断的定义为：护理诊断是关于个人、家庭或社区对现存的或潜在的健康问题或生命过程所产生的反应的一种临床判断。护理诊断为评估者在其职责范围内选择护理干预措施提供了基础，以达到预期目标。护理诊断的定义表明护理的内涵实质是诊断和处理人类对现存的和潜在的健康问题的反应，包括人的生理、心理和社会等各方面的反应。护理服务的对象包括评估对象和健康人。护理的范围从个体到家庭和社区。

护理诊断与医疗诊断的区别

护理诊断是描述疾病所引起的健康问题的反应，包括生理、心理、社会三方面，在护理职责范围内，用护理措施解决，随着病情的变化而变化，适用于个人、家庭和社区。而医疗诊断是描述一种疾病，用一个名称说明病理改变并用于指导治疗，在医疗的职责范围内，用医疗手段处理，与疾病存在的时间相同，不会轻易改变，适用于个体的疾病。

一、护理诊断的类型

护理诊断由名称、定义、诊断依据、相关因素四部分组成，按名称可将护理诊断分为以下三类：

护理诊断的类型包括现存的护理诊断、有危险的护理诊断和健康的护理诊断。

（一）现存的护理诊断

是对个人、家庭或社区现存的健康状况或生命过程反应的描述。现存的护理诊断由名称、定义、诊断依据及相关因素四部分组成。

现存的护理诊断由名称、定义、诊断依据及相关因素四部分组成。

1. 名称

是对个体、家庭或社区已出现的健康问题或生命过程反应的概括性描述。如“体温过高”、“气体交换受损”、“焦虑”等。

2. 定义

是对护理诊断名称的一种清晰、精确的描述，并以此与其他护理诊断相鉴别。如有关“体温过高”这一护理诊断名称定义为：“体温升高至正常范围以上”。

3. 诊断依据

即作出该护理诊断时的临床判断标准，来自健康评估后所获得的有关护理对象健康状况的主观和客观资料。在现存护理诊断中，诊断依据是指一组可表明护理诊断的症状或体征。按重要性可分为：

（1）主要依据　指作出某一护理诊断时必须具备或通常需要存在的依据。如“体温过高”的诊断依据中，“口腔温度高于37.8℃或肛温高于38.8℃”是必须具备的诊断依据。

（2）次要依据　指对作出某一护理诊断有支持作用，但不一定每次作出该诊断时都存在的依据。如“体温过高”的诊断依据中，“皮肤发红发热”具有支持诊断的作用，但不是必备的诊断依据。

4. 相关因素

是指促使护理诊断成立或持续的情况或处境。即造成服务对象健康状况改变或引起不健康状态的原因，常用“与……有关”来表示。相关因素主要包括病理生理方面、社会环境方面、心理方面、情景因素、治疗方面和发展方面的因素等。一个护理诊断可以有很多相关因素。如大面积烧伤评估对象“体温过高”可由感染、无菌坏死组织吸收、皮肤散热减少等引起。

（二）有危险的护理诊断

是对一些易感的个人、家庭或社区对健康状况或生命过程可能出现的反应的描述。指有危险因素存在，若不采取护理措施加以预防则有可能出现的一系列问题。如长期卧床的瘫痪评估对象“有皮肤完整性受损的危险”，必须采取干预措施，加强皮肤护理和翻身。危险的护理诊断由名称、定义和危险因素三部分组成。

1. 名称

在对评估对象改变的健康状况简明的描述中，用“有……危险”表示，如“有感染的危险”、“有窒息的危险”等。

2. 定义

与现存的护理诊断相同，也是对护理诊断名称的一种清晰、精确的描述。

3. 危险因素

是指个人、家庭或社区对健康状况改变发生可能性增加的因素，是确认有危险的护理诊断依据，也是用“与……有关”来表示。

（三）健康的护理诊断

是对个体、家庭或社区具有加强更高健康水平的描述。是评估者在为健康人群提供护理时可以采用的护理诊断。名称由“潜在……增强”与更高健康水平组成，如“潜在的社区应对增强”、“潜在的婴儿行为调节增强”等。

护理诊断的陈述方式常用PSE公式，即问题、病因、症状和体征三部分。

链接：合作性问题

是指需要评估者进行监测以及时发现其发生和情况变化的一些并发症。这些并发症的发生常与特殊的病理改变或治疗有关，不是评估者能够独立预防和处理的。在临床上，评估对象可能出现并发症的情景很多，但是，并不是所有的并发症都是合作性问题，如果评估者能独立提供护理措施，并能预防其发生的并发症则属于有危险性的护理诊断。评估者不能独立预防和处理的并发症属于合作性问题。合作性问题必须是医生和评估者共同合作才能解决的问题，护理的重点在于监测并发症的发生和病情的变化，为诊断和治疗提供依据。合作性问题多指由于脏器的病理生理改变所致的潜在并发症。例如潜在并发症：出血性休克。合作性问题的陈述方法：在其前加上“潜在并发症”5个字，如：“潜在并发症：心律失常”或“潜在并发症：低钾血症”。一旦诊断了潜在并发症，就提醒评估者这个评估对象可能正在经历这种并发症或者有发生这种并发症的危险，因而应注意观察和收集资料，发现问题，及时报告医生，及时处理。

二、护理诊断的表述

护理诊断的表述是对个体或群体健康状态的反应及其相关因素/危险因素的描述。

（一）表述方式

护理诊断的陈述方式常用 PSE 公式，即问题、症状和体征、病因三部分。

1. 三部分表述

常用PSE公式。由P、S、E三部分组成。多用于现存的护理诊断。

P（problem）——问题，即护理诊断的名称；

S（signs and symptoms）——症状和体征，包括实验室、器械检查结果；

E（etiology）——原因，即相关因素。

例1：P——体温过高；
　　　S——面部潮红，呼吸加快，心跳增快；
　　　E——与呼吸道感染有关。

例2：P——营养失调，高于机体需要量；
　　　S——肥胖；
　　　E——与摄入量超过新陈代谢量有关。

2. 两部分表述

常用PE或SE公式。PE公式只包含问题和相关因素，SE公式包括症状和相关因素两部分，用于有危险的护理诊断或三段式护理诊断的简化。

例1：P：有受伤的危险；
　　　E：与骨折后活动改变有关。

例 2：S：便秘；

E：与长期卧床有关。

3. 一部分表述

常用 P 公式，只有诊断名称。如 P：寻求健康行为。常用于健康的护理诊断。

（二）护理诊断表述的注意事项

（1）一个护理诊断只能针对评估对象的一个健康问题。

（2）护理诊断的名称应准确、规范。我国统一使用 NANDA 认可的护理诊断名称，有利于与国际接轨，有利于交流和护理教学的规范。

（3）护理诊断必须有充足的诊断依据。以收集到的主、客观资料作为诊断依据，不能主观臆断。

（4）护理诊断必须列出相关因素或危险因素，用来指导护理措施的制定。对现存的健康问题应找出相关因素，危险的健康问题应列出危险因素，据此制定的护理措施才有针对性，一个护理诊断可能由多种相关因素引起，不同的相关因素具有不同的护理措施。如“清理呼吸道无效：与伤口疼痛有关”、“清理呼吸道无效：与痰液黏稠有关”，前者处理的措施主要是指导和帮助评估对象保护伤口，减轻疼痛，后者处理的措施主要是稀释痰液。

（5）护理诊断是一个动态的过程，一个评估对象可能有多个护理诊断，并随着病情的变化而变化。

（6）相关因素的表述避免使用可能引起法律纠纷的语句，例如“有伤口感染的危险：与手术无菌操作不严有关”、“皮肤完整性受损：与评估者未按时翻身有关”等不恰当的表述会给评估者带来一些不必要的法律纠纷问题，特别是医疗事故处理条例出台以后，实行举证责任倒置，像这样的记录内容不但是举证不力，且会起到反证的作用。

（7）所列护理诊断应是护理职责范畴内能够予以解决或部分解决的。

（8）避免与护理目标、措施、医疗诊断相混淆。

三、护理诊断的排序

护理诊断按首优、中优、和次优问题排列。

一般情况下，一个评估对象可能同时存在多个护理诊断，在临床护理工作中需要确定解决问题的优先顺序。因此，需要对护理诊断和合作性问题进行顺序排列。所谓顺序排列就是将列出的护理诊断/问题按其重要性和紧迫性排出主次。一般将威胁最大的问题放在首位，其他依次排列。评估者可根据轻重缓急采取行动，做到有条不紊。

（一）排列顺序

首优问题是指会威胁生命，需要立即解决的问题。

1. 首优问题

是指会威胁生命，需要立即解决的问题。常见的问题包括气道、呼吸、心脏和循环等的问题，如：清理呼吸道无效、有窒息的危险、体液不足等。在紧急情况下，可以同时存在几个首优问题。

2. 中优问题

指虽不直接威胁评估对象生命，但也能够导致身体不健康或情绪变化的问题。如活动无耐力、躯体移动障碍、皮肤完整性受损、有感染的危险等。

3. 次优问题

指那些人们在应对发展和生活中的变化时产生的问题。这些问题并非不重要，而是指在护理安排中可以放在后面考虑。与上述问题的不同之处在于评估对象只需较少的帮助就能解决这些问题。如营养失调：高于机体需要量、缺乏娱乐活动等。

（二）排序的注意事项

（1）按马斯洛的需要层次理论，先解决低层次需要，后解决高层次需要。

（2）在与医疗原则无冲突的情况下，评估对象认为最重要的问题可以优先解决。

（3）一般现存性问题优先解决，同时不要忽略危险性问题。如癫痫大发作评估对象应首先考虑到评估对象“有窒息的危险”，白血病评估对象化疗期间应首先考虑到评估对象“有感染的危险”。

（4）护理诊断的先后顺序在疾病的全过程中随着病情的发展而变化。

（5）护理诊断的排序，并不意味着只有前一个护理诊断完全解决后，才能开始解决下一个护理诊断。

附 1：护理诊断索引—按分类法Ⅱ排列的 155 项护理诊断

一、促进健康（Health Promotion）

执行治疗方案有效
执行治疗方案无效
家庭执行治疗方案无效
社区执行治疗方案无效
寻求健康行为（具体说明）
保持健康无效
持家能力障碍

二、营养（Nutrition）

无效性婴儿喂养型态
吞咽障碍
营养失调：低于机体需要量
营养失调：高于机体需要量
有营养失调的危险：高于机体需要量
体液不足
有体液不足的危险
体液过多
有体液失衡的危险

三、排泄

排尿异常
尿潴留
完全性尿失禁
功能性尿失禁
反射性尿失禁
有急迫性尿失禁的危险
腹泻
压力性尿失禁
有便秘的危险
急迫性尿失禁
感知性便秘
气体交换受损
排便失禁
便秘

四、活动/休息

睡眠型态失常
睡眠剥夺
有废用综合征的危险
躯体活动障碍
床上活动障碍
借助轮椅活动障碍
转移能力障碍
行走障碍
缺乏娱乐活动
漫游状态
穿着/修饰自理缺陷
沐浴/卫生自理缺陷
进食自理缺陷
入厕自理缺陷
术后康复迟缓
能量场失常
疲乏
心输出量减少
自主呼吸受损
低效性呼吸型态
活动无耐力
有活动无耐力的危险
功能障碍性撤离呼吸机反应
组织灌注改变（具体说明类型：肾、脑、心肺、胃肠道、外周血管）

五、感知/认知（Perception/Congnition）

单侧感觉丧失
认识环境障碍综合征
感知失常（具体说明：视、听、运动、味、触、嗅觉）
知识缺乏（具体说明）
急性意识障碍
慢性意识障碍
记忆受损
思维过程失常
语言沟通障碍

六、自我感知（Self – perception）

自我认同失常
无能为力感
有无能为力感的危险
无望感
有孤独的危险
长期自尊低下
情境性自尊低下
有情境性自尊低下的危险
身体意象失常

七、角色关系（Role Relationships）

照顾者角色紧张
有照顾者角色紧张的危险
父母不称职
有父母不称职的危险
母乳喂养有效
母乳喂养无效
母乳喂养中断
无效性角色行为

家庭运行中断
父母角色冲突
家庭运行功能不全：酗酒
社交障碍
有亲子依恋受损的危险

八、性（Sexuality）

性功能障碍
无效性性生活型态

九、应对/应激耐受性（Coping/Stress Tolerance）

迁居应激综合征
调节障碍
有迁居应激综合征的危险
应对无效
强暴－创伤综合征
无能性家庭应对
强暴－创伤综合征：隐匿性反应
妥协性家庭应对
强暴－创伤综合征：复合性反应
防卫性应对
创伤后综合征
社区应对无效
有创伤后综合征的危险
有增强家庭应对的趋势
恐惧
有增强社区应对的趋势
焦虑
自主性反射失调
对死亡的焦虑
有自主性反射失调的危险
长期悲伤
婴儿行为失常
无效性否认
有婴儿行为失常的危险
预感性悲哀
有增强调节婴儿行为的趋势
功能障碍性悲哀
颅内适应能力下降

十、生活准则（Life Principles）

有增强精神健康的趋势
抉择冲突（具体说明）
精神困扰
不依从行为
有精神困扰的危险

十一、安全/防御（Safety/Protection）

有感染的危险
有外周神经血管功能障碍的危险
口腔黏膜受损
防护无效
有受伤的危险
自伤
有围手术期体位性损伤的危险
有自伤的危险
有摔倒的危险
有对他人施行暴力的危险
有外伤的危险
有自杀的危险
皮肤完整性受损
有中毒的危险
有皮肤完整性受损的危险
胶乳过敏反应
组织完整性受损
有胶乳过敏反应的危险
牙齿受损
有体温失调的危险
有窒息的危险
体温调节无效
有误吸的危险
体温过低
清理呼吸道无效
体温过高

十二、舒适（Comfort）

急性疼痛　　恶心

慢性疼痛　　社交孤立

十三、成长/发展（Growth/Development）

成长发展迟缓：有发展迟滞的危险

成人身心衰竭：有不成比例生长的危险

附2：24项常用的护理诊断

1. 营养失调：高于机体需要量
2. 营养失调：低于机体需要量
3. 营养失调：潜在的高于机体需要量
4. 便秘
5. 腹泻
6. 体液过多
7. 体液不足
8. 清理呼吸道无效
9. 低效性呼吸形态
10. 气体交换受损
11. 照顾者角色困难
12. 个人应对无效
13. 活动无耐力
14. 睡眠型态失常
15. 进食自理缺陷
16. 沐浴或卫生自理缺陷
17. 穿着或修饰自理缺陷
18. 入厕自理缺陷
19. 自我形象失常
20. 知识缺乏（特定的）
21. 疼痛
22. 慢性疼痛
23. 焦虑
24. 恐惧

【小结】

- 资料分析
  - 资料归类：按 Maslow 需要论、人类反应型态和功能性健康型态
  - 资料分析：资料核实、找出异常问题、分析相关因素和危险因素
- 护理诊断
  - 类型：现存的护理诊断、有危险的护理诊断、健康的护理诊断
  - 表述：PSE 公式（一、二、三部分表述）
  - 排序：首优问题、中优问题、次优问题

【练习题】

一、名词解释

1. 护理诊断
2. 首优问题

二、填空

1. 护理诊断的类型包括________、________、________三种。

2. 现存的护理诊断由________、________、________、________四部分组成。

3. 护理诊断的表述具有 P、E、S 三个部分，其中 P（Problem）________，E（etiology）________；S（Signs and Symptoms）________。

三、单项选择题

1. 评估对象刘某入院后，责任评估者对其进行健康评估，其资料收集方法不妥的是________。
   A. 通过与家属交谈获得评估对象某些信息
   B. 通过观察评估对象的非语言行为了解客观资料
   C. 通过与评估对象交谈获得其健康资料
   D. 通过医生病历获得可靠的体查资料
   E. 通过实验室检查结果获得其健康资料
2. 既阐明其意义，又借此与其他诊断作鉴别的是护理诊断的________。
   A. 名称　B. 定义　C. 诊断依据
   D. 相关因素　E. 类型
3. 主要症状和体征是护理诊断的________。
   A. 名称　B. 定义　C. 诊断依据
   D. 相关因素　E. 以上均是
4. 下列护理诊断应列在首位的是________。
   A. 生活不能自理　B. 焦虑　C. 气体交换受损
   D. 有皮肤完整性受损的危险　E. 排便异常：便秘
5. 按 PES 公式记录，常用于________。
   A. 护理评估记录　B. 护理诊断记录
   C. 列出预期目标时　D. 护理计划执行时
   E. 护理效果评价时
6. 护理诊断："营养失调：低于机体需要量：与评估对象长期慢性失血有关。"，其中"营养失调"属于护理诊断的________。
   A. 问题　B. 名称　C. 定义
   D. 诊断依据　E. 相关因素
7. 属于健康型护理诊断的是________。
   A. 气体交换受损　B. 有感染的危险
   C. 语言沟通障碍　D. 焦虑
   E. 母乳喂养有效
8. 按着马斯洛的需要层次理论，应优先解决的是________。
   A. 生理需要　B. 自尊的需要
   C. 安全需要　D. 自我实现的需要
   E. 爱与归属的需要

四、简答题

试举例说明护理诊断的表述方式？

第十章　护理病历书写

【学习要点】

1. 知道护理病历记录的基本要求。

2. 说出护理记录内容和方法。

3. 掌握入院评估单的格式和内容。

【关键词】护理病历　入院评估单

护理病历是评估者收集评估对象资料、制定护理计划、实施护理活动、观察护理效果的原始文字记载，是医院和评估对象重要的档案资料，它利于评估对象的信息保存，是教学、科研和管理的重要资料，也是重要的法律文书，护理人员必须学会正确书写。

第一节　护理病历书写基本要求

护理病历书写的基本原则是客观、真实、准确、及时和完整。

客观、真实、准确、及时、完整是书写各项医疗与护理记录的基本原则。为了维护护理记录的真实、可靠并有保存价值和具有法律效力，护理人员在记录时应注意掌握以下基本要求。

一、客观真实

护理记录必须真实客观地反映评估对象的病情变化或护理过程，没有做的事情不能记录，做过的事情更不应漏记。尽管有些治疗已经执行，但没有记录，就可以认为没有执行，就不具有法律效果。因此，"记我们所做的，做我们所写的"。记录也不得随意涂改或粘贴，否则真实性将受到影响。记录前评估者要认真仔细、全面系统地收集评估对象的有关资料，尤其对评估对象的主诉和行为应进行详细、真实、客观的描述，绝不能以主观臆断代替真实而客观的评估。记录者必须是执行者，各种记录须注明日期和时间，并签全名，以示负责，即"谁执行，谁签字，谁负责"。实习期和试用期评估者书写的记录，须经合法执业评估者审阅、修改，并用同色笔以分子形式签全名。

二、及时完整

护理记录必须及时，不得拖延或提前，更不能漏记，以保证记录的时效性。如因抢救评估对象未能及时记录的，可在抢救结束后 6 小时内如实补记，并注明抢救完成时间和补记时间。各项记录按照要求逐项填写，避免遗漏。记录应连续，不留空白。评估对象的每个问题与护理过程要记录完整，整个记录在时间进程上应连贯有序，能反映出护理活动的动态变化。

三、规范准确

是指记录的内容必须在时间、内容及可靠程度上真实、无误。书写用语要准确、规范，使用专业术语、名词。记录时要对可测量的事物尽量精确描述，而不应含糊其词，使用笼统、广义的名词，如大约、尚可、大概、可能、也许等。能用数据记录的内容要具体准确，计量单位一律采用中华人民共和国法定的计量单位。如：米（m）、厘米（cm）、毫米（mm）、升（L）、毫升（mL）、千克（kg）、克（g）、毫克（mg）等。日期、时间记录一律使用阿拉伯数字，采用24小时计时制。

四、简明扼要

护理病历书写一律使用蓝黑墨水或碳素墨水书写。字迹要工整、清晰，语句要简单明了、突出重点，语句通顺、表达准确、标点正确，不仅使书写者节约时间，还要让阅读者容易理解。不要使用草书、别字、自造简体字或自创缩写词书写，书写过程中出现错字时，应在错字上划双横线，在其上方写上正确的内容，并签全名和注明时间，保持原记录清晰可辨，不得采用刀刮、胶粘、涂黑、漂白等方法掩盖或去除原来的字迹。

护理病历是全体护理人员对评估对象身心整体护理的全部记录和总结，每个护理人员都必须刻苦练习，以认真负责、实事求是的科学态度写好护理病历。

第二节　护理病历的内容与格式

我国护理病历的书写主要限于住院评估对象，完整的护理病历主要包括入院护理评估单（护理病历首页）、护理计划单、护理记录单、出院评估单和健康教育计划单等，目前主要用于护理教学使用。卫生部《病历书写基本规范》印发后，主要书写一般评估对象护理记录、危重评估对象护理记录和手术评估对象护理记录，并随住院病历入档保存。

护理病历主要包括入院护理评估单、护理计划单、护理记录单和出院评估单等。

一、入院护理评估单

入院护理评估单又称护理病历首页，是评估对象入院后首次进行的系统健康评估记录，其内容包括评估对象一般资料、护理病史、护理体检、有关的实验室及其他检查结果、医疗诊断等。一般要求在评估对象入院后24h内完成。

（一）入院护理评估单的内容

入院护理评估单的内容是评估对象的一般资料：包括评估对象的一般状况，如评估对象姓名、性别、年龄、体重、职业、文化程度、婚姻状况、入院方式等。二是评估对象的全面评估资料：包括病史、评估对象生理病理等机体状况、社会、经济状况和宗教信仰等。三是确立的护理诊断、评估日期和评估者签名。

（二）入院护理评估单的格式设计

临床上使用较多的护理病历首页是以人的生理—心理—社会模式及戈登（Gordon）功能性健康型态模式的护理理论为指导而设计的框架，其他如奥瑞姆（Orem）的自理模式、马斯洛（Maslow）的人类基本需要层次论、人类健康反应型态等也常作为表格设计的框架。按 Gordon 功能性健康型态为框架设计的护理病历首页（表 10－1）。

（三）入院护理评估单的书写

常用的书写方式有直接填写式、表格式和混合式。目前多采用的是以表格为主，填写为辅的混合式评估表。无论是简单表格还是复杂的表格都将要评估的内容提示出来，可以指导评估者全面系统地收集和记录评估对象的入院资料，避免遗漏。入院护理评估记录填写方法，一般采用画“√”进行项目选择或简短的描述，将评估的结果记录下来。

表 10－1　入院护理评估单

科别：　　　病室：　　　床号：　　　住院号：

姓　名	性　别
一、一般资料	
年龄	婚姻
民族	职业
籍贯（出生地）	住址（工作单位）
文化程度	医疗费用支付形式
入院日期	入院方式
入院医疗诊断	记录日期
病史叙述者	可靠程度
主管医生	主管评估者
二、健康史	
主诉	
现病史	
既往史	
既往健康状况：良好□　一般□　较差□	
曾患疾病和传染病史：无□　有□（　　）	
外伤史：无□　有□（　　）	
手术史：无□　有□（　　）	
过敏史：无□　有□（过敏原：　　临床表现：　　）	

续表

三、健康形态

1. 健康感知与健康管理

自觉健康状况：良好□ 一般□ 较差□

家族遗传疾病史：无□ 有□（描述： ）

吸烟：无□ 有□（______年，平均______支/日。戒烟：未□ 已□______年）

嗜酒：无□ 有□（______年，平均______两/日。戒酒：未□ 已□______年）

其他：无□ 有□（描述： ）

2. 营养与代谢

饮食形态：普食□（ 餐/日） 软食□（ 餐/日） 半流质□（ 餐/日） 流质□（ 餐/日）

禁食□（ ） 忌食□（ ） 治疗饮食□（ ）

食欲：正常□ 亢进□ 减退□

近6个月内体重变化：无□ 有□（____kg增加/减少）

饮水：正常□ 多饮□（________mL/d） 限制饮水□（________mL/d）

咀嚼困难：无□ 有□（描述： ）

吞咽困难：无□ 有□（描述： ）

3. 排泄

排便：正常□ 便秘□ 腹泻□（________次/日） 失禁无□ 有□（________次/日）

造瘘：无□ 有□（描述： ，能否自理 能□ 否□）

应用泻药：无□ 有□（药物名称： ，用法： ）

排尿：正常□增多□（____次/日） 减少□（____次/日） 颜色（描述： ）

排尿异常：无□ 有□（描述： ）

4. 活动与运动

生活自理能力：（在空格中填上相应数字，1. 完全自理；2. 部分自理；3. 完全不能自理）

项目	1	2	3
进食			
转位			
洗漱			
如厕			
洗澡			
穿衣			
行走			
上下楼梯			
购物			
备餐			

活动耐力：正常□ 容易疲劳□

体位：自主体位□ 被动体位□ 半卧位□ 其他□（描述： ）

步态：正常□ 异常□（描述： ）

瘫痪：无□ 有□（描述： ）

肌力：________级

咳嗽：无□ 有□ 咳痰：无□ 易咳出□ 不易咳出□ 吸痰□

续表

5. 睡眠与休息

睡眠：正常□　入睡困难□　多梦□　早醒□　失眠□

睡眠/休息后精力充沛：是□ 否□

辅助睡眠：无□　有□（描述：　　　）

6. 认知与感知

疼痛：无□　有□（急性□ 慢性□　描述：　　　）

视力：正常□ 近视□　远视□　失明□（左□　右□）

听力：正常□　耳鸣□　减退□（左□　右□）耳聋（左□　右□）助听器：有□　无□

味觉：正常□　减退□　缺失□　味觉改变□

眩晕：无□　有□（原因　　　）

语言能力：正常□　失语□　发音困难□

7. 自我感受－自我概念

对自我的看法：肯定□　否定□（描述：　　　）

情绪：（描述：　　　）

8. 角色与关系

就职情况：胜任□　短期不能胜任□　长期不能胜任□

家庭结构：（描述：　　　）家庭关系：（和谐□　紧张□）

社会交往：正常□　较少□　回避□

角色适应：良好□　不良□

家庭及个人经济情况：足够□　勉强够□　不够□

9. 性与生殖

月经：正常□　失调□　经量：正常□　一般□　多□

孕次：（描述：____）　产次：（描述：____）

性生活：正常□　障碍□

10. 压力与应对

对疾病和住院反应：否认□　适应□　依赖□

过去1年内重要生活事件：无□　有□（描述：　　　）

适应能力：能独立解决问题□　需要帮助□　依赖他人解决□

支持系统：照顾者：胜任□　勉强□ 不胜任□　家庭应对：忽视□　能满足□ 过于关心□

11. 价值与信念

宗教信仰：无□　有□（描述：　　　）

四、体格检查（略）

五、其他评估

实验室检查结果：

器械检查结果：

主要护理诊断：

评估者签名：

日期

二、护理计划单

护理计划单是评估者为评估对象在其住院期间所制定的护理计划及其效果的系统记录。通过护理计划单可了解评估对象在整个住院期间存在的所有护理问题、实施措施及效果，提示已解决的护理问题、出院时仍存在的护理问题、需在出院后进一步采取的措施，护理计划要根据评估对象的情况随时修订。护理计划单书写多采用表格形式。一般有两种书写格式，一种是包含有护理诊断、护理措施、护理目标、效果评价等内容（表 10－2）；第二种是标准护理计划，项目内容与第一种相同，不同之处是制定了每种疾病最常见的护理诊断、相应的护理措施及预期目标等，使用时根据不同的评估对象进行相关措施选择，如支气管炎标准护理计划（表 10－3）。有了标准护理计划，而原有的护理计划单则演变成了护理诊断项目表，如宫外孕护理诊断项目表（表 10－4）。

表 10－2 护理计划单

科别________ 姓名________ 床号________ 住院号________ 诊断________

日期	护理诊断	护理目标	护理措施	签名	停止时间	效果评价	签名

表 10－3 支气管炎标准护理计划

科室：呼吸内科 姓名：陈亮 床号：5 诊断：支气管炎 住院号：12345

日期	护理诊断	护理目标	护理措施	签名	停止时间	效果评价	签名
	□1. 清理呼吸道无效	□1. 评估对象掌握有效咳嗽方法，排出痰液。 □2. 评估对象咳嗽减轻，痰液变稀，易咳出。 □3. 评估对象住院期间无痰液阻塞气道	□1. 观察痰的颜色、性状、量、气味及其咳嗽的频率、程度等。 □2. 协助评估对象翻身、拍背，指导有效地咳痰，必要时吸痰。 □3. 鼓励评估对象多饮水 1500mL/d，以稀释痰液，易于咳出。 □4. 保持病室内相对湿度 60%～70%，必要时雾化吸入。 □5. 必要时体位引流				

续表

日期	护理诊断	护理目标	护理措施	签名	停止时间	效果评价	签名
	□2. 有感染的危险	□1. 评估对象感染的危险因素降低。 □2. 评估对象未发生感染	□1. 保持病室空气新鲜，每日定时通风2次，保持适宜的温度和湿度。 □2. 鼓励评估对象有效地咳嗽，及时咳出痰液。必要时给予超声雾化。 □3. 观察评估对象的体温变化及肺部感染表。 □4. 遵医嘱给予抗生素，并注意观察用药后反应。 □5. 限制探视，减少感染机会				

表10－4　宫外孕护理诊断项目表举例

科别：妇产科　　床号8　　姓名：李×　　诊断：宫外孕　　住院号：11005

日期	时间	护理诊断	预期目标	评价					签名
				日期时间	解决	好转	未解决	恶化	
2011. 3. 12	16:00	1. 组织灌注量不足：与腹腔大出血有关	周围循环良好	2011. 3. 16	√				王旭
		2. 恐惧：与起病急、症状重有关	恐惧感减轻	2011. 3. 13		√			王旭
	18:00	3. 疼痛：与手术有关	疼痛减轻	2011. 3. 14	√				王旭
		4. 有尿潴留的危险：与手术后膀胱括约肌麻痹有关	能自行排尿	2011. 3. 13	√				王旭
2011. 3. 13	8:00	5. 舒适的改变：与腹胀有关	腹胀减轻	2011. 3. 14		√			王旭
		6. 便秘：与术后活动量减少及肠蠕动减慢有关	术后3天自解大便	2011. 3. 15	√				王旭

三、护理记录单

护理记录亦是护理病程记录，是评估对象整个住院期间健康状况变化和护理过程的全面记录。护理记录的内容主要包括：评估对象发生的健康问题和病情变化，所采取的临时性治疗护理措施；实施护理措施后评估对象或家属的反应和评估者观察的结果；评估对象的身心需要及满足的情况；各种症状、体征、器官功能的评价，评估对象的心理状态；评估者与评估对象的沟通、健康指导、重要告知内容等。目前临床应用的是一般评估对象护理记录单、危重评估对象护理记录单和手术护理记录单。

（一）一般评估对象护理记录

一般评估对象护理记录是指评估者根据医嘱和病情对一般评估对象住院期间护理过程的客观记录。内容包括：评估对象姓名、科别、住院病历号（或病案号）、床位号、页码、记录日期和时间、病情观察情况、护理措施和效果、评估者签名等。书写内容及要求（见表10－5）：

（1）新入院及转入的评估对象要记录入院方式、诊断及一般情况和处置要点，应在本班次内完成记录，白班、夜班均用蓝黑墨水记录。

（2）手术评估对象要记录麻醉方式及术式、清醒时间、回病房后情况，如血压变化、伤口敷料有无渗出、输液、引流情况、镇痛药使用时间、剂量和效果等。次日手术者应记录术前准备，用药及睡眠情况等。

（3）产妇产前要记录孕次、胎次、产程、胎心、宫缩情况等，产后要记录分娩时间、婴儿性别、流血量、切口、恶露及排尿情况等。

（4）一级护理根据病情变化随时记录，每天至少记录一次；二级护理每周记录2～3次；三级护理和病情稳定且生活不能自理的慢性病评估对象可每周记录1次；手术前1天、手术当天要记录，手术后前3天每班记录；病情变化随时记录。

（5）记录应客观准确，反映病情变化、护理措施及健康教育的效果等。

表10－5　一般评估对象护理记录单

科室：呼吸内科　　姓名：王兵　　床号：6　　住院号：12368

日期	时间	护理记录	评估者签名
2012.12.5	10：00	评估对象自述发热、咳嗽、咳灰白色痰，痰量不多，	
		易于咳出。畏寒、口干，今晨饮水约400mL。	
		身体评估：T：39.1℃，P：90次/分，R：20	
		次/分，BP：110/80mmHg，化验血常规RBC：	
		4.5×10^{12}/L、WBC：12×10^{9}/L，Hb：138g/L。	
		遵医嘱行乙醇擦浴，并给予青霉素480万U＋	
		生理盐水500mL，bid，静脉滴注。鼓励评估对象饮	
		水1000mL。	张莉
	10：30	评估对象自述畏寒、发热减轻，测体温37.5℃，全	
		身大汗，协助评估对象及时更换衣服，以免着凉。	
		嘱评估对象继续多饮水，以补充因出汗丢失的液	
		体，适当选择自己喜欢的果汁类饮料，以补充	
		维生素和盐类。	张莉

（　　）页

（二）危重评估对象护理记录单

危重评估对象护理记录是指评估者根据医嘱和病情对危重评估对象住院期间护理过程的记录。危重评估对象护理记录应当根据相应专科的护理特点书写。内容包括：评估对象姓名、科别、住院病历号（或病案号）、床位号、页码、记录日期和时间、出入液量、体温、脉搏、呼吸、血压等病情观察、护理措施和效果、评估者签名等。危重评估对象护理记录一般4h记录一次，病情变化随时记录，记录时间应具体到分钟。书写内容及要求见表10－6。

（1）意识　根据评估对象实际意识状态选择填写：清醒、嗜睡、意识模糊、昏睡、浅昏迷、深昏迷、谵妄状态。

（2）体温、脉搏、呼吸、血压、血氧饱和度、吸氧在相应栏内填入测得数值，需要填写数据单位，吸氧应记录吸氧方式。

（3）出入量　入量项目包括：使用静脉输注的各种药物、口服的各种食物和饮料以及经鼻胃管、肠管输注的营养液等。出量项目包括：尿、便、呕吐物、引流物等，需要写明颜色、性状。

（4）皮肤情况　根据评估对象皮肤出现的异常情况选择填写，如褥疮、出血点、破损、水肿等。

（5）管路护理　根据评估对象置管情况填写，如静脉置管、导尿管、引流管等。

（6）病情观察及措施　记录评估者观察评估对象病情的情况，以及根据医嘱或者评估对象病情变化采取的措施，一切治疗、抢救、护理措施及所列项目均应详细记录。

表10－6　危重评估对象护理记录单

科别　　姓名　　年龄　　性别　　床号　　诊断　　住院号

日期/时间	意识状态	体温	脉搏	呼吸	血压	血氧饱和度	吸氧	入量		出量			皮肤情况	管路护理	病情观察及措施	评估者签名
		℃	次/分	次/分	mmHg	%	L/min	名称	ml	名称	ml	颜色性状				

（　）页

（三）手术护理记录单

是巡回评估者对手术评估对象术中护理情况及所有器械、敷料的记录，手术结束时及时完成，随住院病历返回病区。内容包括：评估对象姓名、住院号、手术日期、手术名称、术中护理情况、所用器械敷料数量清点核对、巡回评估者和器械评估者签名。手术用无菌包灭菌指示卡、植入体内医疗器具标示，粘贴与手术护理记录单背面（表 10－7）。

表 10－7 手术护理记录单

科室____ 床号____ 姓名____ 性别____ 年龄____ 住院号____

术前诊断____ 手术名称____ 手术间____ 室 手术日期____

药物过敏史________________ 体重：____ kg 血型：____

护理情况	术前：入室时间________意识________血压________mmHg 呼吸________次/min 静脉输液：有 无 留置尿管：有 无 HBsAg：阴性 阳性 其他传染病________皮肤情况________ 术中：体位________输液________mL 输血：自体 异体________mL 引流：无 有 部位________出血________mL 尿量________mL 标本送冰冻：已送 未送 标本送病理：已送 未送 其他：________________ 术后：术毕时间________意识________血压________mmHg 呼吸________次/分 皮肤情况________出室时间________术后送回：病房 ICU 特殊情况：________________
无菌包名称：1. ________ 2. ________ 3. ________ 灭菌效果：	备注

敷料名称	术前清点	增加数量	关前核对	术后核对	器械名称	术前清点	增加数量	关前核对	术后核对
大纱布					线剪				
小纱布					组织剪				
纱垫					刀片				
纱球					刀柄				
棉条					持针器				
棉片					大弯血管钳				
棉球					中弯血管钳				
寸带					小弯血管钳				
缝针					大直血管钳				
缝线					中直血管钳				
					小直血管钳				
					蚊弯血管钳				
					蚊直血管钳				
					艾利斯				
					巾钳				
					卵圆钳				
					压肠板				
特殊器械名称		术前	关前	术后	平镊				
					牙镊				

续表

				尖镊				
				肠钳				
				拉钩				
止血时间	开始	结束	术前清点签名：器械评估者______巡回评估者______时间______ 关前清点签名：器械评估者______巡回评估者______时间______ 术毕清点签名：器械评估者______巡回评估者______时间______ 手术医生签名：					

（四）PIO 护理记录

是一种系统记录护理过程和护理诊断的方法，临床已经不用，主要用于护理教学（见表 10－8）。具体包括以下几部分。

P（Problem）——问题　罗列评估对象存在的问题（护理诊断）。

I（Intervention）——干预　为解决存在的问题而采取的护理措施。

O（Outcome）——结果　评价预期结果是否达到。

表 10－8　PIO 护理记录单

科室：呼吸内科　　姓名：王兵　　床号：6　　住院号：12368

日期	时间	护理记录	签名
2012. 12. 5	10：00	P_1：体温过高：与肺部感染有关	张莉
		I_1：①给予乙醇擦浴	张莉
		②遵医嘱给予青霉素 480 万 U ＋ 0.9 % 生理盐水 500mL，bid，静脉滴注	张莉
		③鼓励评估对象多饮水及果汁等	张莉
		P_2：潜在并发症：青霉素过敏	张莉
		I_2：①使用前查对青霉素皮试结果	张莉
		②密切观察用药后的反应	张莉
		③备好肾上腺素等急救药物	张莉
	10：30	O1：评估对象自觉发热减轻，测 T 降至 37.5℃	张莉
		O2：青霉素静脉滴注过程顺利，评估对象无不适反应	张莉

（　）页

四、出院评估单

出院评估单即概括性总结评估对象在住院期间的治疗和护理经过、出院时的情况、仍然存在的护理问题、应采取的措施等，主要包括出院小结和出院指导。出院小结是一种总结性评价护理质量的方法。内容包括：姓名、性别、年龄、科别、病房、入院日期、出院日期、住院天数、入院诊断、出院诊断及治疗、护理的效果。出院指导主要是针对评估对象出院后有关注意事项的告知（表 10－9）。

表 10－9　出院评估单

科别________　姓名________　病室________　床号________　住院号________

（一）出院小结（护理过程与效果评价、仍然存在的问题、应采取的措施）：

（二）出院指导：

1. 饮食

①饮食类型：________________________

②限制饮食：________________________

2. 日常活动

①日常活动无限制：________________________

②限制活动：________________________

③活动形式：________________________

④活动量：________________________

3. 特别指导

①出院带药物（名称、剂量、服药方法、时间、注意事项及不良反应）：________________________

②复诊时间、科室及间隔：________________________

③出现下列情况，应及时就诊：________________________

④其他：________________________

指导者签名：________评估对象或家属签名：________________

日期：____年____月____日

五、健康教育计划单

健康教育是护理工作的重要组成部分，是促进评估对象恢复健康、提高评估对象自我保健意识、恢复其最佳健康水平的重要环节。通过向评估对象及其家属提供相关的健康状况、治疗、护理及康复措施等知识，不仅能增进评估对象对评估者的理解和支持，采取积极合作的态度，提高其参与决策的意识和能力，而且可提高评估对象的自我护理能力，充分发挥家庭等支持系统的作用，共同促进评估对象早日康复。

健康教育内容涉及与恢复和促进评估对象健康有关的各方面的知识与技能。内容包括：疾病的诱因、发生发展过程，可采取的治疗护理方案；有关辅助检查的目的注意事项，饮食活动的注意事项，疾病的预防和康复措施等。国内已将需要评估对象及其家属了解或掌握的有关知识和技能，编制成标准健康教育计划。评估者可参照标准健康教育计划为评估对象提供健康教育。例如产科健康教育计划单（表 10－10）。

表 10－10　产科健康教育计划单

科室________　床号________　姓名________　住院号________

教育指导内容	宣教日期及签名	评价		
		部分掌握	完全掌握	评价者
介绍主管医生、责任评估者、住院环境				
病房管理要求、房间整洁、通风的意义				
纯母乳喂养概念、时间、母婴同室的意义				
母乳喂养的优点				
按需哺乳的概念				
哺乳的体位及正确姿势				
新生儿正确的含接姿势				
正确的挤奶手法				
乳汁不足的原因				
防止奶水不足的方法				
乳房胀痛、疼痛的原因				
术后饮食、卧位、早期下床活动的意义				
新生儿黄疸的原因、消退时间、处理方法				
卡介苗、乙肝疫苗接种知识				
婴儿沐浴的程序、注意事项				
新生儿脐部、皮肤护理知识				
出院带药的目的、用法				
随访的时间、目的				
避孕知识				
产后复查的时间、目的				

【小结】

护理病历书写
- 基本要求：客观、真实、准确、及时、完整
- 内容：入院护理评估单、护理计划单、护理记录单、出院评估单、健康教育计划单。

【练习题】

一、填空

1. 护理记录的基本要求______、______、______。

2. 护理病历包括的主要内容有______、______、______、______、______等。

二、选择题

（一）A 型题

1. 因抢救评估对象未及时记录的必须在________补记。

A. 2h 内　　B. 4h 内　　C. 6h 内

D. 8h 内　　E. 12h 内

2. 护理记录的次数要求一级护理的评估对象至少________。

A. 每日记录 1 次　　B. 每日记录 2 次　　C. 每周记录 1 次

D. 每周记录 2 次　　E. 隔日记录 1 次

3. 入院评估单最晚应完成的时间是评估对象入院后________。

A. 4h 内　　B. 8h 内　　C. 12h 内

D. 24h　　E. 48h 内

（二）X 型题

4. 关于护理病历描述正确的是________。

A. 体现护理的专业水平

B. 发生医疗纠纷时不能提供法律依据

C. 是最原始的文件记录

D. 提供动态信息资料，利于医护间的合作及协调

E. 为护理教学及科研提供重要的资料

5. 可作为入院评估单格式设计的理论框架是________。

A. 戈登的功能性健康型态

B. 人的生理—心理—社会模式

C. 人类反应型态

D. 评估者的信念

E. 奥瑞姆的处理模式

三、分析思考题

结合典型病例书写一份完整护理病历。

实习指导

实习一　健康史采集

【实习目的】

能够叙述健康资料采集的内容，并在病史采集的实践过程中熟练地运用采集资料的方法和沟通技巧进行健康史评估，并能写出一份完整的“健康评估”调查表。

【实习方式】

1. 角色扮演：每2~3名同学为一组，按健康评估顺序和内容要求，由1名同学扮演被评估对象，另1名扮演评估者，练习健康资料采集。

2. 带教老师带领下，进入社区服务站，直接面对服务对象采集健康史资料。

【实习时间】

1学时

【实习准备】

1. 知识准备：复习《健康评估》课程内容，列出健康资料收集注意事项，并能叙述采集内容。

2. 评估者准备：衣着整洁、举止端庄、态度和蔼、尊重评估对象、理解同情评估对象的疾苦。

3. 用物准备：备纸、笔，必要时备“健康评估”表。

【实习内容】

通过与评估对象交谈，了解评估对象病情的发生、发展及变化过程，判断评估对象目前存在哪些需要解决的健康问题和需要观察及预防的潜在健康问题。

护理评估交谈

一、准　备

1. 选择合适的时间和环境：在评估对象入院安排就绪后，选择不会受到干扰的环境中进行。

2. 确定交谈对象：带教老师先到病房找好病例，根据评估对象基本情况和病情确定交谈内容。

3. 确定交谈方法：为了达到交谈实习目的，确定交谈方式，做好相应资料准备。

二、实施交谈

1. 进入交谈：包括自我介绍、询问入院感受及一般情况，逐步进入交谈。

2. 实质性交谈：按护理病史顺序逐步进行交谈。

3. 结束交谈：复述部分交谈内容，以纠正沟通过程中理解的错误或口误所出现的错误。解释评估对象提出的问题，有礼貌地结束交谈。

三、收集资料

1. 一般资料。

2. 主诉（Chif Complaints ）。

3. 现病史（History of Present Illness）。

4. 既往史（Past History）。

5. 成长发育、个人史及家族健康史。

6. 功能性健康形态。

（1）日常生活状况及自理程度；

（2）心理状态及社会状况。

病例举例：

×××，男，28 岁，反复上腹部疼痛 4 年，加剧伴柏油样大便 1 天。

现病史：

问：4 年中在什么时候疼痛发作最频繁？与进食和食物的种类、工作紧张程度有关吗？这一次疾病复发是在什么情况下发生的？疼痛的部位在哪儿？疼痛是像刀割样？烧灼样？锐痛？绞痛？还是呈其他什么样？是阵发性？还是持续性？与进食、大便、体位有关系吗？柏油样大便几次？每次的量大约有多少？是否闻到了特殊的气味？腹痛与柏油样大便有什么关系？如出现柏油样便之后，腹痛是减轻？加重？没有关系？本次患病后到什么地方看过病？诊断是什么病？用过什么药？剂量是多少？用药几次？效果怎样？本次患病时是否伴有发热？反酸、嗳气？呕吐？头昏、乏力？有无每次排便未净感？本次起病以来精神状况如何？食欲及食量有没有改变？睡眠及小便是否正常？体重有无改变？

既往史：

问：既往的健康状况如何？曾经患过何种疾病？有过腹部的外伤及手术史吗？对什么食物及药物过敏？

个人史：

问：饮食习惯怎么样？有无烟、酒嗜好？

婚姻史、家族史：

问：是否已婚？家庭成员中有类似疾病的人吗？

【实习作业】

1. 健康史评估会谈的主要内容有哪些？

2. 填写健康史会谈评估记录表。每人分别评估4位不同的服务对象，包括老、幼、病、残者，完成4份健康评估表。

社区医疗护理服务中心健康评估单

一、一般资料

姓名：________性别：________年龄：________职业：________

民族：________籍贯：________婚姻：________文化程度：________

联系地址：____________________电话：________________

主管医师：________责任评估者：________收集资料时间：________

主要健康需求（主诉+简要病史）：____________________

既往疾病史（医疗诊断+时间+是否洁愈）：____________________

____

目前用药情况：无________有____________________

过敏史：无________有________，药物名称/剂量/用法/末次用剂量/时间/过敏表现，食物名称/量/时间/过敏表现，其他________

家族史：高血压病、冠心病、中风、糖尿病、肿瘤癌、癫痫、精神病、传染病________

遗传病____________________其他____________________

备注：____

二、生活状况及自理程度

（说明：日常规律用“U” =usual 表示，目前状况用“A” =actual 表示，没有差别的打“√”）

1. 饮食型态

基本膳食：普食 软饭 半流食______天 流食______天 禁食______天______餐/日

膳食搭配：平衡膳食 高蛋白、高糖类、高脂肪、素食

治疗饮食________________忌食________其他________________

食欲：正常 增加 亢进____________天/周/月，下降/厌食____________天/周/月

近期体重变化：无 增加/下降________________________千克________________月

咀嚼困难：无、有（原因__________，持续时间__________天）

吞咽困难：无 固体 液体（原因____________________，持续时间性____）

2. 睡眠

休息后体力是否容易恢复：是 否（原因____________________）

睡眠：正常 入睡困难 易醒 早睡期 多梦 噩梦 失眠

辅助睡眠：无 药物 催眠术 准备睡眠环境

其他：________________________________

3. 排泄型态

排便次数________次/天颜色________性状________量________毫升/日

尿失禁 尿潴留 夜尿症（________次/夜________毫升/夜）

排尿时间延长 尿路中断 尿路感染 尿频 尿急 尿痛 留置尿室膀胱造瘘。

其他：________________________________

4. 健康感知/健康管理型态

吸烟：无、偶尔吸烟、经常吸烟（________年 ________支/日，已戒________________年）

饮酒/酗酒：无、偶尔饮酒、经常饮酒（________年________两（毫升）/日，已戒________________年）

药物依赖/药瘾/吸毒：无、有（名称________ ________年________剂量/日）

参与危险的活动项目：无、有（项目________________）

遵循医嘱/健康指导：是、否（原因________________）

寻求促进健康的信息：无、有（阅读、书籍、报刊、电视）

生活方式：

5. 活动/运动型态

自理：全部、障碍（进食、沐浴/卫生、穿着/修饰、如厕）

活动能力：下床活动、坐椅子、卧床（自行翻身/协助翻身）

活动耐力：正常、容易疲劳（描述________________）

步态：稳、不稳（原因________________）

医疗/疾病限制：医嘱卧床、持续静点、石膏、牵引、瘫痪（偏/单/截/交叉瘫）

辅助工具：无、轮椅、拐杖、手杖、助行器、假肢、其他________

6. 其他________________________________

三、体格检查

1. 生命体征

T______℃ P______次/分 R______次/分 BP______kPa（或mmHg）

身高____cm 体重____kg

意识状态：清醒、意识模糊、嗜睡、谵妄、昏睡、昏迷

语言表达：清楚、含糊、语言障碍、失语/聋哑

定向能力：准确、障碍（自我、时间、地点、人物）

2. 皮肤黏膜

皮肤颜色：正常潮红、苍白、发绀、黄染

皮肤温度：温、凉、热

皮肤湿度：正常、干燥、潮湿、多汗

完整性：完整、皮疹（部位________数量________性质________）、出血点（部位________数量________）、其他________________________

褥疮：部位____________面积____________分度：Ⅰ Ⅱ Ⅲ Ⅳ

口腔黏膜：正常、充血、出血点、糜烂溃疡、疮疹、白斑

3. 呼吸系统

呼吸方式：自主呼吸、机械呼吸

节律：规则、异常、频率：________次/分、深浅度：正常、深、浅

呼吸困难：无、轻度、中度、重度

咳嗽：无、有

咳痰：无、容易咳出、不易咳出、痰（色________，量________mL/d，黏稠度________）

其他____

4. 循序系统

心律：规则、心律不齐、心率：________________次/分

水肿：无、有（部位/程度________________________________）

其他：____

5. 消化系统

胃肠道症状：恶心、呕吐（颜色________性质________次数________总量________）

嗳气、反酸、烧灼感、腹胀、腹痛（部位/性质________________）

腹部：腹肌紧张、压痛/反跳痛（部位________）、可触及包块（部位/性质________）

腹水无、有（腹围________________cm）

6. 生殖系统

月经：正常、周期________天 “失常”、痛经、月经量过多、绝经

其他____

7. 认知/感受

疼痛：无、有、部位/性质________________________________

视力：正常、远/近视、失明（左/右/双侧）

听力：正常、耳鸣、重听、耳聋（左/右/双侧）

触觉：正常、障碍（部位________________）

嗅觉：正常、减弱、缺失

思维过程：正常、注意力分散、远/近期记忆力下降、思维混乱

8. 其他____

四、心理、社会状况

1. 自我感知/自我概念型态

对自我（形象、角色、能力等）的看法：积极、否定、失常

描述：＿＿＿＿＿＿＿＿＿＿＿＿＿＿＿＿＿＿＿＿＿＿＿＿＿＿

对目前健康的认识：焦虑、恐惧、被动、绝望、乐观、镇静

描述：＿＿＿＿＿＿＿＿＿＿＿＿＿＿＿＿＿＿＿＿＿＿＿＿＿＿

2. 角色/关系型态

就业状态：＿＿＿＿＿＿＿＿工作性质＿＿＿＿＿＿＿＿紧张程度＿＿＿＿＿＿＿＿

家庭情况：成员＿＿＿＿＿＿＿＿＿＿＿＿＿＿＿＿＿＿＿＿＿＿

互相关系：和谐、紧张、失常

经济状况：＿＿＿＿＿＿＿＿居住条件：＿＿＿＿＿＿＿＿

与他人的交往：正常较少、回避

3. 应对/应激耐受型态

对疾病和住院的反应：否认、适应、依赖

近期重要生活事件＿＿＿＿＿＿＿＿＿＿＿＿＿＿＿＿＿＿＿＿＿

适应能力：能独立解决问题、需寻求帮助、依赖别人解决问题

描述：＿＿＿＿＿＿＿＿＿＿＿＿＿＿＿＿＿＿＿＿＿＿＿＿＿＿

支持系统：照顾者、胜任、勉强、困难

家庭的应对：忽略、能满足、过于关心

描述：＿＿＿＿＿＿＿＿＿＿＿＿＿＿＿＿＿＿＿＿＿＿＿＿＿＿

4. 价值/信念型态

什么对你最重要？

生存的意义是什么？

宗教信仰：＿＿＿＿＿＿＿＿＿＿＿＿＿＿＿＿＿＿＿＿＿＿＿＿

5. 其他：＿＿＿＿＿＿＿＿＿＿＿＿＿＿＿＿＿＿＿＿＿＿＿＿＿

评估者签名：

日　　期：

实习二　一般检查、浅表淋巴结及头颈部评估

【实习目的】

1. 能正确进行体温、脉搏、呼吸、血压、生命体征检查及瞳孔测量、意识状况评估。

2. 掌握一般状态、皮肤黏膜评估及相关名词术语。

3. 能进行头颈部检查、浅表淋巴结评估并写出实验报告。

【实习时间】 2学时。

【实习准备】 体温计、血压计、听诊器、压舌板、手电筒。

【实习内容】

1. 生命体征测量。

2. 一般状态。

3. 皮肤。

4. 浅表淋巴结。

5. 头及其器官。

6. 颈部。

【实习作业】

1. 一般状态检查的重点内容有哪些？怎样做好这些检查？

2. 互相评估5人的一般状态、浅表淋巴结、头颈面部情况后填写下列实习报告。

3. 病例分析：某评估对象因咳嗽、头痛等就诊。体检可触及两侧颌下淋巴结及腹股沟淋巴结，直径均不超过0.5cm，表面光滑，质软而无压痛，可活动，与周围组织无粘连，你认为该评估对象的淋巴结是否正常？

一般状况及头颈部检查实习报告

体温 ℃　脉搏　次/分钟　呼吸　次/分钟　血压（暂不测）

一般情况：发育________营养________

神志________表情________

面容________体位________

步态________

皮肤：色泽________弹性________

温度________湿度________

皮疹________出血________

水肿________蜘蛛痣________

溃疡及疤痕________毛发分布________

淋巴结：全身淋巴结有无肿大________

有下列淋巴结肿大________

头部：头颅：形状________大小________压痛________

肿块________头皮________其他________

头发：量________色________光泽________

其他______

眼：眼眉______睫毛______眼睑______

结膜______眼球______巩膜______

瞳孔：大小______对光反射______调节反射______

耳：耳廓______外耳道______听力______

鼻：外形______鼻翼扇动______分泌物______鼻旁窦压痛______

口腔：气味______流涎______

唇：色______义齿______龋齿______其他______

齿龈：色______出血______齿槽溢脓______

舌：偏斜______震颤______舌苔______舌乳头萎缩______

口腔黏膜：色______溃疡______出血点______色素沉着______斑疹______

咽：充血______

扁桃体：大小______颜色______渗出物______

颈部：强直______对称______动脉搏动______静脉充盈______

气管：位置______

甲状腺：大小______硬度______对称______

评估者签名：

日　　期：

实习三　肺及胸膜评估

【目的要求】

1. 熟悉胸部体表标志。

2. 通过相互检查，掌握正常人胸廓及肺部的检查方法和正常体征。

3. 通过心肺听诊仪，掌握常见的肺部异常体征。

【教学时数】 2 学时。

【教学用具】 直尺、听诊器、口罩、白大褂、白帽子、心肺听诊电脑模拟人、诊查床。

【教学内容】

1. 胸部体表标志，特别注意 3 个骨性标志（胸骨角、第 7 颈椎、肩胛骨下角）、锁骨中线。

2. 肺部体检的 4 种基本方法。

（1）视诊：胸廓的外形、呼吸运动等。

（2）触诊：胸廓扩张度、语颤等。

（3）叩诊：叩诊法、叩诊注意事项、正常肺部的叩诊音等。

（4）听诊：听诊器的应用，听诊注意事项，3 种正常呼吸音的特点、分布区域及正常结果等。

3. 肺部病理特征。

（1）视诊：扁平胸、桶状胸、胸部单侧或局限性变形、胸廓畸形等。

（2）触诊：语颤增强、减弱或消失。

（3）叩诊：肺部清音、过清音、鼓音、浊音、实音。

（4）听诊：肺泡呼吸音减弱、支气管呼吸音、支气管肺泡呼吸音、啰音（干性、湿性）、支气管语音（增强、减弱）、胸膜摩擦音。

【教学步骤】

1. 边讲边示教。

2. 同学互相练习检查方法，重点为语颤、间接叩诊法、正常胸部叩诊音、肺上界及肺下界移动范围、区别 3 种正常呼吸音、语音传导等。

3. 在心肺听诊计算机模拟人上挑选出上述听触诊阳性体征进行示教，其他阳性体征接触临床时示教。

4. 写出实验报告。

【小结】 本实验重点为肺部正常和异常体征。

【分组】 2 人一组。

【地点】 实验室（或宿舍或医院病房或门诊）。

实习四　心、血管检查

【目的要求】

1. 熟悉心脏检查及血管检查程序，掌握心脏检查方法及正常心脏检查结果。

2. 通过心肺听诊计算机模拟人初步掌握心脏和血管疾病病理体征，理解其临床意义。

【教学时数】 2 学时。

【教学用具】 直尺、听诊器、口罩、白大褂、白帽子、心肺触听诊计算机模拟人、诊查床。

【教学内容】

一、正常心、血管检查

1. 视诊

（1）心尖搏动的位置，强度及范围。

（2）颈动脉搏动。

2. 触诊

心尖搏动位置、强度。

3. 叩诊

叩出各肋间心脏相对浊音界，分别做好标记，用尺测量前正中线至各标记点的垂直距离，同时测量左锁骨中线至前正中线的距离，以 cm 为单位，精确到 0.5cm 即可。

记录格式如下：

右 界	肋 间	左 界
	Ⅱ	
	Ⅲ	
	Ⅳ	
	Ⅴ	

左锁骨中线至前正中线的距离 =　　　cm

4. 听诊

（1）复习心脏瓣膜听诊区位置。

（2）顺序：二尖瓣区→肺动脉瓣区→主动脉瓣区→主动脉瓣第二听诊区→三尖瓣区（或二尖瓣区→主动脉瓣区→主动脉瓣第二听诊区→肺动脉瓣区→三尖瓣区）。无论何种顺序均应以不遗漏听诊区为准。

（3）练习以各种方法来鉴别第一与第二心音。

（4）识别第三心音，P_2 分裂。

（5）注意心率、心律、有无窦性心律不齐及心音强度的改变。

（6）识别生理性杂音。

二、病理心、血管检查

1. 视诊

（1）一般视诊：端坐呼吸、紫绀、杵状指趾等。

（2）局部视诊：

1）心前区胸廓隆起。

2）心尖搏动的位置与范围。

3）颈动脉搏动，颈静脉怒张，肝颈回流征。

4）毛细血管搏动。

2. 触诊

（1）心尖搏动。

（2）震颤（猫喘）：注意震颤之部位，时期。

（3）动脉硬化者的纡曲线条状动脉。

（4）脉搏：水冲脉、奇脉等。

3. 叩诊

心脏左右界大小。

4. 听诊

（1）心律失常：常见的心律失常如早搏、房颤等。

（2）心律变化：增强、亢进、减弱及分裂。

（3）杂音（部位、时期、性质、强度、传导方向、与呼吸和体位的关系）。

（4）额外心音：开瓣音、舒张期奔马律等。

（5）枪击音。

（6）血管杂音。

【教学步骤】

1. 边讲边示教以上检查方法。

2. 相互练习检查方法。

3. 正确记录互相检查的结果并写出实验报告。

4. 同学中如有典型体征可作示教。

5. 通过心肺听诊计算机模拟人，挑选以上触听诊阳性体征进行示教，其他阳性体征接触临床时示教。

【小结】重点掌握心、血管正常和异常体征。

【分组】2 人一组。

【地点】实验室（或宿舍或医院病房、门诊）。

实习五　腹部及神经系统检查

【目的要求】

1. 熟悉腹部分区法及腹部检查程序。
2. 初步掌握腹部检查法，正常人腹部检查发现。
3. 通过腹部触、听诊计算机模拟人，初步掌握常见的腹部病理体征，理解其临床意义。
4. 熟悉四肢、脊柱及神经反射检查方法。

【教学时数】 2 学时。

【教学用具】 口罩、白大褂、白帽、皮尺、电筒、叩诊锤、棉签、听诊器、腹部触、听诊计算机模拟人、诊查床。

【教学内容】

一、正常人腹部检查

1. 腹部分区法。
2. 腹部检查。

视诊：腹部外形、呼吸运动、腹壁静脉等。

触诊：重点为肝、脾触诊及测量法；触及正常人腹部可触到的脏器；测量腹围。

叩诊：叩出肝上界、肝下界、肝上下径；叩出胃泡鼓音界（Traube 区）。

听诊：听取肠鸣音和振水音。

二、病理腹部检查

1. 视诊：识别蛙腹、舟状腹及腹围测量；观察腹部皮肤有无妊娠纹及腹壁静脉曲张，判定曲张静脉血流方向；观察腹式呼吸强度变化；识别胃（肠）型及蠕动波。
2. 触诊：主要检查腹壁紧张度、压痛、反跳痛；触及和测量肝、脾；进行液波震颤检查；触及腹部肿块。
3. 叩诊：检查移动性浊音。
4. 听诊：听取肠鸣音及有无亢进、减弱，有无血管杂音。

三、脊柱、四肢检查

1. 正常人脊柱弯曲度及脊柱活动度。
2. 注意观察四肢位置、形态、活动度有无异常。

四、神经反射检查法

1. 浅反射：角膜反射、腹壁反射、跖反射。

2. 深反射：肱二头肌反射、肱三头肌反射、膝腱反射、跟腱反射。

3. 病理反射：Babinski 征、Oppenheim 征、Gordon 征、Chaddock 征、Hoffmann 征、踝阵挛、髌阵挛。

4. 脑膜刺激征：检查颈项强直、Kernig 征、Brudzinski 征。

【教学步骤】

1. 边讲边示教。

2. 两同学互相练习以上各项检查方法。

3. 通过腹部触、听诊计算机模拟人示教部分常见病理体征。其他阳性体征在接触临床时示教。

4. 正确记录相互检查结果，写出实验报告。

【小结】重点掌握腹部、神经系统的正常和异常体征。

【分组】2 人一组。

【地点】实验室（或宿舍或医院病房、门诊）。

实习六　心电图机操作及心电图谱分析

一、心电图机操作

【目的要求】 掌握心电图机的操作方法。进行心电图机操作技能考核。

【教学时数】 2 学时。

【教学用具】 心电图机。

【教学内容】

1. 讲解心电图机的各部分仪器。
2. 示教心电图机的操作。
3. 正确连接各导联。

【教学步骤】

1. 边讲边示教心电图机的各部分仪器。
2. 示教心电图操作方法。
3. 示教心电图各导联的连接方式。
4. 每位同学都进行心电图机操作训练。
5. 在老师的指导下，进行心电图机的操作考核。

【小结】 重点掌握心电图机的操作。

【分组】 2 人一组。

【地点】 实验室。

二、心电图谱分析

【目的要求】 掌握正常心电图各波的特点、测量方法及正常值。初步掌握分析心电图的程序及方法。理解常见异常心电图的特征。

【教学时数】 2 学时。

【教学用具】 心电图图谱、小分规、幻灯片、幻灯机、投影仪、录像带或光盘。

【教学内容】

1. 复习心电图的基本知识

2. 心电图测量方法及正常值

（1）心率测量法。

（2）电压高低（振幅）的测量（等电位线、心电图各波测量法）。

（3）时间长短的测量（各波、波段）。

心率：心房率、心室率
P－R 间期时限
Q－T 间期时限
心电轴
心电图发现
P 波：时间、形状、电压
QRS 综合波：时间、形状、电压、室壁激动时间
S T 段：形状、水平
T 波：方向、振幅

3. 分析程序

（1）检视导联有无错误、电压是否定准。

（2）心律：窦性心律和异位心律。

4. 异常心电图分析

（1）左、右心房、心室增大心电图特征。

（2）典型心肌梗死的心电图特征及定位诊断。

（3）常见心律失常：窦性心律失常、过早搏动、阵发性心动过速、心房扑动、颤动、房室传导阻滞。

【教学步骤】

1. 边讲边提问心电图基本知识。

2. 示教心电图分析程序、测量方法。

3. 示教正常和异常心电图幻灯片。

4. 同学根据分析程序自行分析一份发下的正常心电图图片。并记录其结果，写好心电图描记和分析报告。

【小结】重点掌握心电图测量方法和正常值。

【分组】分组自行测量分析。

【地点】实验室或教室。

附：心电图报告举例

姓名：刘××　性别：男　年龄：30 岁　　门诊号：0369369

测量日期：2007 年 10 月 6 日　　住院号：0369536

测量时体位：平卧位　　心电图号：03—283

心律：窦性心律　　心房率 75 次／分　P－R 间期：0.17s

心室率 75 次／分　Q－T 间期：0.36s

心电轴：不偏

心电图描述

P 波：时间：0.08s

形状：Ⅰ、Ⅱ、Ⅲ、aVF、V_3、V_5 均为直立，波顶圆凸无切迹

V_1、aVL 为正负型，aVR 倒置

电压：各个导联均未超过 0.25mV

QRS 综合波：

时间：0.07s

形状：Ⅰ为 RS 型，Ⅱ、Ⅲ、aVF 为 qR 型，aVR、V_1 为 rs 型，aVL 为 rs 型，V_3 为 RS 型，V_5 为 qRs 型

电压：$R_{v1}+S_{v5}=0.3+0.5=0.8mV$

$R_{aVF}=1.2mV$

$S_{v1}+R_{v5}=0.6+1.8=2.4mV$

R/S：V_1 为 <1　$V_5>1$

室壁激动时间：V_5　0.04s，V_1　0.02s

S—T 段：$Ⅱ_2$、aVF 轻度向下偏斜但未超过 0.05mV

V_2、V_3 向上偏移 0.2mV，V_5 向上偏 0.10mV

T 波：Ⅰ、Ⅱ、aVF、V_3、V_5 均直立而高耸，aVL 低平，aVR、V_1 倒置

心电图诊断：（1）窦性心律

（2）正常心电图

签　　名：

报告日期：

实习七　护理病历书写

【目的要求】

1. 了解护理病历的基本要求。
2. 掌握护理病历的格式与内容。
3. 学会护理病历书写。

【教学时数】1 学时。

【教学用具】

人手一份典型病历资料。人手一份入院护理评估单。

【教学内容】

1. 复习护理病历基本要求。
2. 示教护理病历的格式和内容。
3. 根据典型病历，编写护理病历。

【教学步骤】

1. 示教护理病历的格式和内容。
2. 学生阅读典型病历资料。
3. 填写记录入院护理评估单并上交。

【小结】重点掌握护理病历书写。

【地点】教室或实验室。

实践技能考核标准

实习一　健康病史采集考核标准

项目	要　　求	量分
准备（15分）	知识准备：护理病史采集内容及采集时注意事项（提问）	5
	参阅了评估对象相关的资料及对评估对象所患疾病有无了解（提问）	5
	用物准备：齐全	2
	评估者准备：衣着整洁、举止端庄、态度和蔼、尊重理解同情评估对象及家属	3
病史的采集（80分）	时间和环境：	5
	1. 交谈时间：在评估对象一切入院事项均安排妥当，且评估对象比较方便时	5
	2. 环境安排：环境安静、适合评估对象病情需要，交谈不受干扰、利于保护评估对象隐私	
	交谈对象：适合要求（评估对象自己或家属或知情者）	5
	交谈方法：选择正式交谈（有目的和计划）	5
	交谈过程：	
	1. 起始或进入：	
	（1）自我介绍	2
	（2）科室和病房介绍（科室人员及环境，病房规章制度等）	2
	2. 实质性交谈：	
	（1）询问的目的明确	2
	（2）耐心倾听评估对象的叙述、不轻易打断评估对象	2
	（3）注意启发评估对象，不套问不诱导	2
	（4）提问中不使用医学术语	2
	（5）人际沟通技巧使用灵活，问话语言通俗易懂	2
	（6）对评估对象的心理、社会资料无偏见、坦承接受	2
	（7）对外观异常评估对象不惊讶，对难相处评估对象不厌恶	2
	（8）对评估对象的错误观点不直接批评，尊重评估对象隐私，评估对象不愿谈及的问题不追问	2
	3. 结束交谈：	3
	（1）向评估对象复述谈话的重点内容	3
	（2）及时纠正错误	3
	（3）正确解答评估对象及家属提出的疑问	1
	（4）明确表示谈话结束或预约下次时间，对评估对象表示谢意	
	4. 病史采集内容：	
	（1）内容完整	10
	（2）记录结构系统	5
	（3）现病史详细，适合评估对象实际	5
	（4）主诉归纳适合要求	5
	（5）病史采集按时完成（接触评估对象1h采集完，24h内整理记录完）	5
职业行为及角色进入（5分）	仪表端庄、服饰整洁干净	2
	进入角色，态度和蔼	3

实习二　一般检查及头颈部、浅表淋巴结评估考核标准

项目	要　　求	量分
准备（15分）	知识准备：一般状态和头颈部及浅表淋巴结的检查内容（提问）	5
	用物准备：体温计、血压计、听诊器、压舌板、手电筒	5
	评估者准备：衣着整洁、举止端庄、态度和蔼、尊重理解同情评估对象及家属	5
评估操作（80分）	1. 生命体征的评估：	
	（1）体温：选择口表温度或腋温测量。甩水银柱及放置部位、放置时间正确，读值准确，记录正确，操作结束后整理物品（提问：体温的检测法及正常值）	5
	（2）呼吸：方法规范，观察内容和记录准确完整	5
	（3）脉搏：评估部位正确，方法规范，检查内容及记录完整、符合实际	5
	（4）血压：评估部位及评估对象体位达到要求，评估对象舒适，操作流程规范，读值准确、记录正确，操作完后整理血压计，协助评估对象穿衣服，评估者及评估对象体位正确（提问：血压的判断标准及血压的换算）	5
	2. 一般状态的评估：内容完整，部位准确、流程规范，判断准确	10
	3. 皮肤的评估：内容完整，部位准确、操作规范，判断准确	5
	4. 浅表淋巴结的评估：顺序及部位正确，内容和方法符合要求，结束操作后协助评估对象整理床及衣物	5
	5. 头部评估：头部各组织器官评估部位准确、内容完整，操作规范，判断正确，评估者及评估对象体位正确	10
	6. 颈部评估：	
	（1）血管：颈静脉充盈及颈动脉搏动评估方法正确，判断准确（提问：什么是颈静脉怒张及临床意义）	5
	（2）甲状腺：评估内容全面（视、触、听），评估对象体位及评估者姿势正确，操作规范，判断准确	5
	（3）气管：气管位置评估方法规范，评估者及评估对象体位正确，判断准确（提问：气管移位的临床意义）	5
职业行为及角色进入（5分）	1. 操作手法轻柔，评估对象无不适感	2
	2. 进入角色较好	2
	3. 2学时内完成	1

实习三　肺及胸膜评估考核标准

项目	要　　求	量分
准备（15分）	知识准备：胸部体表标志及意义（提问）	3
	肺部检查方法及内容（提问）	2
	病理情况下肺部的叩诊及听诊检查所见及意义（提问）	5
	用物准备：直尺、听诊器、口罩、白大衣、白帽子、心肺听诊计算机模拟人、诊查床	3
	评估者准备：衣着整洁、举止端庄、态度和蔼、尊重理解同情评估对象及家属	2
评估的过程（80分）	1. 胸部体表标志识别准确	5
	2. 评估者及评估对象体位正确	3
	3. 按正常检查顺序检查	3
	4. 操作手法	
	（1）视诊：胸廓外形判断正确，呼吸运动检查符合评估对象状况	5
	（2）触诊：	
	①触觉语颤评估方法正确，能识别正常人体不同部位语颤的差异	5
	②进行胸廓扩张度检查	3
	（3）叩诊：	
	①间接叩诊指法正确	5
	②按顺序进行上下左右对比	3
	③能准确判断清音、浊音、实音、鼓音及过清音	5
	④肺上界的叩诊规范准确	5
	⑤肺下界的叩诊规范准确	5
	⑥肺下界移动度的叩诊规范准确	5
	（4）听诊：	
	①听诊器使用正确	3
	②按顺序进行	3
	③上下左右对比	3
	④适时嘱评估对象做必要的配合如深呼吸等	3
	⑤能区分三种正常呼吸音	5
	5. 能发现阳性体征，对出现的体征能做必要的解答（提问）	6
	6. 各项检查结果书写正规、内容完整，无遗漏	5
职业行为及角色进入（5分）	1. 遵循无伤害原则，评估中评估对象无不适感觉	2
	2. 进入角色，操作中严肃认真	2
	3. 2学时内完成评估	1

实习四 心脏、血管评估考核标准

项 目	要 求	量分
准备（15 分）	知识准备：心、血管评估内容及方法（提问）	3
	心脏杂音产生机制（提问）	2
	用物准备：直尺、听诊器、口罩、白大褂、白帽子、心肺触听诊计算机模拟人、诊查床	5
	评估者准备：衣着整洁、举止端庄、态度和蔼、尊重理解同情评估对象及家属	5
评估的过程（80 分）	1. 评估者及评估对象体位正确	5
	2. 按正常检查顺序检查	5
	3. 操作手法	
	（1）视诊：	
	①心前区外形：方法规范，判断正确	3
	②心尖搏动：观察时视线于心前区呈切线位，心尖搏动位置准确（提问：正常心尖搏动位置及范围）	5
	③颈动脉搏动：能确定颈动脉搏动位置	2
	（2）触诊：	
	①心尖搏动：结合视诊进一步确定搏动位置及强度和范围，体会心尖搏动的抬起，区分心脏的收缩期、舒张期	5
	②判断心前区有无其他搏动	3
	③能检查心前区震颤，确定震颤的时期	5
	（3）叩诊：	
	①叩诊指法正确	5
	②叩诊顺序：先左后右、自外向内、自下而上	5
	③叩诊音标记正确：清音变浊处做出标记	3
	④心脏浊音界的测量：用硬尺测量各标记点到前正中线的垂直距离及左锁骨中线距前正中线的距离	5
	（4）听诊：	
	①听诊器放置部位正确（提问：心脏各瓣膜听诊区）	3
	②按顺序听诊	5
	③能区别第一、第二心音，并通过第一心音判断心率、心律（提问：第一、第二心音的区别）	3
	④确定有无心脏杂音，并能识别生理性杂音	5
	4. 能发现阳性体征，并对出现的体征做必要的解答（提问）	5
	5. 检查结果书写正规、内容无遗漏	5

实习五　腹部及脊柱四肢和神经系统评估考核标准

项目	要　　　求	量分
准备（15分）	知识准备：腹部评估内容及主要方法（提问）	3
	脊柱四肢评估内容及方法（提问）	3
	神经反射评估内容及方法（提问）	3
	用物准备：皮尺、电筒、叩诊锤、棉签、听诊器、腹部触、听诊计算机模拟人、诊查床	3
	评估者准备：衣着整洁、举止端庄、态度和蔼、尊重理解同情评估对象及家属	3
评估的过程（80分）	1. 腹部评估	
	（1）评估对象体位正确，评估者站在评估对象右侧面向评估对象	2
	（2）按检查顺序检查	3
	1）视诊：	
	①识别腹部体表标志，熟悉腹部分区	5
	②观察腹部外形、呼吸动度，有无蠕动波、曲张静脉及皮肤和脐	5
	2）听诊：正确听取、判断肠鸣音及振水音	2
	3）触诊：	
	①紧张度、压痛及反跳痛：检查手法正确，从正常部位开始	3
	②能判断腹部有无包块	2
	③肝脏的触诊：手法正确，能对肝脏的大小、质地、表面状态等正确评估	5
	④脾脏的触诊：手法正确，能正确测量脾脏	5
	⑤能够进行胆囊触痛征检查及肾脏的触诊，知道如何测量腹围	5
	4）叩诊：	
	①叩诊手法正确，正确叩出胃泡区的鼓音	5
	②能进行移动性浊音的叩诊，能通过叩诊确定肝上、下界及上下径距离	5
	2. 脊柱四肢评估	
	（1）评估者及评估对象体位正确	5
	（2）操作手法正确，顺序适合要求	5
	(3) 对脊柱弯曲度及活动度能做出正确判断。四肢位置、形态、活动度观察准确	3
	3. 神经系统评估	
	（1）生理反射：评估者与评估对象体位正确，内容全面，方法规范，判断正确（提问：生理反射包括哪些）	5
	（2）病理反射：评估者与评估对象体位正确，项目齐全，方法规范，判断准确（提问：病理反射包括哪些）	5
	（3）脑膜刺激征：评估者与评估对象体位正确，项目齐全，方法规范，判断准确（提问：脑膜刺激征有哪些）	5
	4. 能发现阳性体征，并对出现的体征做必要的解答（提问）	5
	5. 检查结果书写正规、内容无遗漏	5
职业行为及角色进入（5分）	1. 爱护体贴评估对象，尊重评估对象隐私，检查时注意观察评估对象的表情	2
	2. 进入角色，严肃认真	2
	3. 2学时内完成评估	1

实习六　心电图操作考核标准

项 目	要 求	量 分
用物准备	分规 心电图机	5
操 作	肢体导联连接正确	10
操 作	胸前导联连接正确	10
操 作	测出心率	10
操 作	测 P－R 间期	5
操 作	测 Q－T 间期	5
操 作	目测心电轴	10
操 作	P 波特点	5
操 作	QRS 波特点	10
操 作	S－T 特点	5
操 作	T 波特点	5
操 作	结论正确	10
熟练程度	操作时间 10min 以内	3
熟练程度	动作轻巧、准确　稳重	2
行为规范	服装、鞋帽整洁	2
行为规范	仪表大方、举止端庄	1
行为规范	态度和蔼	2

《健康评估》教学大纲

一、课程任务

健康评估是中等卫生职业教育护理专业的一门专业主干课程，其主要内容包括健康史评估、心理评估、社会评估、身体评估、常用实验室检查及其他检查、资料分析与护理诊断、护理病历书写等。主要任务是让学生在掌握健康评估的基本理论、基本知识和基本技能的基础上，能对评估对象生理、心理、社会等各方面的健康状况做出初步的科学判断，书写完整的护理病历。

二、课程目标

（一）知识目标

1. 熟悉健康评估的内容和方法。
2. 掌握健康史评估的方法和内容。
3. 熟悉心理评估和社会评估的方法，掌握心理评估和社会评估的内容。
4. 掌握身体评估的内容、方法结果判断及临床意义。
5. 掌握常用实验室检查的正常参考值及异常结果的临床意义。
6. 熟悉心电图的基本知识，掌握正常心电图知识。
7. 了解常用影像的应用指征及检查前后的护理。
8. 熟悉护理病历书写格式和要求。

（二）技能目标

1. 能正确进行健康史采集。
2. 能正确进行系统全面的身体评估。
3. 学会常用实验室检查的标本采集。
4. 能正确描记心电图。
5. 具有综合分析评估对象的生理、心理、社会等方面资料概括护理诊断的能力。
6. 学会护理病历书写。

（三）职业素质和态度目标

1. 具有良好的职业素质、行为习惯和职业道德修养。
2. 具有良好的护患沟通能力、团队合作意识和服务意识。

三、教学时间分配

教学内容	学时 理论	实践	合计
一、绪论	1	0	1
二、健康史评估	2	1	3
三、心理评估	4	0	4
四、社会评估	2	0	2
五、身体评估	12	10	22
六、常用实验室检查	6	0	6
七、心电图检查	6	2	8
八、影像检查	4	0	4
九、护理病理书写	1	1	2
十、资料分析与护理诊断	2	0	2
合　计	40	14	54

四、教学内容和要求

单　元	教学内容	教学要求	教学活动	参考学时 理论	实践
一、绪论	（一）健康评估的内容	熟悉	理论讲授	1	
	（二）健康评估的方法	熟悉			
	（三）健康评估的学习方法及目的要求	了解			
二、健康史评估	（一）健康史采集方法及注意事项	熟悉	理论讲授	2	
	（二）健康史内容	掌握	多媒体示教		
	实践一：健康史采集	熟练掌握	临床见习		1
三、心理评估	（一）心理评估的目的意义及方法	熟悉	理论讲授	4	
	（二）心理评估的内容	掌握	角色扮演		
	1. 评估对象的自我认知	掌握	情景教学		
	2. 评估对象的情绪、情感				
		熟悉	理论讲授	2	
	（一）社会评估的目的意义及方法		角色扮演		
	（二）社会评估的内容		情景教学		
四、社会评估	1. 角色评估	掌握			
	2. 人际关系	掌握			
	3. 社会支持状态	掌握			

续 表

单 元	教学内容	教学要求	教学活动	参考学时 理论	 实践
五、身体评估	（一） 身体评估的评估前准备和基本方法	掌握	理论讲授 多媒体演示 角色扮演 情景教学 示教	12	
	（二） 一般状态评估				
	1. 生命体征	掌握			
	2. 意识状态	掌握			
	3. 面容表情	掌握			
	4. 发育、体型	掌握			
	5. 营养状态	掌挥			
	6. 体位	掌握			
	7. 步态	掌握			
	（三） 皮肤黏膜及浅表淋巴结评估				
	1. 皮肤黏膜评估	掌握			
	2. 浅表淋巴结评估	了解			
	（四） 头面部及颈部评估				
	1. 头面部评估	熟悉			
	2. 颈部评估	熟悉			
	（五） 胸部评估				
	1. 胸部的体表标志	熟悉			
	2. 胸壁、胸廓评估	了解			
	3. 肺和胸膜评估	掌握			
	4. 心脏评估	掌握			
	5. 血管评估	了解			
	附：循环系统常见疾病的主要体征	了解			
	（六） 腹部评估				
	1. 腹部的体表标志和分区	熟悉			
	2. 腹部评估	掌握		50	
	附：消化系统常见疾病的主要体征	了解			
	（七） 脊柱四肢评估				
	1. 脊柱评估	了解			
	2. 四肢评估	了解			
	（八） 神经反射评估				
	1. 生理反射	掌握			
	2. 病理反射及脑膜刺激征	熟悉			
	实践一、一般状态及头颈部评估	熟练掌握	技能实践		10
	实践二、肺和胸膜评估	熟练掌握			
	实践三、心脏和血管评估	熟练掌握			
	实践四、腹部及神经反射评估	熟练掌握			
	实践五、全面系统身体评估	学会	临床见习		

续 表

单　元	教学内容	教学要求	教学活动	参考学时 理论	参考学时 实践
六、常用实验检查	（一）血细胞检查	掌握	理论讲授	6	
	（二）尿液检查	掌握	多媒体演示		
	（三）粪便检查	掌握	自学讨论		
	（四）肾功能检查	熟悉			
	（五）肝功能检查	熟悉			
	（六）浆膜腔穿刺液检查	了解			
	（七）常用血生化检查	熟悉			
七、心电图检查	（一）心电图的基本知识		理论讲授	6	
	1. 心电图导联与导联轴	掌握	多媒体演示		
	2. 心电图的组成与命名	掌握	自学讨论		
	3. 心电图的描记	熟悉	示教		
	（二）正常心电图				
	1. 心电图的测量	了解			
	2. 正常心电图	掌握			
	3. 心电图分析方法与临床应用	了解			
	（三）异常心电图	了解			
	实践六：心电图的描记操作	熟练掌握	技能实践		2
八、影像检查	（一）X 线检查	了解	理论讲授	4	
	（二）超声检查	了解	自学讨论		
九、资料分析与护理诊断	（一）资料分析		理论讲授	2	
	1. 资料的整理	了解	分组讨论		
	2. 资料的分析与归纳	了解			
	（二）护理诊断的提出				
	1. 护理诊断的类型	熟悉			
	2. 护理诊断的组成	了解			
	3. 护理诊断的陈述	掌握			
	4. 护理诊断的排序	熟悉			
十、护理病历书写	（一）常用护理评估单的种类		理论讲授	1	
	1. 入院评估单	熟悉	演示		
	2. 住院评估单	熟悉			
	3. 出院评估单	熟悉			
	（二）护理评估单的书写	掌握			
	实践七：护理病历的书写	熟练掌握	技能实践		1

五、说　明

（一）适用对象与参考学时

本教学大纲主要供中等卫生职业教育护理专业教学使用，总学时为 54 学时，其中理论教学 40 学时，实践教学 14 学时。

（二）教学要求

（1）本课程对理论部分教学要求分为掌握、熟悉、了解3个层次。①掌握：指对基本知识、基本理论有较深刻的认识，并能综合、灵活地运用所学的知识解决实际问题。②熟悉：指能够领会概念、原理的基本含义，并解释护理问题。③了解：指对基本知识、基本理论能有一定的认识，能够记忆所学的知识要点。

（2）本课程对实践技能教学要求分为熟练掌握、学会2个层次。①熟练掌握：能独立、正确、规范的完成各项操作。②学会：即在教师的指导下进行较为简单的操作。

（三）教学建议

（1）教学中要体现四个“贴近”的原则，即贴近学生现状、贴近社会需要、贴近岗位需求、贴近职业资格考试需求，突出对所学内容的核心知识、核心技能的理解与掌握。

（2）教师要注意激发学生的学习兴趣，引导他们主动学习；充分利用现代化的教学手段，采取情景教学、角色扮演、案例讨论等，以启迪学生思维，训练学生科学的思维方法，培养学生的自学能力。

（3）重视综合职业能力的形成，强化学生专业能力、方法能力与社会能力的培养。

（4）学生学习效果的考评要采取综合评价，可采取平时考查、技能考核和理论考试相结合，平时考查主要是督促学生主动学习，技能考核成绩单列，以强化学生的实践动手能力。

练习题参考答案

（选择题）

第一章　绪　论

1. D　2. E　3. A　4. E　5. A　6. B

第二章　健康史评估

1. D　2. B　3. D　4. D　5. B　6. D　7. C　8. B　9. C
10. B

第三章　心理评估

第一节　1. B　2. C

第二节　1. E　2. A　3. C　4. C　5. D　6. D　7. B　8. B　9. D
10. B　11. A　12. D　13. A　14. D　15. C　16. E

第四章　社会评估

1. B　2. C　3. C　4. D　5. C

第五章　身体评估

第一节　1. C　2. D　3. C　4. C　5. D　6. B　7. A　8. C　9. E
10. C

第二节　1. E　2. C　3. E　4. D　5. D　6. C　7. A　8. A　9. B
10. E

第三节　1. C　2. B　3. D　4. D　5. C　6. D　7. A　8. A　9. B
10. E

第四节　1. C　2. D　3. B　4. C　5. A　6. E　7. D　8. D　9. D
10. A

第五节　1. E　2. A　3. C　4. A　5. C　6. B　7. C　8. B　9. E
10. C　11. D　12. C　13. D　14. D　15. D　16. E　17. D
18. B　19. E　20. C

第六节　1. B　2. C　3. B　4. C　5. D　6. B　7. E　8. C　9. B
10. A

第七节　1. A　2. A　3. E　4. D　5. B　6. B　7. B　8. C　9. C
10. B

第八节　1. E　2. B　3. A　4. B　5. E

第六章　实验室检查

第一节　1. B　2. A　3. B　4. A　5. D　6. D　7. A　8. E　9. C
10. A　11. A　12. C

第二节　1. C　2. D　3. C　4. C　5. B　6. D　7. D　8. C　9. A
10. C

第三节　1. B　2. D　3. A　4. D　5. B

第四节 1. A 2. A 3. D 4. C 5. C 6. A 7. E
第五节 1. D 2. B 3. B 4. C 5. D
第六节 1. D 2. D 3. E
第七节 1. D 2. C 3. C 4. D 5. E 6. C 7. E 8. A

第七章 心电图检查

第一节 1. C 2. C 3. E 4. E 5. E 6. C 7. A 8. A 9. B 10. A
第二节 1. B 2. E 3. E 4. C 5. D 6. C 7. B 8. B 9. D 10. E
第三节 1. D 2. D 3. C 4. D 5. A 6. E 7. B 8. B 9. C 10. E

第八章 影像检查

第一节 1. D 2. A 3. A 4. C 5. C 6. D 7. C 8. D 9. A 10. B
第二节 1. B 2. D

第九章 资料分析与护理诊断

1. D 2. B 3. C 4. C 5. B 6. B 7. E 8. A

第十章 护理病历书写

A 型题 1. C 2. A 3. D
X 型题 1. ACDE 2. ABCE

参考文献

[1] 吕探云主编. 健康评估. 第2版. 北京：人民卫生出版社，2006.
[2] 余丽娟主编. 健康评估. 北京：中国人民大学出版社，2007.
[3] 殷磊主编. 护理学基础. 第3版. 北京：人民卫生出版社，2002.
[4] 姚树桥主编. 心理评估. 北京：人民卫生出版社，2007.
[5] 姜乾金主编. 医学心理学. 北京：人民卫生出版社，2005.
[6] 刘纯艳主编. 健康评估. 北京：人民卫生出版社，2007.
[7] 马秀芬主编. 健康评估. 北京：人民卫生出版社，2006.
[8] 曹枫林主编. 护理心理学. 北京：人民卫生出版社，2007.
[9] 张厚粲主编. 实用心理评估. 北京：中国轻工业出版社，2003.
[10] 张淑爱主编. 健康评估. 北京：人民卫生出版社，2008.
[11] 刘旭平主编. 健康评估. 北京：高等教育出版社，2004.
[12] 陈文彬，王友赤主编. 诊断学. 第5版. 北京：人民卫生出版社，2002.
[13] 杨焜主编. 医学生理学. 武汉：武汉大学出版社，1991.
[14] 刘潮临主编. 健康评估. 北京：高等教育出版社，2003.
[15] 邓长生主编. 诊断学. 北京：人民卫生出版社，2004.
[16] 张树基，王巨德主编. 诊断学基础学习指导. 北京：北京医科大学出版社，1998.
[17] 张泽宝主编. 医学影像物理学. 北京：人民卫生出版社，2000.
[18] 陈炽贤，高元桂主编. 中华影像医学总论卷. 北京：人民卫生出版社，2002.
[19] 吴恩惠主编. 医学影像诊断学. 北京：人民卫生出版社，2001.
[20] 李小妹主编. 护理学导论. 第2版. 北京：人民卫生出版社，2006.
[21] 殷磊主编. 护理学基础. 第3版. 北京：人民卫生出版社，2002.